中西医结合救治寒湿疫疑难危重症

主编　仝小林　李风森

上海科学技术出版社

图书在版编目（ＣＩＰ）数据

中西医结合救治寒湿疫疑难危重症 / 仝小林，李风
森主编. -- 上海 ： 上海科学技术出版社，2023.6
ISBN 978-7-5478-6154-7

Ⅰ. ①中… Ⅱ. ①仝… ②李… Ⅲ. ①疑难病－险症
－中西医结合疗法 Ⅳ. ①R45

中国国家版本馆CIP数据核字(2023)第069487号

中西医结合救治寒湿疫疑难危重症
主编　仝小林　李风森

上海世纪出版(集团)有限公司
上海科学技术出版社　出版、发行
(上海市闵行区号景路 159 弄 A 座 9F - 10F)
邮政编码 201101　www.sstp.cn
上海光扬印务有限公司印刷
开本 787×1092　1/16　印张 19.5
字数 400 千字
2023 年 6 月第 1 版　2023 年 6 月第 1 次印刷
ISBN 978 - 7 - 5478 - 6154 - 7/R·2747
定价：198.00 元

内容提要

　　本书是对中央指导组专家、国家中医药管理局医疗救治专家组组长、中医内科学大家仝小林院士远赴新疆抗疫期间，与新疆医科大学李风森教授携手，组织全国中西医专家在新冠病毒感染诊治方面的不同学术思想和诊疗经验的提炼，也是危急重症病例专家讨论的实录。书中的临床经验、学术思想，对新冠病毒感染诊治和研究，有借鉴和指导意义。

　　全书分为上篇"寒湿疫辨治体系的建立"、中篇"新冠病毒感染中西医辨治撷英"和下篇"新冠病毒感染疑难危重症医案举隅"三部分，具体内容包括：仝小林院士寒湿疫学术思想的产生、发展和形成；从中医"伤寒""温病"等角度对新冠病毒感染的理解和认识，从西医临床、基础研究的最新研究数据解读，新冠病毒感染临床诊治的诊断、用药、监护经验等；新冠病毒感染危急重症患者，器官移植患者合并新冠病毒感染，呼吸系统疾病、免疫系统疾病和内分泌系统疾病患者合并新冠病毒感染的中西医诊疗经验和病例分析。

　　全书详略得当，图文清晰，用语规范，是对指导新冠病毒感染临床治疗和研究具有重要意义的一本专著。本书可供中医临床工作者以及中医院校师生参考阅读。

编委会

前　言

　　2019 年岁末暴发新型冠状病毒肺炎(后更名为"新型冠状病毒感染",以下简称"新冠病毒感染"或"新冠"),严重危害着人类的健康和生命安全,给全球带来巨大灾难。中医药在疫情前期预防、早期逆转、中期截断、危重症救治以及后期康复过程中,全过程、全方位地深度参与,临床疗效确凿有据,已形成独具特色、优势凸显的抗疫"中国方案",被世界卫生组织认可。

　　回顾历史,中华人民共和国成立后,有中医参战的 4 次较大疫情(20 世纪 50 年代的流行性乙型脑炎,20 世纪七八十年代的流行性出血热,以及 21 世纪初的 SARS 和此次的新冠病毒感染),中医药都发挥了杰出的抗疫防疫作用。与传统疫病传染性、流行性、地域性、季节性特点相比,新冠病毒感染具有广泛性、变异性、隐匿性、复杂性等特点,在既往的大规模传染病中较少见到,也给我们中医认识和治疗新冠病毒感染带来了诸多挑战。

　　由于疫情时间长、跨度大、地域广、患病人群体质差异较大等因素,新冠病毒感染的初治手法变得模糊不清,甚至寒温治疗相左,各执一词。曾有人提出"寒温统一论",试图将伤寒与温病放在一个整体的理论框架中,从一元化、一体化角度考虑,实现一体化治疗。但寒温真的能统一吗? 我个人认为,寒温有能统一之处,有不能统一之处。能统一之处,是伤寒由太阳传至阳明、温病从卫分传到气分,伤寒阳明阶段的许多方剂在温病的气分阶段应用甚广,如白虎汤类方、承气汤类方等。诚如宋代陆九芝所说:"阳明为成温之薮。"不能统一之处,是二者的初治手法,伤寒辛温解表,温病辛凉解表,治法迥别。古人的这些宝贵经验,对当代疫病的治疗仍然具有很强的指导意义,而现阶段有关新冠病毒感染防治形成的不同学术观点,这也是"百家争鸣,百花齐放"的表现。随着时间的推移和经验的总结,对于新冠病毒感染的中医药防治认识必然会不断深化、更加全面。

从我们团队的研究来看,通过对大量新冠病毒感染患者的切身诊治和证候分析,我在国内率先提出新冠病毒感染属中医"寒湿疫",以寒湿戾气为病因,以寒湿伤阳为主线。早在疫情之初,根据武昌当时感染患者众多、传播快、感染率高、症状重的特点,我拟定了"寒湿疫"方,在当地政府的大力支持下,发放"寒湿疫"方汤剂70余万剂到隔离社区及隔离医院,有效控制了当时的疫情蔓延,使传播率、感染率呈断崖式下降,形成社区防控范本"武昌模式"——以"寒湿疫"视角防治新冠病毒感染的中医药策略。在我指导的四省十二地及香港特别行政区的抗疫实战中,对寒湿疫"郁—闭—脱—虚"四个阶段核心病机的认识不断深化,各阶段的辨治体系和理法方药不断完善。疫情绵延三载,病毒虽多次变异,但从我们团队持续几年的临床实践和研究来看,新冠病毒感染并未脱离"寒湿疫"范畴。

"闭"和"脱"是新冠危急重症生死存亡的关键,其救治应坚持中西医结合、中西药并用,以最大限度减少危重症和病亡。因此,调态当以开达膜原,改善戾嗜之寒湿环境,以及脏腑湿痰瘀热郁阻之状态,以开达膜原、燮理太阴、疏利三焦作为寒湿疫的核心治则。疫毒闭肺(重症)阶段以子龙宣白承气汤为主方,喘脱(危症)阶段以破格子龙宣白承气汤为主方。对于多种基础疾病合并新冠,根据合并症不同确定不同病靶、标靶,常用对应的靶方、靶药。

2022年12月26日国家卫生健康委员会发布公告,将"新型冠状病毒肺炎"更名为"新型冠状病毒感染",综合评估病毒变异、疫情形势和我国防控基础等因素,并于2023年1月8日起对其实施"乙类乙管",成为抗击新冠病毒战役的里程碑事件。但在现阶段及可预计的将来,对于老年及合并慢性基础疾病等人群,新冠病毒感染所导致的重症(包括重型、危重型)发生率仍相对较高、死亡风险仍大,因此尽快组织相关领域专家,对现阶段中西医结合救治新冠病毒感染疑难危重症所取得的重要理论进展及临床经验进行总结,势在必行、迫在眉睫。

临床实践表明,中医药全程参与防治为新冠病毒感染疫情的防控做出了巨大贡献,尤其在降低重症转化率和病死率方面疗效肯定。2022年末,我率领国家新冠中医医疗救治专家组赴新疆指导和参与疫情防治,在抗疫的过程中,我们利用现代的远程通信技术手段，组织了多场线上系列学术讲座，并就多个疑难危重症病例，邀请全国中西医各专业领域专家进行深入分析讨论，使得一线抗疫医务人员有机会得到国内高水平中西医专家对于新冠疑难危重症诊疗策略的指导，相关活动通过网络直播同步覆盖了新疆甚至全国广大的医务人员，产生了积极的反响，达到了边实战边讨论、边总结边提高的目的，为提高新冠病毒感染疑难危重症诊疗水平贡献了智慧和力量。在此过程中，我们组织专人进行了记录与整理，对各位专家宝贵的学术思想、临床经验进一步总结、提炼，从而撰成此书，以期提高临床医师对新冠病毒感染的中西医认识和对疑难危急重症的专业诊疗能力。

在本书即将出版之际，本书编者要特别感谢国家中医药管理局抗疫专家组的领导和专家、新疆医科大学李风森教授团队以及各位参与新冠病毒感染危急重症救治专家们的献计献策和大力支持。并以此诗献给三年来奋战在抗疫一线的白衣战士们：

浪淘沙·武汉

勒烈马扶鞍，凭眺雄关，长烟漫野，战犹酣。纵使逢敌千百万，不改常颜。

危难挽狂澜，且暂迟鞭，斜风帘雨细绵绵。一路高歌行踏处，无限江山。

仝小林

2023 年 3 月

目 录

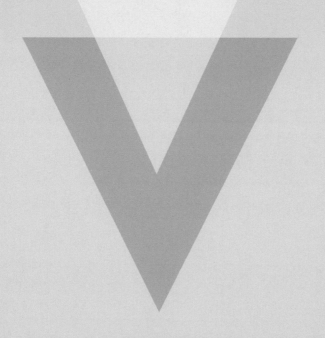

中 西 医 结 合 救 治 寒 湿 疫 疑 难 危 重 症

上篇
寒湿疫辨治体系的建立

从寒湿疫角度探讨新冠病毒感染的中医药防治策略

仝小林

讲者介绍：仝小林，中国科学院院士，中医内科学家，国家中西医结合医学中心主任。长期致力于中医药传承与创新研究，有机融合中医"调态"和西医"打靶"策略，首提"态靶辨治"，重新构建新的中医诊疗体系。新冠疫情以来，作为国家中医药管理局中医医疗救治专家组组长、国家中医药管理局中医疫病防治专家委员会组长、中央援港抗疫中医专家组组长，最早提出从"寒湿疫"视角防治新冠病毒感染的中医药策略，并在中国四省十二地及香港特别行政区抗疫实践中不断深化对寒湿疫"郁—闭—脱—虚"四个阶段核心病机的认识，完善了每个阶段的理法方药辨治体

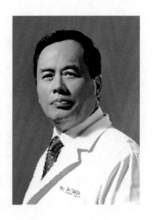

系。构建社区防控"武昌模式"，开展覆盖防治全程的临床研究，牵头制定第三至第十版国家新冠病毒感染中医诊疗方案，协助香港中医药界以"三易"（易懂、易行、易得）为防治落脚点，制定并推出新冠病毒感染诊疗的"四个方案"，为中医药参与疫病防治工作做出了重大贡献。荣获中共中央宣传部等授予的全国"最美科技工作者""全国杰出专业技术人才"、人社部等授予的第二届全国创新争先奖奖章、中共中央等授予的"全国抗击新冠肺炎疫情先进个人"等荣誉称号。曾获何梁何利基金科学与技术进步奖，以第一完成人获国家科技进步奖二等奖 2 项、省部级科技进步奖一等奖 5 项、国家图书特别奖 1 项。

"中西医结合、中西药并用，是新冠疫情防控的一大特点，也是中医药传承精华、守正创新的生动实践。"自从疫情暴发以来，中医药全面深入地参与了抗疫工作，成效瞩目。中医药得益于其丰富的抗疫经验和独特的理论体系，可在尚无西医特效药物或疫苗时，提供有效防治策略。在疫情暴发时，通过症状收集和辨证分析，即可抓住核心病机，确定中医治疗方案，并迅速用于临床救治。所谓"大疫出良药"，新冠病毒感染"三方

三药"以及散寒化湿颗粒（即武汉抗疫 1 号方/寒湿疫方）疗效确切，在疫情防治中发挥了重要作用[1]。

一、中医药抗疫发挥瞩目成效

寒湿疫方作为武汉抗疫 1 号方，最早在 2020 年 2 月 2 日向武汉全市大范围发放，用于最开始的新冠病毒感染广谱防治，也是武汉抗疫上第一次大规模发放通治方药，故称之为"武汉抗疫第一方"。在武汉"封城"之后 1 个月内，共发放 72.3 万剂寒湿疫方，受惠人次达 50 000 多。根据国家信息中心统计，2020 年 1 月 28 日，武昌区隔离点疑似病例确诊比例达 90％以上。2020 年 2 月 2 日实行隔离点大规模中医药干预，2020 年 2 月 6 日确诊率下降到 30％左右，2020 年 3 月 5 日下降到 3％左右，可见寒湿疫方作用之显著。后来这一经验被运用到吉林舒兰，在当地使用寒湿疫方进行针对性、预防性干预用药，17 日就迅速控制疫情。后来，又将此经验运用到吉林通化，使用寒湿疫半量方以代茶饮的方式进行干预。提前干预，发于先机，这些都是中医未病先防思想的具体体现。

除了未病先防，中医治未病思想还包括既病防变和瘥后防复。使用寒湿疫方治疗轻型、中型新冠病毒感染患者，中药干预组转重率是 0，对照组是 6.5％，在疫情初期大范围地降低了转重率[2]。而对于重症和危重症患者，中医药辨证方干预后死亡风险可下降 80％以上[3,4]。对 420 例新冠病毒感染恢复期患者进行中药干预，复阳率是 2.8％，未用中药干预组的复阳率是 15.8％[5]。在新冠病毒感染恢复期"三症六药"的研究中，重点观察 1 200 例恢复期患者"心肺功能障碍""消化功能障碍"和"睡眠和情绪障碍"这三大症状的恢复情况。结果发现金水宝胶囊能够改善新冠病毒感染恢复期患者的气短、多汗、胸闷、心悸、干咳等肺心功能相关症状；生脉饮能有效缓解胸闷，提高生活质量；潞党参口服液、香砂六君丸能够改善恢复期乏力、纳差、腹泻、便溏的症状；舒眠胶囊对恢复期睡眠及情绪障碍有明显改善作用[6-10]；芪麦肺络平合剂能够改善恢复期患者的肺纤维化，极大减少患者肺损伤[11]。

二、从中医角度认识新冠病毒感染

西医学之传染病，属中医"疫病"范畴。自明代医家吴又可《温疫论》之后，戾气即成为了中医界公认的疫病病因。中医之戾气，类似于西医学之病原微生物。消灭戾气是治疗疫病的根本之法，但无论中医还是西医，均难以在短时间内找到针对某种病原微生物的特效药。中医药主要是通过调整机体的内环境，改善症状，修复人体之"土壤"而使"种子"（戾气）失去活性，进而靠人体的正气战胜邪气。所以，一种新发、突发、重大传染病，在没有找到特效药之前，中医药可以通过调态快速应战。在此过程中，快速而准确地判断传染病的中医属性，是决定治疗方向和临床疗效的关键。

　　在辨治新冠病毒感染这样一种新的、突发的重大传染病的时候,需要综合患者初期临床表现和证候特征、发病时气候环境、人体不同内环境差异、病毒对外环境理化因素和脏腑组织的嗜性(戾嗜)等多因素进行定性判断。综合以上四个维度,仝氏提出新冠病毒感染属"寒湿疫"[12],新冠病毒感染的病因为寒湿戾气,病机为戾伏膜原。

　　首先要看临床表现。临床表现是中医辨证论治的抓手,尤其主症是临床主要矛盾的体现。最早在武汉的时候,我们就观察到新冠病毒感染初期患者多表现为发热、气短、乏力、咳嗽、咳痰、食欲不振、腹泻、大便黏腻,尤其是舌质淡胖、舌苔白厚腻或厚腐(或虽有罩黄,但舌质发暗)、脉滑或濡。综合分析,可以发现该病初期以寒湿郁肺、碍脾、束表为核心证候。随后感染"阿尔法""德尔塔"和"奥密克戎"等不同毒株的患者,证候表现亦有不同,但依然可以在发病初期看到"寒湿"这个基本特点。比如很多患者舌苔虽淡黄厚腻但舌体并不红或暗红,虽有发热但热度不高,这符合寒湿郁闭化热、化燥的特点。本轮疫情中,患者起病多见恶寒、发热、头痛、身痛等症,舌体普遍淡胖、暗淡、胖大,舌苔多白厚腻,且很多患者在高热退后依然有低热缠绵、肌肉酸痛、咽痛、咳嗽等症,普遍存在乏力、气短,还有相当一部分患者有恶心、呕吐等胃肠道症状。我们总结出寒湿疫以伤阳为主线,与温病以伤阴为主线不同,恢复期患者大多怕冷、流清涕,可进一步佐证。这些现象切实表明新冠病毒感染不属于温病、湿瘟,也不属于伤寒,而属于寒湿疫。另外,新冠病毒感染夹湿的属性,在业界早已形成共识。因此,在我们看来,新冠病毒虽多次变异,但新冠病毒感染的中医属性并没有脱离"寒湿疫"的范畴。值得一提的是,2022年末疫情中常见的"刀片嗓",也并非热毒直接侵袭咽喉所致,而是寒湿郁热的结果。究其原因,一是素体郁热较重者感受寒湿戾气所致的"寒包火",二是过度发汗导致的津亏热结,三是过用苦寒导致的疫毒深伏、郁而化热。

　　其次要看气候环境。新冠病毒感染的发病时间虽无春夏秋冬之限,但有高峰寒热之差,冬季往往高发。2020年1月武汉疫情暴发,当时正处于冬季("一九"前后),此期武汉正值多雨,阴雨连绵使得武汉湿冷异常。这种气候条件给武汉地区营造了"寒湿"的外部环境特征。2022年冬季,奥密克戎于全国集中暴发,基数大,重症亦不少。虽然症状表现南北差异较大,但总结其临床证候仍以寒湿多见。

　　再次要看人体内环境。临床发现,体质偏寒湿的患者临床症状更为典型。

　　最后是"戾嗜"。即病原微生物的嗜好,对外环境理化因素(温度、湿度等)和脏腑组织的偏嗜性,其在疫病寒温属性的判定上起着重要的,甚至是决定性的作用。通过总结三年来的抗疫实践经验,仝氏提出了一个新概念——"戾嗜",可以综合反映疫病的高发季节和主要病变部位,是决定疫病病理过程和临床表现的关键因素之一[13]。比如,疟疾、流行性乙型脑炎一般不在冬天暴发,只在广西、云南、缅甸、越南等温热之地的夏季容易出现;而流行性出血热偏于伤寒,往往冬季11月份开始,2月份渐少,到夏天只有零星几例。而新冠病毒则相对嗜好低温环境。现代病原微生物学研究发现,新冠病毒对呼吸道上皮细胞具有极高的亲嗜性,其最佳的生存温度为9℃左右,冷链是其重要的传播方式。加上新冠病毒感染的发病时节和南北症状差异,这些证据都从不同角度表明,新冠病毒之"戾嗜"为寒。

疫情已绵延三载,虽然致病毒株几经变异,但是新冠病毒的"戾嗜"并未发生根本性变化,这一点亦可以从国家已推出的 4 个专治新冠病毒感染的上市新药(清肺排毒颗粒、宣肺败毒颗粒、化湿败毒颗粒以及散寒化湿颗粒),对阿尔法、德尔塔、奥密克戎等多种毒株所致新冠病毒感染的轻型、中型患者均有明确的临床疗效中得到证实。通过提炼分析,我们发现上述四方均用到了麻黄,而且四方用药整体偏温、偏燥。从中医角度来讲,温病初治之法为辛凉解表,完全不同于伤寒之辛温解表。故温病初治,忌用麻桂。这也正是温病从伤寒分出的关键所在。明代医家吴又可在《温疫论》中亦强调温疫(湿瘟)禁用麻桂。因此,从方药反推,也说明新冠病毒感染病性属"寒湿"。

四者合参,四维定性,对疫病寒温主线的把握就会更加自信。也正是因为抓住了新冠病毒感染的"寒湿"属性和演变规律,我们才敢于在到达武汉后率先采用万人一方的通治方——寒湿疫方,有效地控制住了疫情的传播与扩散。

按照寒湿疫疾病发展不同阶段的特点,全氏提出"郁—闭—脱—虚"分期辨治体系。寒湿疫以"寒湿伤阳"为主线,病因病机是"寒湿戾气,伏于膜原"。因患者体质、用药、地域、气候等因素差异,而有化热、变燥、伤阴、致瘀、闭脱等诸多变证、兼证。所以新冠病毒感染早期轻型和中型患者多属"郁"态阶段,为寒湿郁肺;逐渐加重至重型肺炎阶段多属"闭"态,为寒湿闭肺;再到危重型阶段,患者往往呈内闭外脱的"脱"态;到恢复期患者则多属"虚"态,发展为正虚邪恋、肺脾气虚。在临床诊治新冠病毒感染患者时,患者属于哪一(态)阶段,就用哪一阶段的主方,随证加减。

三、邪伏膜原的临床特点

膜原是涉及人体黏膜、系膜、网膜、筋膜等膜组织组成的系统网络结构,广泛分布于全身,是喜嗜潮湿环境的戾气最易侵犯的部位。因其在"表"与"里"之间,因而膜原之戾气外可出表,而出现表证;内可入里,累及脏腑。膜原既是戾气侵入体内的通道,也是戾气排出体外的关键途径。

对于寒湿疫来说,戾气初入膜原,邪气尚微,外无症状;随着邪气的增强,正邪相激,戾气或外传出表,发为表证;或内传入里,发于太阴,阻滞三焦,病趋转重。因此,戾气在人体内的不同传变会诱发不同的症状表现,治疗上的侧重点也有不同,而开达膜原是治疗的基础。需要全面把握疾病态势,熟悉掌握戾气表里分传的路线和治法,通过"分消走泄"而治之。邪伏膜原的临床特点包括以下几个方面。

(1)发于某经,便为某经之证,使遵循温病还是伤寒进行初始辨证变得模糊。

(2)湿邪黏腻,发热相对迟缓,高热、稽留热较少,入营血较少,因此,不符合温病,也不完全符合伤寒规律。

（3）邪伏膜原，湿瘟传里入胃，寒湿疫传里入脾。较少入胃，承气是为宣白（宣肺）或开闭。

（4）寒湿痰瘀毒（热）中，痰瘀互结为疫毒闭肺之关键。葶苈子、地龙为要药。

（5）喘脱之因在于闭肺，固脱勿忘开闭。

四、新冠病毒感染各阶段用药规律

从疾病病程进展的角度，寒湿疫的传变规律和各阶段的核心病机可以总结概括为"郁—闭—脱—虚"四期（图1-1-1）。

郁：寒湿疫初起，邪伏膜原，卫气怫郁，邪微正盛。无症状感染者，可用小达原饮（槟榔、厚朴、草果、生姜）开达膜原，祛邪外出。若正邪交争，邪气或外出走表，或内传入里。出表者，以小达原饮为基础方，若兼有恶寒发热、肌肉酸痛等风寒症状者合用麻桂、荆防败毒之类，若兼有发热、咽痛、咳嗽等风热症状者合用桑菊、银翘、小柴胡之类，若兼有胃肠不适、恶心呕吐等胃肠症状者则合用藿香正气、三仁汤之类；入里者，发于太阴、阻滞三焦，可用散寒化湿颗粒，开达膜原、辟秽化浊、解毒通络。该方以小达原饮为基础方，同时配以麻黄、杏仁、生石膏、苍术、羌活宣肺解表，以藿香、佩兰、白术、茯苓、厚朴、苍术、煨草果化湿、渗湿、利湿，以徐长卿、贯众解毒，以葶苈子、杏仁通气道，以地龙通血道，以焦槟榔、焦三仙通谷道，以生白术、茯苓通水道，诸药合用，以开达膜原、燮理太阴、疏利三焦。

闭：邪盛正虚，湿、热、痰、瘀、毒交织盘踞，咳痰喘憋加重，终至疫毒闭肺。症见发热咳嗽、痰或多或少、痰黏或黄、喘憋气促、呕恶痞满、大便秘结等症，可用子龙宣白承气汤（生石膏、大黄、杏仁、瓜蒌、葶苈子、地龙）宣肺通腑、化痰通络以治之。寒盛者加生麻黄、制附子、北细辛；湿盛者加茯苓、车前子、生薏苡仁；热盛者加芦根、桑白皮、知母；痰盛者加川贝母、姜半夏、化橘红；瘀盛者加桃仁、赤芍、川芎；毒盛者加马鞭草、冬凌草、川黄连；咳盛者加前胡、百部、苏子；喘盛者加炙麻黄、炙枇杷叶、炙款冬花。

脱：疫毒闭肺，宗气外脱，而至内闭外脱。症见咳痰喘促，呼吸窘迫，脉疾多汗，甚至二便失禁、厥脱、昏迷。治以破格子龙宣白承气汤（子龙宣白承气汤加人参、附子、干姜、山茱萸、桃仁、陈皮）回阳救逆、益气固脱、宣肺通腑、化痰通络。汗多者，加煅龙骨、煅牡蛎；神闭者，凉开可用"温病三宝"（安宫牛黄丸、至宝丹、紫雪散），温开可用苏合香丸。此期病情危重，中西医结合，方为至善之举。

虚：恢复期，或正虚邪恋，或邪气渐退、正气渐复。此期之治，重在调理肺脾、益气养阴、清除余邪。对重型、危重型肺损伤较重者，兼以活血通络，具体方药可参照国家《新冠肺炎出院患者主要功能障碍康复治疗方案》。

只要掌握了寒湿疫"郁—闭—脱—虚"四个阶段的核心病机和核心方药，万变不离其宗，就掌握了治疗的主动权，也使新冠病毒感染的治疗更容易被年轻医生所掌握和运用。

另外，需要特别强调的是，医护人员一定要保护好自己。不管是医生还是防疫工作人

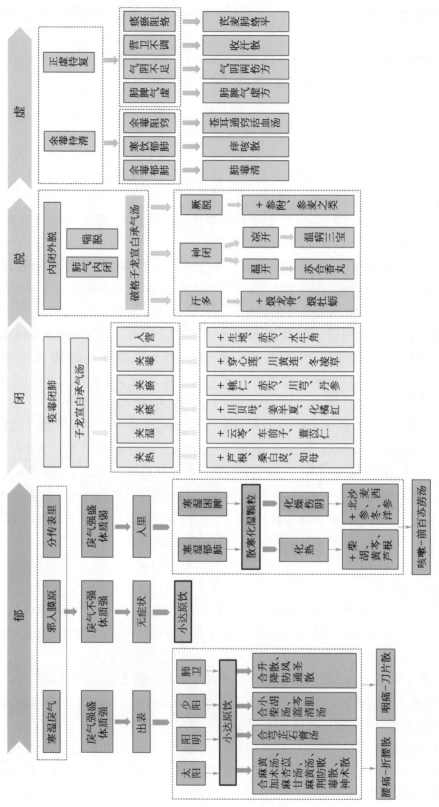

图 1-1-1　寒湿疫"郁—闭—脱—虚"四期病机特点及对应方药

员,多佩戴 N95 口罩防护,长时间会造成 N95 口罩综合征,与高原高海拔地区引起的严重缺氧相似。气虚可以补气,人参、黄芪之属。N95 口罩综合征之全身缺氧,必须要增强机体对缺氧的耐受性,从而减少组织细胞和器官的损伤。谁堪此任? 唯有活血化瘀药。所以像丹参、三七这类的活血药比较适合,还有复方丹参滴丸、速效救心丸也可用于在缺氧状态下帮助保护心肌。

五、新冠病毒感染治疗中的几个关键问题

首先是察色按脉,先别阴阳。言寒湿,并非不可用寒凉之药。有化热、化燥、伤阴者,随证治之。要在识病之本,察色按脉,先别阴阳。否则,错在根基,目无全牛。第二,疫分寒热,温病、伤寒之治,要在初治手法,寒者辛温轻解,热者辛凉清解。第三,注意危急重症"欲脱"的密切观察,要在汗、脉、息、神。第四,逐邪勿拘结粪。疫毒闭肺,肺与大肠相表里,宽一分腹腔,则宽一分胸腔,下沉一分肺脏,故承气是为宣肺而设。有秘下之,无秘下之,逐邪勿拘结粪。腑气一通,肠毒被清,膈肌释放,肺脏下沉,此又起到通腑活血解毒之效。第五,寒湿疫的病机兼杂,湿痰瘀毒,热咳喘脱。第六,先安未受邪之地,将治未病的思想运用到新冠病毒感染治疗之中。第七,注重量效毒关系。中药量效关系是构建符合西医学背景和中医临床实际的全新中药本草体系的重要组成部分,与中药现代药理研究一样,只有回归临床才能充分体现它的重要价值。中药剂量的使用传承历经千年、历史悠久,不同时代、不同地域、不同学术、不同疾病造就了中药剂量使用的纷繁复杂局面,中药剂量使用的"误""乱""惑"导致了中医传承的复杂和临床疗效的难以重复。从"量—效—毒"关系的角度出发,使新冠病毒感染治疗用药有据,用之有效。

六、总结与展望

新冠病毒虽经多次变异,但新冠病毒感染的中医属性并没有脱离"寒湿疫"的范畴。只要掌握了寒湿疫"郁—闭—脱—虚"四个阶段的核心病机和核心方药,万变不离其宗,就掌握了治疗的主动权,也使新冠病毒感染的治疗更容易被更多医生所掌握和运用。希望能为广大医生把握辨治要点,抓住主要矛盾和矛盾的主要方面,进而为提高疗效指明方向。

参考文献

［1］　王宁,杨映映.仝小林:疫情三载新冠肺炎核心病机未变［N］.健康报,2022 - 12 - 13(008).

［2］　Tian J,Yan S,Wang H,et al. Hanshiyi Formula,a medicine for Sars-CoV2 infection in China,reduced the proportion of mild and moderate COVID -19 patients turning to severe status:A cohort study[J]. Pharmacol Res,2020,161：105127.

［3］ Sun QG, An XD, Xie P, et al. Traditional Chinese medicine decoctions significantly reduce the mortality in severe and critically ill patients with COVID-19：a retrospective cohort study[J]. Am J Chin Med，2021，49(5)：1063-1092.

［4］ Chen G，Su W，Yang J，et al. Chinese herbal medicine reduces mortality in patients with severe and critical Coronavirus disease 2019：a retrospective cohort study[J]. Front Med，2020，14(6)：752-759.

［5］ He S，Tian J，Li X，et al. Positive RT-PCR test results in 420 patients recovered from COVID-19 in Wuhan：an observational study[J]. Front Pharmacol，2020，11：549117.

［6］ Xuedong AN，Lina M，Ping X，et al. Effects of Shengmai Yin on pulmonary and cardiac function in coronavirus disease 2019 convalescent patients with cardiopulmonary symptoms：a randomized，double blind，multicenter control trial[J]. J Tradit Chin Med，2023，43(1)：140-145.

［7］ Yuehong Z，Dandan D，Youqin Y，et al. Effectiveness and safety of Jinshuibao capsules in treatment of residual cardiopulmonary symptoms in convalescent patients of coronavirus disease 2019：a pilot randomized，double-blind，placebo-controlled clinical trial[J]. J Tradit Chin Med，2023，43(1)：134-139.

［8］ An X，Duan L，Zhang YH，et al. The three syndromes and six Chinese patent medicine study during the recovery phase of COVID-19[J]. Chin Med，2021，16(1)：44.

［9］ An X，Peng B，Huang X，et al. Ludangshen oral liquid for treatment of convalescent COVID-19 patients：a randomized，double-blind，placebo-controlled multicenter trial[J]. Chin Med，2022，17(1)：42.

［10］ Li L，An XD，Zhang Q，et al. Shumian capsule improves symptoms of sleep mood disorder in convalescent patients of Corona Virus Disease 2019[J]. J Tradit Chin Med，2021，41(6)：974-981.

［11］ Yang Y，Ding L，Bao T，et al. Network pharmacology and experimental assessment to explore the pharmacological mechanism of qimai feiluoping decoction against pulmonary fibrosis[J]. Front Pharmacol，2021，12：770197.

［12］ 杨映映,李青伟,鲍婷婷,等.仝小林院士辨治新型冠状病毒肺炎——"寒湿疫"辨治体系的形成、创新与发展[J].世界中医药,2022,17(6)：833-837,842.

［13］ 杨映映,丁齐又,宋斌,等.论"戾嗜"在疫病辨治中的价值[J].中医杂志,2022,63(15)：1401-1405.

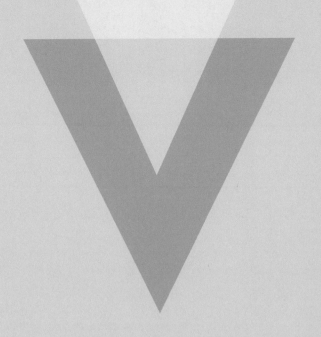

中篇
新冠病毒感染中西医辨治撷英

六经辨证新冠病毒感染之思考

张立山

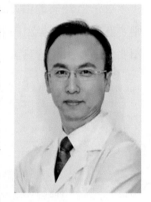

讲者介绍：张立山，教授，主任医师，临床医学博士，硕士研究生导师。北京中医药大学东直门医院呼吸科主任，国务院联防联控机制专家组成员。北京中医药大学东直门医院大内科副主任，北京中医药学会仲景学说专业委员会副主任委员，中国中医药信息学会经方分会副会长。北京中医药学会肺系病专业委员会副主任委员，中华中医药学会肺系病分会常务委员。世界中医药联合会呼吸病专业委员会常务理事。2007 年于香港大学讲学，2010 年赴奥地利研修。在国家一级期刊发表论文 30 余篇，个人著作《六经八纲用经方——竹雨轩经方临证体悟》，参与《武维屏学术思想及临床经验集》《呼吸病学》《全科医学》等数部论著编写。

六经辨证，出自《伤寒论》，是中医传统的辨证思路，也是极其重要的中医辨证方法之一。从六经辨证角度，当代伤寒学者提出了不同的学说，比如刘渡舟提出的脏腑经络学说和胡希恕的六经八纲学说，是影响比较大的。其中，六经八纲学说比较简洁，易为广大中医从业者所接受，以下将作介绍。

一、六经八纲辨证体系

人体分为表、里和半表半里，简单地讲，表就是人体的躯壳，里就是胃肠之里，半表半里就是在躯壳与胃肠中间大的腔隙。表、里、半表半里各有阴阳，即表阴表阳、里阴里阳、半表半里的阴证和阳证[1]。如此，六经和八纲就串在一起。六经病中，太阳病是表阳证，阳明病是里阳证，少阳病是半表半里阳证，太阴病是里阴证，少阴病是表阴证，厥阴病是半表半里阴证(表2-1-1)。其实,这种分类方法和脏腑经络学说有很多相似之处,其中非常有鲜明特点的就是把少阴病作为表阴证,即阴证中的表证,和其他学派有一些区别。

表2-1-1   六经八纲辨证体系

六　经	八　　纲	
	病　位	病　情
太阳	表	阳
阳明	里	阳
少阳	半表半里	阳
太阴	里	阴
少阴	表	阴
厥阴	半表半里	阴

对于六经病的治则,太阳病发汗,选用麻黄汤、葛根汤之类;少阴病考虑到虚人发汗,则要选用附子这类温阳的药物,比如麻黄附子细辛汤、麻黄附子甘草汤、桂枝加附子汤等。阳明病用下法和清热法,太阴病用温法,少阳病用和解法,这些基本是一致的。

二、六经辨证在新冠病毒感染中的一些思考

(一) 从六经辨证角度分析新冠病毒感染症状

从六经的角度看,新冠病毒感染患者的症状表现与六经病典型症状相一致[2]。新冠病毒感染属外感病,感受疫毒之后,大部分人会出现太阳表证,但因患者所处疾病阶段不一,表证可能就不明显。患者感染新冠病毒后常出现恶寒发热,感受湿邪而出现肌肉酸痛、周身不适,部分患者出现鼻塞流涕、嗅觉消失、乏力倦怠,伴沉重感。阳明病者,属重症居多,症状包括高热、神昏、谵语、烦躁,喉中痰声辘辘,或黄痰,或痰中带血,便秘,面赤唇红,多汗口渴等阳明经证或阳明腑证表现。少阳病患者也很多见,其症状见往来寒热、不欲饮食、口苦呕吐、胸胁苦满,都可归结为少阳。患者长时间发热,或定点定时发热,或午后发热,这种节律性的发热属于少阳病的特点。胸胁苦满的患者,临床查体时,触及腋下会有满闷不适的表现,一触及患者就出现痛苦的表情,就可归于少阳病。

"太阴病之为病,腹满而吐,食不下,自利益甚,时腹自痛。"在临床上,这类患者常伴有胃肠道表现,夹湿邪发病,而见腹胀、腹泻、大便不成形,或见咳嗽、白痰、白腻苔,甚至白厚腻苔,面色萎黄,诸如此类症状皆可从太阴病考虑。重症患者,尤其是处于后期喘脱阶段,多见少阴病,脉微细,但欲寐,甚至精神很差,萎靡不振,面色苍白,泄利不止,手脚冰凉,已经处于危重阶段。厥阴病,多为寒热错杂,尤其是经西医治疗后,患者上热下寒,腹泻与口干并存,甚至出现面红等表现。

（二）新冠病毒感染转重危险因素分析

1. 正虚　中医讲"邪之所凑,其气必虚",正气虚弱是新冠病毒感染患者发展成重症的重要内在因素。由于正气不足,所以感受外邪。本应在表而解,没有在表而解,反而入里到了半表半里的位置。邪气流连,病入少阳。而少阳病的本质,也是中焦虚弱。"少阳属胃,胃和则愈,胃不和,烦而悸"。因为中焦虚弱,"血弱气尽,腠理开,邪气因入"。这是少阳病形成的病因。"三焦膀胱者,腠理毫毛其应",那么血弱气尽以后,邪气从腠理就进入到少阳的三焦。三焦为水道,所以还会出现水液代谢的失常,寒饮水湿的内生。

新冠病毒感染患者典型的影像学表现是靠近肺外侧带的渗出。从中医"象思维"的角度看,渗出属于水湿,靠近外侧带位置,是少阳的位置,属于少阳夹湿。既然出现肺部渗出性改变、斑片或实变,则属于病情偏重,为体虚以后,邪气至少进入到半表半里的位置。此时可以选用达原饮之类用于少阳病的方药,药物组成包括黄芩、厚朴、槟榔、草果等。当然,从六经的角度来看,也可以归结为太阴湿土的问题。所以,如果是重症患者,早期还是要注意扶正,像小柴胡汤之类,里面有人参、黄芪等扶正药物,在重症早期考虑要用。或者是东垣法,像补中益气汤,如果从六经的角度看,它跟小柴胡汤很类似,补中益气汤没有用黄芩,但是有升麻,没有用半夏,但是有陈皮,所以基本方面类似。在治疗间质性肺纤维化出现的炎症性渗出时,若使用东垣法干预,效果不错。在武汉抗疫期间,北京中医药大学东直门医院的医生诊疗血氧饱和度降到了93%以下的多位新冠病毒感染患者,通过东垣法可提高血氧指标,这部分患者就没有到使用无创呼吸机甚至插管的程度。

此外,邪在少阳之位,邪气流连,兼杂湿邪,可以从太阴角度认识。而湿的本性缠绵,不易去除,转而化热、化燥,反过来又耗伤正气,导致了正气愈伤而邪气益盛的恶性循环。所以从病因的角度来看,如果是重症的患者,是有正虚邪盛。

2. 误治　另一方面的病因,是不得不提的误治问题！在医疗过程中给予患者干预的时候,干预可能失当。对于轻型、中型新冠病毒感染不治疗,如果患者体质好,可能多会自愈,但是如果有些干预不得当,有可能反而会帮倒忙。

第一,治疗的时候忽视了表证。从病因的角度看,毕竟是感受外邪,不管是从口鼻还是皮毛,多数还是由表而来的。有时因为夹湿以后患者的表证不典型,或者是西医医生接诊患者的时候,不太认识这类表证,没有去细问。但是如果在西医汇报的病历中,看不到表证的描述,就把患者当成没有表证,则很麻烦。邪气在上焦,把皮毛打开,通过宣肺把湿邪散去,是比较简洁的途径。而如果是误治,包括早用、过用寒凉或者清里药物,反而容易引导邪气向里传变。

第二,就是寒热误辨,或是阴证阳证的问题。比如说连花清瘟胶囊没有问题,但并非所有患者都适合。患者到底是寒湿,还是湿热,还是热毒,需要具体辨证。如果辨错,误用凉药,伤及脾胃,既更加重湿,又将引邪入里。

六经辨证及脏腑辨证后,还要辨兼夹,有夹湿、夹痰、夹饮、夹瘀等各方面的邪气兼夹。严格来说,痰湿水饮各不相同。古人命名时,就采用了不同名词,治疗的药物也有不同。

所以治疗上不能全是化痰,或者全是化湿,这肯定是不合适的。在 SARS 时期,进展到中期的患者,肺部影像学呈现一团白色的、越来越实的改变,从象思维的角度,更像痰;早期的渗出呈磨玻璃样的、絮状的影像改变,可能更多考虑是湿和饮。国家方案中推荐的清肺排毒汤,其中包含小青龙汤、麻黄汤、二陈汤,更像是把痰、湿、饮全都"大包围"的一个方子,也有它一定的道理。但是如果详细辨证的话,还是要给予一些区分。

当然,瘀血也很重要。从西医的角度讲,很多新冠病毒感染患者 D-二聚体升高,考虑血瘀血栓的问题,尤其是重症患者,瘀血证比较多见。因此,在辨明六经的基础上,还要把兼夹辨清楚,这样治疗时才能有的放矢。

还有一个误治点,就是患者属虚人,诊治时并未察觉体虚的问题,或是已进入亚重症阶段,仍继续过用泻下药、发表药、温燥药,而未补虚扶正,最终则可能导致患者发展为重症。

3. **邪进正退,病位入里**　邪进正退,病位入里是新冠病毒感染由重症转向危重症的主要原因。正气不足,邪气亢盛,加上误治以后导致的邪进正退,那么病邪往往更往里深入。《黄帝内经》中言"入五脏者,半死半生"。邪气由腑到脏,传入五脏,甚至继续向里深入,是很危重的阶段。

入里可有阳证和阴证的区别。阳证往往是阳明病,在仲景《伤寒论》的阳明病篇即可见列举危症的表述,如"不恶寒,独语如见鬼状。若剧者,发则不识人,循衣摸床,惕而不安,微喘直视"。危重到出现神志问题。也提到"脉弦者生,涩者死",用大承气汤。还提到"目中不了了,睛不和"此类急下症,急下症一定是很危急的。因此邪气入阳明里的里热壅盛,从而导致的神志障碍,最后出现津亡气结,就会引起危证、死证。《伤寒论》总结此类患者诊治的要旨,在于保胃气,存津液。"长沙室,叹高坚,存津液,是真诠。"因此,新冠病毒感染指南里面的各种方案,包括安宫牛黄丸、宣白承气汤、大承气汤、桃核承气汤,甚至温病中的导胃承气汤、护胃承气汤等,属于阳明病危证的患者,可能会应用到。

阴证的里证,就是少阴病。《伤寒论》少阴病篇条文中,临床表现多是下利,是由于阳气不足,不能固摄,津液亡失,阳气也随之亡失。但是在胡希恕的体系里,这种里证都归到太阴,从脏腑经络辨证的角度认识,是属于心、肾的问题,或者从脏腑定位,定位在里,邪气深入五脏的程度,因此是阴证的危候。所以新冠病毒感染方案中的四逆汤、理中汤、参附注射液等,在抢救的时候会用到。

(三) 新冠病毒感染咽干、咽痛的认识

从六经理法上来讲,咽干、咽痛责之于少阳者居多。"少阳之为病,口苦、咽干、目眩。"从咽以上,不管是鼻塞、流涕,还是周身不适,均属于表。病邪到达咽喉要道,有言曰"一阴一阳结,谓之喉痹"。血弱气尽以后,邪气一入,在少阳部位交争,出现少阳郁热,发为咽干、咽痛。从少阳进入以后,病邪继续深入,出现胸痛、腹胀,就已经入里。故栀子豉汤之类作用于胸膈,则归结于阳明里热。就咽部的问题,咽干、咽痛,则责之于阳证多,从阳

证角度讲,责之于少阳。当然也不排除阴证,如麻黄附子细辛汤(证)归于少阴,半夏散及汤证也有咽痛。但是寒证的一般偏少,多数还是偏于少阳。

三、中医病案分析

▦ [病案一]

患者,女,76 岁。主诉咳嗽发热 2 日,意识障碍 6 h。

现病史:患者 2 日前无明显诱因出现咳嗽发热,体温未监测,有痰液难咳出,以白黏痰为主,伴有嗅觉改变、食欲减退及恶心干呕,无胸闷胸痛、喘气心悸等不适,自服退热药物,体温较前好转,但咳嗽及恶心等症状无改善,逐渐出现意识障碍并持续进展,11 月 8 日晚患者昏迷,急送入院,查新冠病毒核酸(+),胸部 CT 显示双肺感染,呈渗出性病变。患病以来,精神食欲差,大小便未见明显异常。患者既往高血压、糖尿病、帕金森病史。诊断:① 新冠病毒感染(危重型);② 2 型糖尿病;③ 高血压;④ 帕金森病。入院查体:慢性面容,昏迷状,GCS:E1V1M4,检查合作,体温 37.1℃,脉搏 103 次/分,呼吸 21 次/分,血压 127/66 mmHg;肺部呼吸运动对称,肋间隙正常,语颤两侧对称,无胸膜摩擦感,无皮下捻发感,叩诊呈清,三级防护状态未能听诊;心律齐,未闻及杂音;腹软,无压痛、反跳痛;双下肢无水肿。入院后完善检验检查。血常规:白细胞 12.45×10⁹/L↑,中性粒细胞 10.41×10⁹/L↑;凝血功能:D-二聚体 0.714 mg/L↑。生化:肌酸激酶 4 518 U/L↑,乳酸脱氢酶 644 U/L↑,肌钙蛋白 0.463 ng/ml↑。吸氧状态下氧分压 67 mmHg。心电图正常。入院予抗感染、抗帕金森、利尿等治疗。

刻下症:患者面红,烦躁,头部晃动,体温 37.5℃,咳嗽,咳白色痰,咳出量不多,但口干口渴,无口苦,大便 4 日未行,小便黄,舌质暗红有裂纹,苔薄黄、欠津,脉滑数。

分析:患者虽有发热,但无恶寒、周身疼痛等外证(太阳表证);无口苦、胸胁苦满等少阳证表现。有面赤、烦躁、黏痰、口干口渴、大便干结,一派阳明里热之象。所以整体以阳明证为主,包括热证、腑实、痰热,从舌象看,裂纹舌且舌体欠津,属津伤,舌质暗则属瘀血。综合来看,辨为阳明病(痰热腑实)兼夹津伤血瘀。选方:宣白承气汤合小承气汤。再加地黄、牡丹皮和赤芍,一则活血,二则养阴,取犀角地黄汤之意。具体:瓜蒌 30 g,燀苦杏仁 15 g,生石膏 30 g,生大黄 15 g,生地黄 30 g,牡丹皮 15 g,赤芍 15 g,法半夏 10 g,黄连 10 g。

▦ [病案二]

患者,女,44 岁,新冠病毒感染密切接触者。

2020 年 2 月 1 日开始发热,乏力,微恶寒,转运至发热门诊。经胸片(图 2-1-1)显示右下肺斑片影,核酸检测阳性。

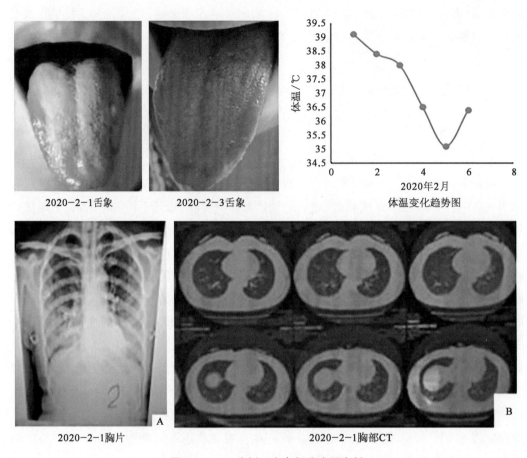

2020-2-1舌象　　　2020-2-3舌象　　　体温变化趋势图

2020-2-1胸片　　　　　　　2020-2-1胸部CT

图 2-1-1　病例二患者部分病历资料

患者舌淡苔白湿润,根据其乏力症状归结于表证,患者又无口干、口渴、口苦等少阳证,更非阴证,因此辨为表证兼夹湿邪。治疗用麻黄加术汤,具体组成:生麻黄 45 g,桂枝 30 g,杏仁 24 g,炙甘草 15 g,苍术 60 g,生石膏 50 g。

2月1日晚7点,患者体温 39.1℃,西医专家予对症处理,予酚咖片1片口服。7点10分,服汤药 160 ml。20 min 内,大汗淋漓,体温陡降至 37℃,遂嘱咐在服汤药期间不可再用解热镇痛药,此后患者体温逐渐攀升,波动在 38~38.4℃,身体总保持有中等量出汗,第三次汤药是2月2日晚7点服用。2月3日早晨6点体温 36.5℃,热退身凉,身上微汗出,精神清爽。

2月3日下午2点患者体温反弹至 38℃,问其服药情况,除抗病毒药外,另服连花清瘟胶囊,遂全身无汗、畏寒。故原方加生姜 30 g、大枣 60 g,即大青龙汤加苍术。

2月3日晚服用汤药一次,服后患者出现心慌,心率 120 次/分,同时中等量出汗,1 h后心率恢复正常,持续缓缓出汗至凌晨4点,测体温 36.5℃。2月4日,患者体温正常,食欲稍好,服药每8 h 1袋。2月5日上午,患者早晨体温 35.1℃,减量服用,改为2袋,晚上体温逐渐回升至 36.4℃,次日清晨服药后未再出汗。患者胸片回报较前明显吸收,症状仅为纳差,改益气养阴、健脾化痰方善后。

［病案三］

患者,女,42 岁,新冠病毒感染密切接触者。

主诉咳嗽 1 周,于 2020 年 2 月 9 日就诊。咳嗽昼间为剧,伴畏寒,无发热,无汗,口干喜热饮,痰少色白,口周疱疹,牙龈出血,二便调,舌淡红苔薄腻。患者胸部 CT 提示右肺炎症,核酸未查,临床诊断为新冠病毒感染。

风寒湿气,从外侵袭,肌表被束,则无汗怕冷;肺失宣肃,则干咳少痰色白;阳明蕴热,则口干牙龈出血,口周疱疹。故辨为太阳阳明合病。舌淡红苔薄腻,寒湿之象。治以祛风散寒除湿,兼清里热。处方:荆防败毒散加减。具体:羌活 10 g,独活 10 g,太子参 15 g,桔梗 10 g,前胡 10 g,炒枳壳 10 g,生姜 10 g,薄荷 10 g(后下),茯苓 12 g,川芎 10 g,柴胡 15 g,炙甘草 6 g,生石膏 20 g(先煎),黄连 6 g,焦神曲 10 g。2 剂,每日 3 次。

药后咳止,精神佳,口周疱疹及牙龈出血愈,且自觉面部皮肤较前明显润泽。盖寒湿渐祛,而上焦得以宣发正常,而行熏肤充身泽毛之功也。再服 2 剂,大便转溏,稍左下腹不适,乃邪入少阳,改人参败毒散合黄芩汤,即前方去石膏、黄连之清阳明之品,加黄芩、大枣、白芍各 10 g,和解清利少阳,3 剂后,诸症缓解,肺部阴影吸收。

［病案四］

患者,男,65 岁。

咳嗽半月,2022 年 11 月 10 日因喘憋转入急诊 ICU,氧合指数 150 mmHg,次日晨起查患者神清,胸闷憋气,咳嗽,痰少色白质黏,咽干,不欲饮食,大小便可,入睡困难,发病以来一直无发热,曾有嗅觉丧失,两侧头痛,近两日已缓解。既往有高血压病史,胆囊切除、甲状腺切除。舌暗红苔黄腻,脉弦滑。

结合患者两侧头痛以及胆囊病史,辨为少阳证;痰黏,舌质暗红,苔黄腻,属阳明里热,夹湿夹瘀。综合来看,患者属少阳阳明合病,夹湿夹瘀,方以小柴胡汤合苇茎汤。

四、小结

六经辨证可以用于新冠病毒感染的辨证论治,所用经方药简效捷,适用于危重症新冠病毒感染患者的救治。如今所用的很多方剂,都是从仲景的理法化裁而来。那么是不是用六经辨证用经方,就一定要用仲景的原方?这个倒不一定。"人言六经钤百病,世尊仲景为医圣。圆机活用长沙法,古方今病也相能。"后世的很多方剂,都是在古圣先贤的方剂基础上,灵活应用,因此更要活用仲景法,师古不泥。

参考文献

［1］ 赵进喜,张立山,刘宝利,等.三阴三阳辨证,实为辨方证;《伤寒论》论外感,更可治杂病[J].环球中医药,2018,11(9)：1373 - 1375.

［2］ 史雨宸,高源,蔡松,等.应用经方治疗新型冠状病毒奥密克戎感染之思考[J].北京中医药,2023,42(1)：7 - 10.

从温病谈新冠病毒感染的治疗

熊继柏

讲者介绍：熊继柏，男，国医大师，国家级名老中医，湖南中医药大学教授、博士研究生导师，广州中医药大学博士研究生导师，香港浸会大学荣誉教授。13 岁习医，16 岁行医，从事中医临床 50 余年，从事中医高等教育 30 余年。通晓中医经典，谙熟方药，临证善于辨证施治，因证选方，因方用药，是国内外著名的中医专家。善治各种内科杂病、妇科、儿科病证，以及各种疑难杂证。2006 年，应国家卫生部派遣至阿尔及利亚为前总统布特弗利卡治病，取得良好疗效，医疗威望享誉海内外，得到湖南卫视与《湖南日报》的专题报道。疫情期间，深入病房一线，详查患者病情，并为新冠病毒感染诊疗第三、四版指南的制订提出了宝贵意见。

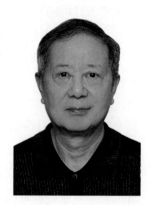

新冠病毒感染疫情于 2019 年 12 月在中国武汉首次报道，这种疾病由新冠病毒引起，是一类具有高度传染性的呼吸道疾病，该疾病迅速在全球范围内大流行，病死率为 1‰～4‰[1]，70 岁以上患者的病死率更高，年龄、疾病严重程度以及某些合并症是死亡的独立危险因素，而且存在种族差异[2]。临床病例治疗表明，中西医结合治疗新冠病毒感染具有良好成效。由于新冠病毒感染的病机、证候等与温热病大致相符，从中医角度来看，新冠病毒感染可以从温热病角度加以分析[3]。本文以中医温病学说为基础，探讨有关新冠病毒感染的传变规律，以温病学术为理论基础研究中西医结合治疗新冠病毒感染的价值。

一、"运气学说"认识疫病的病性与病位

1967 年，农历丁未年，清明节前后，流行性脑脊髓膜炎（简称"流脑"）开始暴发。运用

《黄帝内经》的运气学说来推演,丁未年客气是少阴君火,主气也是少阴君火,两火相并,正值春分、清明、谷雨节气。流脑发病首先出现高热、剧烈头痛、喷射性呕吐,然后开始抽搐甚至角弓反张,发斑出血,最后昏迷谵语,如余师愚《疫病篇·疫证条辨》中所述,以上的症状表现就是疫病。流脑的病位不仅在卫表,还从卫分到气分、营分、血分,热蒙心包、肝热生风。

1973年,农历年癸丑年,也是清明节前后开始流行麻疹。此次麻疹暴发涉及多个地区,且不局限于儿童,这与当年的季节相关。1973年癸丑年也是客气少阴君火和主气少阴君火相并,因此这一年的麻疹传播快、传播广、变证多。麻疹的早期症状为发热、流鼻涕、眼睛红、咳嗽、出疹子,重者并发高热持续不退、肺炎、牙疳、白喉。变证百出,危症很多,根据对10 000多名麻疹患者的诊治经验总结,发现麻疹的病位主要在肺卫,处理要根据初热期、透疹期、恢复期分期而治,随证治之。

2003年,农历年癸未年,客气少阴君火,主气少阴君火,也是清明节前后流行过非典。

2019年,农历年己亥年,厥阴风木司天,少阳相火在泉。终之气客气少阳相火,主气太阳寒水,故推测这一年会有疫病发生。古人在运气学上就已经有过预判,疫病的发生与主气、客气是有关联的。2019年终之气为太阳寒水主气,2020年初之气恰恰是太阳寒水客气,这就造成了寒气郁闭火气、寒热交错,通俗来讲就是"寒包火"的气候特点。我们预判疫情绝不是以运气学说作为唯一的依据,必须要根据自然界实际的气候变化来加以判断。2003年春天的气候异常,忽冷忽热,起伏太大,于是推测可能有疫病流行。2019年冬天又是这样,11月份的气温起伏太大、波动异常,也考虑有疫病的可能性很大。《黄帝内经》明确指出,"时有常位,而气无必也"。时间是有固定位置的,但是气候的变化不是绝对的。运气推演只是前提,更重要的是观察实际的气候变化,才能够预测传染病是否发生,发生哪个方面的传染病,发生什么性质的传染病,更重要的一点是要观察、审查患者的症状变化。每一个疫病都有它的主证特点,发病过程中出现一些兼证、变证。这些兼证、变证更为重要,往往反映它的本质特点。从这三个方面来看,新冠病毒感染应该是以温热之邪、湿热之邪为主。新冠病毒感染的病位在肺卫,以发热、咳嗽为主症,常有口渴、咽痛,有些患者持续高热不停,进而出现昏迷谵语;有些患者兼有肠胃症状,比如呕吐、腹泻。中医治疗常见病、疑难病、危急疾病、疫病,都必须首先弄清楚疾病的病位及性质,这是临床审查辨证的纲领[4]。

二、从"温病"角度随证治疗

2020年初,湖南省首发病例初期症状皆为发热、咳嗽进而气喘,部分患者有呕吐、腹泻的症状。畏寒、发热、苔薄黄提示邪在卫表,疾病继续发展出现咽痛、咳吐黄痰、舌苔变成黄苔,甚至黄腻苔,有的患者还出现大便秘结。所以一开始表寒,进而就是火热之象。首发39个患者中有1人单用中药1周后转阴。中医治病的原则为明晰病邪性质、病变部位。中医用药绝不是以一方来治一种病,不可以说一个方统治新冠病毒感染,更不可以讲哪一味特效药治疗新冠病毒感染。2020 年新冠病毒感染的初期发热、畏寒、口苦、咳嗽、咽喉痛,西医诊断为上呼吸道感染,中医诊断邪在肺卫,因时处冬季又少阳相火郁遏,治以桑菊饮合小柴胡汤[5]。如咳嗽严重,甚至气喘者治以紫苏散合桑白散。如咳吐黄痰,用小陷胸汤。如腹泻、呕吐,用王氏连朴饮。《黄帝内经》言"肺手太阴之脉,起于中焦,下络大肠,还循胃口",肺脉不通必然影响肠胃功能。如发热咳喘,用麻杏石甘汤发泄肺热,如发热气喘胸闷伴大便不通,用宣白承气汤,方出自《温病条辨》,由大黄、生石膏、杏仁、瓜蒌组成。吴鞠通讲该方主治"下之不通,喘促不宁,痰涎壅滞,大便闭结,脉右寸实大,证属肺气不降者"。但是要注意,宣白承气汤是在表里俱实、痰涎壅滞的情况下使用,大黄不能用得过早,体质弱的患者使用大黄后,会损伤其正气、胃气,所以大黄不是治新冠病毒感染的特效药,一定要有腑实的症候及明显表现才能使用。如有出血的症状,必须止血凉血,用犀角地黄汤。如昏迷的患者,用菖蒲郁金汤或清宫汤,再加入安宫牛黄丸。以上的诊疗方案是按照其变化特点及叶天士"卫、气、营、血"进行辨证去治疗。《黄帝内经》指出"善言天者,必有验于人;善言古者,必有合于今;善言人者,必有厌于己",理论与实践必须紧密结合。既要有理论原则做指导,更要有实践经验做验证。实践验证必须以患者的主症为依据,因时、因地、因人制宜来治疗[4]。新冠病毒感染发于冬春寒冷季节,武汉的气候寒冷多为寒证,而北京疫病性质温热,尽管是同一个疫病,发病地点不同,气候不同,则病性是有变化的。而北京、武汉的患者初起恶寒明显,桂枝汤、小青龙汤、麻黄汤都可以见效。辨证的实质一定要以患者的实际情况作为依据,客观指标是非常重要的。今年又开始有一些小范围、局部的新冠病毒感染的发生和流行,因为今年气候特殊,三之气是少阳相火司天,主气也是少阳相火,两火相并,必然大热。今年气温比往年要高 2~3℃,暑热持续,进入秋天后大燥,直到立冬,长沙市居然还有 32℃ 的高温,这就是反常的气候,可能造成疫病发生、流行,本次新冠病毒感染患者的症状表现首先是发热,甚者热到 39℃,进而就是咽喉痛、鼻塞,是邪客卫分、气分的症状特点,治以桑菊饮或银翘散。"观其脉证,知犯何逆,随证治之"是总的原则。

参考文献

[1] Asselah T, Durantel D, Pasmant E, et, al. COVID-19: Discovery, diagnostics and drug development[J]. J Hepatol, 2021, 74(1): 168 - 184.

[2] Kim L, Garg S, O'Halloran A, et, al. Risk factors for intensive care unit admission and in-hospital mortality among hospitalized adults identified through the US Coronavirus Disease 2019 (COVID-19)-Associated Hospitalization Surveillance Network (COVID-NET)[J]. Clin Infect Dis, 2021, 72(9): e206 - e214.

[3] 朱妍妍,梁爽,李明珠,等.从温病学理论浅谈新型冠状病毒肺炎的中医诊治[J].实用中医内科杂

志,2022,36(10):88 - 90.

[4]　朱成功,赵亭亭,谢雪姣,等.从新型冠状病毒肺炎防治策略探讨国医大师熊继柏用药特点[J].中国中医药信息杂志,2021,28(6):112 - 114.

[5]　陈青扬,刘佑辉,王伟,等.国医大师熊继柏对新型冠状病毒肺炎的辨治方略[J].湖南中医药大学学报,2020,40(3):267 - 270.

"同病异治"谈新冠病毒感染

白长川

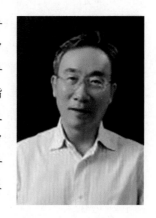

讲者介绍：白长川，男，78岁，主任医师、教授、博士研究生导师。"全国中医药杰出贡献奖"获得者，首届全国名中医，国家中医药管理局"优秀中医临床人才研修项目"阅卷、授课及临床指导老师，全国第三、四、六、七批老中医药专家学术经验继承工作指导老师。辽宁中医药大学中医经典临床研究所所长、博士研究生导师，大连医科大学顾问教授、博士研究生导师，大连医科大学中西医结合研究院名誉院长，北京中医药大学特聘教授及校外导师，大连干细胞与精准医学创新研究院特聘专家，大连市中医医院名誉院长。

在新冠病毒感染疫情期间，国家和各地区的中医治疗方案中，共有中药处方100余种，其中有明确名称的中药方剂40多种，中成药30多种，充分体现了中医"同病异治"的特点。"同病异治"是中医辨证论治的重要思维模式和治疗方法。在新冠病毒感染疾病处于不同阶段或不同发病时间（季节）、空间（地域）、个人（体质），需要特别强调"病的人"，患者的临床证候表现不同，治法亦不同，所谓的证候，就是具有时空变化的个体的病理功能态，所谓的体质就是个体的生理功能态。

国家的第九版新冠病毒感染诊疗方案[1]中提到九药九方，以燥湿、化湿为核心治法，从中可以看出新冠病毒感染的核心病机是"湿邪"。本病初始于武汉秋冬季节，时值寒湿环境，仝小林院士据此提出从寒湿疫防治新冠病毒感染，以"寒湿伤阳"为主线，核心病机为"寒湿郁肺、碍脾、袭表"，因患者体质、用药、地域、气候等因素差异，而有化热、变燥、伤阴、致瘀、闭脱等诸多变证、兼证，并提出"郁—闭—脱—虚"四个病理阶段分期，其中以"湿"为核心病机，寒湿病毒为原始的病毒株。中医认为湿邪缠绵难愈，且变化多端，可寒化、热化、毒化、疫化，这四种变化就可以解释病毒变异的特性。现在的病毒（奥密克戎）就是从寒湿及早期的新冠病毒变异而来，奥密克戎以及现在的各种亚型都符合它变异的特点，也就是我们说的湿邪的特点。西医所谓的变异也就是我们中医说的变化的"化"，化生的"化"，病毒变异可以出现各种"化"的证候，就可以解释病毒的变异特性。湿邪致病是新冠病毒感染的核心病机，可以寒化、热化，可以毒化，代表方如清肺排毒汤、宣肺败毒方；疫化如仝院士的寒湿疫方；燥化如宣肺润燥解毒方。

一、"同病异治"的宏观依据

西医感染三角和中医三态是"同病异治"宏观认识的切入点。李兰娟院士在《感染微生态学》一书中指出，感染是感染三角，也就是说微生物、人体和环境是感染三角的一种动态平衡与失衡的相持过程。我们人体中有 10^{16} 个微生物，数量庞大，人体本身就有微生态。人体是一个小生态、小宇宙，环境是一个大生态。中医的三态学说、三态观就是指微生态、小生态和大生态共同组成的三态。中医是人体生态医学，是一个平衡的、宏观的医学。从宏观的角度，同病异治的依据是"三态"，即微生态的体内环境，小生态的人体和大生态的环境，"三态"的平衡是防治感染的重要课题。中医学的本质是生态医学，强调的是天人相应的整体辨证观。中医药具有双向调节的作用，既有抗感染，也参与了免疫调节，验证了《黄帝内经》中提出的"以平为期"的治疗目的，所谓"平"即达到一个动态的平衡。当然，从系统论角度来说，不平衡是一个启动点，而不是平衡是启动点，由于不平衡，所以要追求相对的动态平衡。

二、"同病异治"的微观依据

下面谈一下"同病异治"微观的依据，每一味中药都是一个复杂的化学物质组学，都有多成分、多靶点、多途径的作用。中药通过君臣佐使和七情和合的配伍，尤其是在肠道微生物第二次加工以后，出现了非线性的疗效。目前对中药复方的作用机制研究主要应用了网络药理学和代谢组学等方法，取得了很大进展。清华大学的罗国安教授在《中医药系统生物学》[2]一书中提出采用层次化整合各组学的方法，包括基因组学、蛋白组学、代谢组学、化学物质组学等，针对中药化学复杂系统和人体疾病复杂系统进行定性、定量研究，即系统对系统，并非单靶点的西药作用，或者单靶点线性的相加。《中药整合药理学》中提出化学指纹、代谢指纹、网络靶标和肠吸收活性物质的分布、代谢、排泄的评价以及数据挖掘两位一体的研究体系。在系统科学思想指导下进行了还原分析，体现了系统论和还原论的有机统一，因为每一种疾病都有多因素、多阶段和多靶点的特点，而中药也具有多成分、多靶点、多通路的特点，从而为我们"同病异治"提供了微观依据。

"靶点"是从分子水平和微观角度来解释药物的定向作用。中医的归经药和引经方是从宏观水平来解释定向。中医很早就认识到了药物具有靶点、靶向的作用,归经就是靶向。中药有归经的效应是中医界的共识,但是药物组成方剂之后同样也有归经作用,这部分在教材中是缺失的。除了归经药,还有引经方,引经方是通过药物之间相须相使的关系,使药物的靶向性增强。清代汪昂《医方集解》一书中总共有376首方剂,其中368首方剂都有明确的归经作用,如明确指出六味地黄丸"此足少阴、厥阴药也"。《医方考》中指出指迷茯苓丸走肩臂处经络,治疗肩臂疾患效果比姜黄的引经作用效果更好。所以单味中药以及方剂都有归经和引经的作用,这一点与人体的间充质干细胞有类似的特质。人体的间充质干细胞具有一种多项分化和归巢性,也有指向一个靶点的,它的多项分化和归巢性就和中药、方剂的归经引经概念是完全吻合的,所以中医先贤所总结的经验都能通过现代分子生物学、生物化学等领域的科学研究证实。只是我们尚未完全进入这种状态,我想在全院士带领下,我们能进一步用现代科技指导中医发展。

三、中医治疗传染病的优势

前文已述中医"同病异治"对新冠病毒感染治疗的科学性,中医对传染病、感染性疾病有治疗优势。传染病已归入感染性疾病中,具有传染性的即传染病,无传染性的还是感染性疾病。中医对感染性疾病的治疗有几大优势:第一是前期的介入,也就是在潜伏期和疾病早期治未病,这是预防、防患于未然;第二是瘥后防复和康复期的中医治疗;第三是病毒变异的时候,有一定控制作用。遗传学讲到了遗传和变异,遗传是生物生存性的必要,变异是生物适应性的必然。对于病毒的变异,西医学往往把握不好,而中药的网络系统控制对病毒的变异是有一定作用的。第四是中医的整体观、辨证论治和寒温统一的理论知识以及个体化的治疗,这是中医一个最大的特点。第五是中医药具有扶正祛邪的双向作用,这是一个核心。所谓的扶正,它不是指单纯地增强免疫,而是指免疫调节的问题,比如说我们这次新冠病毒感染的早期,它是个免疫过强而不是一个单纯的免疫低下的状态,所以出现了炎症反应综合征(SIRS),SIRS之后出现了代偿性抗炎性反应综合征(CARS)和混合性拮抗反应综合征(MARS),最后出现了多器官功能障碍综合征(MODS),即多器官损伤的改变、多器官功能的衰退。中药起到阻断作用,关键是参与了免疫调节。另外,更重要的是对微生态的调节作用,当应用大量抗生素以后,肠道菌群失调出现泛耐药,肠道的四个屏障,即机械屏障、化学屏障、生物屏障和免疫屏障都受到损伤,尤其是免疫屏障、生物屏障,所以有害菌顺着肠壁外渗,通过淋巴和肝肠循环大部分转移到肺,尤其是对用药后出现的泛耐药,菌群失调时出现的高热,中药治疗效果非常好,不同于激素,而是免疫的调节剂,所以说中药扶正祛邪对于免疫调节和微生态的调节是很重要的。

参考文献

［1］ 国家卫生健康委员会办公厅,国家中医药管理局办公室. 新型冠状病毒肺炎诊疗方案(试行第九版)［EB/OL］. 2022 - 03 - 14. http://www. nhc. gov. cn/yzygj/s7653p/202203/b74ade1ba4494583805a3d2e40093d88. shtml.

［2］ 罗国安,王义明,梁琼麟,等. 中医药系统生物学［M］. 北京：科学出版社,2010.

新冠病毒感染的辨证选药

齐文升

讲者介绍：齐文升，医学博士，主任医师，博士研究生导师，中国中医科学院广安门医院急诊科、ICU 病房主任，中国中医科学院中医急诊学科带头人，国务院联防联控机制的专家组成员，"全国抗击新冠肺炎疫情先进个人"。

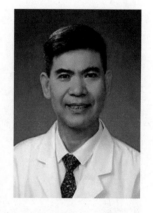

疫情三年，中医药在抗疫前线发挥了重要作用，经过临床实践总结出的"三方三药"，在整个新冠病毒感染的治疗过程中卓有成效。其中的化湿败毒颗粒是齐文升教授在黄璐琦院士的领导下，和苗青教授团队共同研制而成的。齐文升抗疫经验丰富，在新冠病毒感染疫情暴发伊始，即第一时间奔赴武汉市金银潭医院抗疫，后于全国各地开展抗疫工作，身经百战，对"三方三药"理解透彻，总结了新冠病毒感染的辨证选药。

一、新冠病毒感染方药概述

经过三年的疫情，中医全方位地积极参与，在此基础上总结出了临床的可靠方剂。国家中医药管理局宣传册提到："中医药在抗击新冠疫情的过程中取得了丰富的经验，它成为中国方案的一大亮点。尤其是国家中医局与众多院士、大家推荐的'三药三方'在战疫中发挥了重要的作用。""三方"是指清肺排毒汤/颗粒、化湿败毒方/颗粒、宣肺败毒方/颗粒。"三药"指连花清瘟胶囊/颗粒、金花清感颗粒以及血必净注射液。除"三方三药"外，仝小林院士的散寒化湿颗粒（寒湿疫方）早期在武汉作为抗疫方使用，疗效显著，此四方均已上市；以及《新型冠状病毒肺炎诊疗方案（试行第九版）》[1]中的藿香正气水/液/软胶囊，也在新冠病毒感染治疗中大有作为。这八个方药，经过三年疫情的考验，在临床上行之有效。

二、"三方"及寒湿疫方

(一) 化湿败毒方

　　武汉抗疫早期,黄璐琦院士带领国家中医医疗队前线抗疫,齐氏任广安门医院医疗队的队长。恰逢国家卫生健康委员会《新型冠状病毒感染的肺炎诊疗方案(试行第四版)》[2]发行,仝小林、黄璐琦两位院士即刻组织前线专家讨论中医治疗方案。第四版方案根据新冠病毒感染不同的发展阶段,按期共分4个证型(初期——寒湿郁肺,中期——疫毒闭肺,重症期——内闭外脱,恢复期——肺脾气虚),方证对应。国家中医医疗队早期根据"四证四方"(分别命名为颗粒1号方、颗粒2号方、颗粒3号方、颗粒4号方)进行辨证施治,经2020年1月28日至2月6日的临床观察,发现颗粒2号方使用最多,效果最好;其次为颗粒1号方、颗粒4号方。齐氏认为,该结论可能与武汉市金银潭医院医疗队独立承包病区中中期患者占比多有关,另外该病区作为普通重症病房,未配备ICU诊疗设备,重症期患者占比少,故3号方使用率不高。在武汉市金银潭医院所观察新冠病毒感染患者典型舌象(图2-4-1)

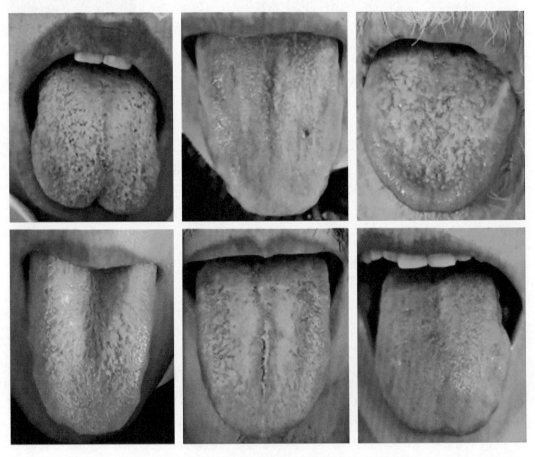

图2-4-1　武汉市金银潭医院所见新冠病毒感染患者舌象

可见,舌象基本为舌质暗红,苔白厚腻,可见泛黄,缺氧严重可见舌质发紫。

疫情暴发,患者众多,一人一方难以实现。吴又可在《温疫论》中提到:"能知以物制气,一病只须一药之到而病自已,不烦君臣佐使、品味加减之劳。"因此国家中医医疗队在颗粒2号方的基础上,结合颗粒1号方和4号方组成新方,早期称为"新型肺炎方",后期改名为"化湿败毒方"。

化湿败毒方是国家中医医疗队(中国中医科学院)在早期国家诊疗方案推荐使用方剂的基础上,结合在武汉市金银潭医院的临床实践,总结凝练而成的核心方。其主要作用为解毒化湿、清热平喘,适应证为新冠病毒感染的轻型、中型和重型患者。临床观察显示,化湿败毒方可明显缩短核酸转阴时间、平均住院天数,明显改善临床症状、促进理化检查及肺CT好转。化湿败毒方共由14味药组成,是从8首经典名方加减而来,以调理中焦为主,三焦并调。其中,达原饮和藿香正气散化湿和胃,斡旋中焦;另有麻杏甘石汤和葶苈大枣泻肺汤宣肺清泄,疏散上焦;再者,桃仁承气汤、宣白承气汤活血解毒,通达下焦;最后,黄芪赤风汤和玉屏风散共奏调理气血、补气扶正之效。

(二)清肺排毒汤

国家中医药管理局推出的清肺排毒汤,来源于张仲景《伤寒杂病论》中的4首名方加味:《伤寒论》中的小柴胡汤、麻杏石甘汤和五苓散,以及《金匮要略》中的射干麻黄汤。共有21味药物,主要功效为宣肺透邪、清热化湿、健脾化饮。可作为治疗轻型、普通型、重型、危重型患者的通用方。此方在改善发热、咳嗽、乏力等症状方面见效较快且明显,有效促进重症患者肺影像学改善、肺部病灶吸收。清肺排毒汤的使用要根据具体的情况,不论分型,只要表现出来清肺排毒汤的适应证即可使用。

(三)宣肺败毒方

宣肺败毒方由张伯礼院士和刘清泉教授提出,来源于以下四首经典名方:麻杏石甘汤、麻杏薏甘汤、葶苈大枣泻肺汤和千金苇茎汤。共有13味药物,在此四方中药味最少。主要功效为宣肺化湿、清热透邪、泻肺解毒。适用于轻型、中型患者治疗。此方可缩短新冠病毒感染患者临床症状消失时间、体温复常时间、平均住院天数等,一定程度上能阻断轻型、中型转重型。其中,麻杏石甘汤宣肺平喘,解表散邪,为君。芦根清热、生薏苡仁祛湿、葶苈子泻肺行水,下气平喘,共为臣。苍术、藿香以祛湿邪;虎杖清热解毒针对湿毒疫,抑杀冠状病毒作用明显;马鞭草活血通络散结,助清肺活络,抗免疫解毒为主;化橘红有陈皮之意,利气消积,化痰止咳;青蒿清热凉血退蒸,善退阴虚潮热,共为佐。诸药并用,宣清并施,标本兼治,共奏宣肺化湿、清热透邪、泻肺解毒之效。

(四)寒湿疫方(散寒化湿颗粒)

全小林拟散寒化湿颗粒,早期称为"武汉抗疫方",也称"寒湿疫方",共有20味药。作用特点为宣肺透邪、解毒通络、辟秽化浊、健脾除湿。适应证为第四版方案的首个证型寒湿郁肺证。临床表现见发热,乏力,周身酸痛,咳嗽,咯痰,胸闷憋气,纳呆,恶心,呕吐,腹泻或大便黏腻不爽。舌质淡胖齿痕或淡红,苔白厚腻或腐腻,脉濡或滑。

其方解分为两部分。其一,使用麻黄、羌活、苍术、生姜等散寒,用羌活、藿香、佩兰、苍术、茯苓、白术、厚朴、草果等从胜湿、化湿、燥湿、利湿多个角度祛湿,突出了方名中的"散寒""化湿"两部分。

其二,麻黄、苦杏仁、石膏(麻杏石甘汤法)开肺通表,加葶苈子泻肺平喘;厚朴、槟榔、草果(达原饮法)开通膜原,祛除秽浊湿;茯苓、苍术、白术、厚朴等(神术散法)健脾祛湿;藿香、佩兰、厚朴、茯苓等(藿朴夏苓汤法)芳香化湿;疫之为病,容易疫毒内陷,损肺阻络,出现肺纤维化,用大剂量白术、茯苓补土生金,扶固肺气,并用贯众、徐长卿解毒消炎,对肺部的免疫反应有抑制作用的,合用地龙,共奏解毒活血通络之效,防止已病传变为肺痹、肺闭及肺衰之证,防止肺间质纤维化。

(五) 四方比较

4 首方子由三位院士及国家中医药管理局共同推出,对新冠病毒感染的认识高度统一,四方在名称上相似,药物组成上也有诸多共性。

1. 适应证 通过对第九版方案的适应证简化后可见,清肺排毒适用于寒湿疫毒,化湿败毒适用于湿毒侵肺,宣肺败毒适用于湿毒郁肺,散寒化湿适用于寒湿郁肺。四方适应证相似。

2. 药物组成(表 2-4-1)

表 2-4-1 四方药物组成比较

方名特点	清肺排毒颗粒	化湿败毒颗粒	宣肺败毒颗粒	散寒化湿颗粒
4方共性	麻黄 9 g	生麻黄 6 g	生麻黄 6 g	生麻黄 6 g
	苦杏仁 9 g	杏仁 9 g	苦杏仁 15 g	杏仁 9 g
	生石膏 15~30 g(先煎)	生石膏 15 g	生石膏 30 g	生石膏 15 g
	藿香 9 g	藿香 10 g(后下)	藿香 15 g	藿香 15 g
3方共性	茯苓 15 g	茯苓 15 g	—	茯苓 45 g
	—	苍术 15 g	苍术 10 g	苍术 15 g
	—	葶苈子 10 g	葶苈子 15 g	葶苈子 15 g
	炙甘草 6 g	甘草 3 g	生甘草 10 g	—

续　表

特点＼方名	清肺排毒颗粒	化湿败毒颗粒	宣肺败毒颗粒	散寒化湿颗粒
2方共性	白术 9 g	—	—	生白术 30 g
	姜半夏 9 g	法半夏 9 g	—	—
	生姜 9 g	—	—	生姜 15 g
	—	厚朴 10 g	—	厚朴 15 g
	—	草果 10 g	—	煨草果 9 g
	陈皮 6 g	—	化橘红 15 g	—
个性用药	柴胡 16 g、黄芩 6 g、桂枝 9 g、泽泻 9 g、猪苓 9 g、紫菀 9 g、款冬花 9 g、射干 9 g、细辛 6 g、山药 12 g、枳实 6 g	生大黄 5 g(后下)、生黄芪 10 g、赤芍 10 g	生薏苡仁 30 g、青蒿 12 g、虎杖 20 g、马鞭草 30 g、芦根 30 g	羌活 15 g、贯众 9 g、地龙 15 g、徐长卿 15 g、佩兰 9 g、焦三仙各 9 g、焦槟榔 9 g

　　四方共同用药有 4 味:麻黄宣肺,杏仁降肺,石膏清肺,藿香化湿。此为共性,组方时不可脱离此法。其次,有 3 首方剂共同选用 4 味药:茯苓、苍术、葶苈子、甘草。有 2 首方剂共同选用 6 味药:白术、半夏、生姜、厚朴、草果、橘红/陈皮。以上 14 味药是治疗新冠病毒感染各个阶段的主体,取得了 3 位院士及国家中医药管理局的认可,并有 3 年的临床实践,故组方时应以这 14 味药为基调,同时参考四方各自的个性用药。

　　清肺排毒汤的个性用药共有 11 味,其中柴胡、黄芩,取小柴胡汤之意,和解少阳;桂枝、泽泻、猪苓,为五苓散主药之三,化气利水;紫菀、款冬花、射干、细辛,取自射干麻黄汤,温肺止咳;山药、枳实健脾理气,加之共性中已提及的白术,此三味与枳术丸相似。以上为清肺排毒汤的个性用药,其和解少阳之功值得参考。

　　化湿败毒方的个性用药为:大黄攻下,黄芪补气,赤芍活血。

　　宣肺败毒方的个性用药共有 5 味:薏苡仁、芦根,来自千金苇茎汤,方解中为利湿化痰,实际二者均有清热的作用,共奏清热利湿化痰之效;青蒿、虎杖、马鞭草合用以解毒、抗免疫。

　　散寒化湿方的个性用药中,羌活和佩兰散寒化湿,突出了该方的主要作用特点。另外有焦槟榔、焦三仙,可理气和胃,作用在胃,增强消化功能。贯众、徐长卿和地龙合用以解毒、抗免疫。

　　这 4 首方剂既有共性又有个性,临床上如何对症使用个性药物,值得临床医生深入学习、思考与实践。

三、"三药"及其他

(一) 连花清瘟胶囊/颗粒

连花清瘟胶囊/颗粒来源于经典名方银翘散和麻杏石甘汤,共 13 味药。君药为金银花、连翘,为银翘散的主药,相须同用,疏散风热、清热解毒;臣药为蜜麻黄、石膏、炒苦杏仁,三药相合,为麻杏石甘之意,既助君药清泻肺火,又能宣肺平喘;佐药为板蓝根、贯众、鱼腥草、薄荷脑、广藿香、大黄、红景天,七药相合,既助君臣药清肺解毒、宣肺泄热,又化湿浊而理气和中,活血通脉而消肿痛;使药为甘草,清热解毒,调和诸药。该方清热解毒的药味较多,《新型冠状病毒肺炎防控方案(第九版)》中,连花清瘟的功效为清瘟解毒、宣肺泄热,适用于热毒袭肺证,症见发热、恶寒、肌肉酸痛、鼻塞流涕、咳嗽、头痛、咽干咽痛、舌偏红、苔黄或黄腻。连花清瘟早期的适应证为流感的热毒袭肺证,麻杏石甘合银翘散清热解毒,突出对热毒的清解。后此方用于新冠病毒感染较多,推广较好,于是将新冠病毒感染也列入了适应证。国家中医药管理局的宣传资料提示,连花清瘟治疗新冠病毒感染轻型、中型患者有疗效,发热、咳嗽、乏力等症状消失时间快,能够减少轻型、中型转重症的发生,促进核酸转阴。《新型冠状病毒肺炎防控方案(第四版)》同样提示,新冠病毒感染乏力伴发热,可以服用连花清瘟胶囊/颗粒。服用时需要注意其中的三味药物:蜜麻黄、薄荷脑、大黄。麻黄的含量及比例不详,在各地抗疫时均有患者反映服用连花清瘟胶囊影响睡眠;薄荷脑含量较多,胃虚寒的患者,服用之后易发生胃痛;另外,针对大黄的应用,若不伴有火热之邪,正常体质或者虚寒体质者服用后容易导致腹泻。

(二) 金花清感颗粒

金花清感颗粒,是在 2009 年甲型 H1N1 流感大流行期间北京市中医管理局研发的中成药,具有疏风宣肺、清热解毒的作用,适应证为甲型 H1N1 流感为代表的风热犯肺证,症见发热、头痛、全身酸痛、咽痛、咳嗽、恶风或恶寒、鼻塞流涕、舌质红、舌苔薄黄、脉数。其功效和适应证与连花清瘟胶囊/颗粒大同小异,且主体均为麻杏石甘加银翘散加减。其药物组成及功效为:麻黄、杏仁、生石膏、甘草(麻杏石甘汤)具有辛凉宣泄、清肺平喘功效;金银花、连翘、薄荷、牛蒡子(银翘散),再加黄芩清热燥湿,青蒿清透虚热、凉血除蒸,浙贝母清热化痰、散结解毒,知母与生石膏相须为用清热泻火、生津润燥。较连花清瘟胶囊/颗粒而言,金花清感颗粒加用牛蒡子,使用薄荷而非薄荷脑,去大黄,加用黄芩加知母,清肺热的作用更强,泻下的作用较弱,加用青蒿,退热的效果稍好。此为连花清瘟胶囊/颗粒和金花清感颗粒的区别之处。

(三) 血必净注射液

血必净注射液是 2003 年非典期间研发上市的中药注射剂,后将治疗新冠病毒感染纳入其适应证。血必净注射液一共有 5 味药,实则为桃红四物汤加减:含红花、赤芍、川芎,去生地、桃仁,加丹参。主要功效为化瘀解毒,用于治疗脓毒症,及重型、危重型患者因感染诱发的全身炎症反应综合征,也可用于治疗多器官功能障碍综合征功能受损期,通过其活血功能解除高凝状态,降低 D-dimer。齐氏驰援武汉市金银潭医院时常用此药,认为血必净注射液活血化瘀功效突出,临床使用时,专方专用其效更佳;当使用肝素有顾虑时,可以改用血必净注射液。实验研究[3]提示血必净注射液还有抗病毒、抗免疫、抑制炎症反应等作用。

(四) 藿香正气丸/水/口服液

藿香正气散,出自《太平惠民和剂局方》,是国家第四版到第九版诊疗方案中的推荐用药。藿香正气散共有 13 味药:大腹皮、白芷、紫苏、茯苓、半夏曲、白术、陈皮、厚朴、苦桔梗、藿香、甘草、生姜、大枣。功效为解表化湿、理气和中,主治内伤湿滞、外感风寒或夏伤暑湿所致的感冒,主要的适应证为消化系统症状,可见乏力伴胃肠道不适,如恶心,胸脘痞闷,食欲减退,呕吐泄泻,舌苔白厚等湿邪阻滞中焦之象。

四、新冠病毒感染的药物选择

对于无症状感染者,以上方药均不适用。没有症状无需用药,以饮食起居、情志调理为主。

轻型(早期):脾虚湿滞,外感风寒,消化道症状为主者,选用藿香正气,无需考虑剂型;素体火旺,大便干燥,热毒袭肺者,选用连花清瘟胶囊;平素易上火,口干咽痛,风热犯肺者,选用金花清感颗粒。

中型(早中期):清肺排毒颗粒、化湿败毒颗粒、宣肺败毒颗粒、散寒化湿颗粒、血必净注射液。根据上文所述思想,以共性为大方向,结合各家的独到见解施治。

重型、危重型(中后期):需根据具体情况,选择不同的辨证论治方法,一人一方,个体化治疗。

很多患者病情复杂,甚至存在较多的重症、危重症情况,这与患者本身的基础疾病及年龄有很大关系,提示临床医生需要区分,这种情况是由新冠病毒感染本身病情的严重程度(重症或危重症)引起,以及新冠病毒作为诱发因素导致其他基础病的加重而致。

仝小林院士提出黏膜外感理论[4]:无论风寒、风热、暑湿,实际都是伤于表或伤于黏膜。太阳是伤于皮肤的黏膜,卫分是伤于呼吸道的黏膜,而藿香正气所治疗的是胃肠道的黏膜,都是表证。一般层面谈论的风热,实际均属风寒。感受风寒之后,部分人表现为风热之象,这与个人的体质相关,若素有郁火,或体质阳盛,这类患者感受风寒之后,火极易走上焦,到呼吸道。因此,就感冒常见的症状而言,无论是太阳起病、卫分起病还是胃肠起病,不难辨证。若同时见到太阳表证的表现、卫分的表现以及胃肠道的表现,即为"三表",

仝小林院士拟三表汤,可以同时治疗三表症状。

　　总体而言,金花清感颗粒和连花清瘟胶囊/颗粒偏于治疗风热、肺热、热毒,其他部分药物偏于治疗寒湿,以及偏于治疗寒湿化热,存在少许热象,如宣肺败毒颗粒。临床普遍反映有部分患者并不适合服用连花清瘟胶囊/颗粒,在辨证上应慎重考虑。从很多医院的整体使用情况来看,祖卡木颗粒、清肺败毒颗粒、藿香正气水/颗粒这一类药物临床疗效较好,提示尽管病毒有多次变异,但疾病没有发生根本变化,整体仍然偏于寒、湿。寒、湿本身亦可以化热、化燥,甚至伤阴。对于偏寒、湿的患者,其药物选择尽量不用寒药;另外,血必净注射液治疗的重点在于活血化瘀,尤其静脉注射应用,对于防止转重转危有一定作用。上市的4个方剂在适应证上均为轻型、中型,没有涉及重症,因此,上述四方应当在轻型、中型新冠病毒感染的范畴内应用。

参考文献

［1］　国家卫生健康委员会办公厅,国家中医药管理局办公室.关于印发新型冠状病毒肺炎诊疗方案(试行第九版)的通知［EB/OL］.(2022 - 03 - 14)［2023 - 3 - 14］.http：//www.nhc.gov.cn/yzygj/s7653p/202203/b74ade1ba4494583805a3d2e40093d88.shtml.

［2］　国家卫生健康委员会办公厅,国家中医药管理局办公室.关于印发新型冠状病毒感染的肺炎诊疗方案(试行第四版)的通知［EB/OL］.(2020 - 01 - 27)［2023 - 3 - 14］.http：//www.nhc.gov.cn/xcs/zhengcwj/202001/4294563ed35b43209b31739bd0785e67.shtml.

［3］　张美琦,王浩嘉,李艺颖,等.血必净注射液对多种病毒的抑制作用及机制研究［J］.药物评价研究,2022,45(9)：1697 - 1705.

［4］　徐坤元,刘文科,仝小林.基于黏膜外感理论探讨三表汤的组方思想［J］.辽宁中医杂志,2021,48(11)：71 - 73.

达原饮、三消饮的临床运用

余汉先

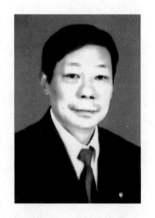

讲者介绍：余汉先，男，湖北省鄂州市葛店卫生院副主任中医师，毕业于湖北中医学院（现湖北中医药大学）。出身于中医世家，临床工作 50 余年，擅长运用达原饮、三消饮治疗新冠病毒感染，对杂病论治也有独特疗效。

古云："一人得之谓之温，一方受之谓之疫。"此次新冠病毒感染在三年抗疫之后仍有暴发趋势，可见其戾气之重，传染性之强。吴又可在《温疫论》中提及："温疫之为病，非风、非寒、非暑、非湿，乃天地间别有一种异气所感。""此气之来，无论老少强弱，触之者即病。邪自口鼻而入……舍于伏脊之内，去表不远，附近于胃，乃表里之分界，是为半表半里，即《针经》所谓横连膜原是也。"疠气通过口鼻进入人体，首先侵犯膜原并盘踞于膜原，根据患者体质不同，或气候特点不同，会有不同的传变形式，均以膜原为出发点，攻击患者全身较为薄弱之处，形成吴又可所述之"九传"，主要可分为邪伏膜原、传表、传里的三种证型，而与伤寒病有较大不同。余汉先经过切身诊治和密切观察，运用透达膜原理论指导治疗，认为达原饮及三消饮为辨证治疗新冠病毒感染、杂病的有效方剂。

一、膜原实质

"膜原"源于《内经》，广泛存在于脏腑与经络之间的缝隙，其部位较深，外连肌表，内及脏腑，与三焦密切相关，也是邪气与卫气相争的战场。现代认为膜原似与解剖学中的疏松结缔组织和网状组织相关。

《素问·疟论》载："邪气客于风府……其间日发者，由邪气内薄于五脏，横连募原也。"

《素问·举痛论》曰:"寒气客于肠胃之间,膜原之下。"指出疟疾病位在膜原,可影响卫气运行,攻击人体防御线,且指出膜原不在腑内,却在胃肠之间,又可影响血络运行。《灵枢·百病始生》曰:"留而不去,传舍于肠胃之外,募原之间……其着于肠胃之募原也,痛而外连于缓筋。"指出膜原位置较深,是脏腑与经络间的要塞之地,病邪可先到胃肠,若未及时祛除,可伏于膜原。《读医随笔·伏邪皆在膜原》曰:"膜原者,夹缝之处也……其由皮毛入者,方始中于表也,必发寒热;由呼吸入者,其始中于肺也,必发呛咳;中于胃也,必发呕满。"指出膜原是广泛存在的缝隙,由皮肤、呼吸道、消化道侵入的邪气可伏于膜原,而存在于肺、胃、皮下、四肢等任何缝隙部位,也是正气与邪气斗争的战场。《温热经纬·薛生白湿热病篇》述:"膜原者,外通肌肉,内近胃腑,即三焦之门户,实一身之半表半里也。邪由上受,直趋中道,故病多归膜原。"姚荷生认为:"三焦为六腑之一,应该是一个有形的脏器,它的实质应该是人体内遍布胸腔、腹腔的大网膜(包括胸膜、肋膜、腹膜、膈膜等),所有脏腑都分居在它上、中、下三个地带,受着它的包裹与保卫。"邵学鸿认为:"参照现代人体解剖学,与膜原近似的组织应为腹腔中的结缔组织。如大、小网膜,肠系膜,横膈膜等。"疏松结缔组织广泛存在于器官之间、组织之间以及细胞之间,起连接、支持、营养、防御、保护和创伤修复等作用,这与膜原的位置和功能相似。网状组织是构成淋巴组织、淋巴器官和造血器官的基本组成成分,分布于消化道、呼吸道黏膜固有层、淋巴结、脾、扁桃体及红骨髓中。在这些器官中,网状组织成为支架,网孔中充满淋巴细胞和巨噬细胞,或者是发育不同阶段的各种血细胞,这与三焦受膜原包裹与保护相似。邪从口入,侵犯胃肠膜原,近似于消化管外膜的疏松结缔组织,引起相应胃肠症状。邪从鼻入,侵袭肺内间质,主要分布于支气管树的周围,其中肺巨噬细胞数量较多,广泛分布于间质内细支气管以下的管道周围及肺泡隔内,进而形成间质性肺炎、渗出性肺炎及肺纤维化的病理改变,影像学出现多发磨玻璃样病变及间质改变。

二、透达膜原理论之"九传"

吴又可在《温疫论》开篇即提出温疫传变有九:"夫温疫之为病……其传有九,此治疫紧要关节。""夫疫之传有九,然亦不出乎表里之间而已矣……盖温疫之来,邪自口鼻而感,入于膜原,伏而未发,不知不觉。已发之后,渐加发热,脉洪而数,此众人相同,宜达原饮疏之……有但表而不里者,有但里而不表者,有表而再表者,有里而再里者,有表里分传者,有表里分传而再分传者,有表胜于里者,有里胜于表者,有先表而后里者,有先里而后表者,凡此九传,其病一也。"明确阐释了戾气从口鼻而入,邪伏膜原后出现的九种传变途径,吴又可认为,膜原者,半表半里也。膜原之为病,半表半里,不可发表散邪,也不可清里下之,治疗当以疏利透达膜原为法,使疫邪"自内膜中以达表,则诸证可除"。

三、透达膜原之代表方

达原饮和三消饮均为吴又可所创,载于《温疫论》。达原饮由槟榔、草果、厚朴、知母、黄芩、芍药、甘草组成,三消饮在达原饮基础上加大黄、葛根、羌活、柴胡组成。二方在感受疠气的早、中期用之可使疫得解。吴又可云:"温疫舌上白苔者,邪在膜原也。舌根渐黄至中央,乃邪渐入胃。设有三阳现证,用达原饮三阳加法。因有里证,复加大黄,名三消饮。三消者,消内、消外、消不内外也。此治疫之全剂,以毒邪表里分传,膜原尚有余结者宜之。"达原饮以槟榔为君药,有辛散湿邪、化痰破结、使邪速溃之效。臣药为厚朴、草果,厚朴芳香化浊,理气祛湿;草果辛香化浊,辟秽止呕,宣透伏邪。以上三药气味辛烈,可直达膜原,逐邪外出。佐药为白芍、知母、黄芩,因疫毒之邪,易化火伤阴,故用白芍、知母清热滋阴,并可防诸辛燥药之耗散阴津;黄芩苦寒,清热燥湿。配以甘草生用为使者,既能清热解毒,又可调和诸药。全方合用,共奏开达膜原、辟秽化浊、祛湿解毒之功,可使秽浊得化、湿毒得清,阴津得复,故以"达原饮"名之。三消饮以达原饮消半表半里,不内外之秽浊,加大黄以消里,加葛根消阳明之表,羌活消太阳之表,柴胡消少阳之表,故名三消饮[1]。

四、邪伏膜原

膜原外不在经络,附近于胃,位在表里之分界,疫邪侵入人体,伏于膜原,里外隔绝,表气不能通里,里气亦不能达表,临证可见凛凛畏寒、日晡及晚间发热或发无定时,头身疼痛,胸闷脘痞,烦躁呕恶等症状,以发热(非高热,以日晡发热为主),舌质紫或暗,舌边深红,舌苔垢腻,或白厚如积粉,脉不浮不沉而数。以舌苔白厚腻或如积粉为辨证要点。疫邪伏踞膜原证是新冠病毒感染的首要证型,以透达膜原为治法,达原饮原方为主方。

吴又可特别强调:"仲景虽有《伤寒论》,然其法始自太阳,或传阳明,或传少阳,或三阳竟自传胃。盖为外感风寒而设,故其传法与温疫自是迥别……其于温疫证则甚略之。是以业医者所记所而无所施,未免指鹿为马矣。"疫病与伤寒完全不同,医者以伤寒法治温疫可谓南辕北辙,今也有医者用伤寒法治疗新冠病毒感染,而未详解先生之言,因此常不得其效。

五、传表与传里

据"九传"理论,疫邪侵袭人体,初藏于膜原,进一步出现表里分传。传表,则出于经络;传里,则内传于胃。疫邪藏于膜原,向表或向里分传之证是当前新冠病毒感染最常见的、最典型的证型。临证可见热势不盛(体温大多 38~39℃)、昼夜发热、日晡犹盛、脘痞腹胀、大便成形、咳嗽、憋气等,舌质紫或暗,苔黄或黄白相间,而非单纯白苔。治以透达膜原、表里分解。

（一）传表

传表即其邪在经，以发热为主症，常壮热面赤，汗出恶热。但见舌苔黄白相间，发热，即可辨为疫伏膜原，分而传表证。

1. 发热治疗要点　据余氏的临床经验，三消饮是治疗疫伏膜原、表里分传的专方，针对此类患者，一般服 1~2 剂即见热退身凉。用药首当关注大便情况，对于大便成形者，可应用三消饮原方治疗；若便不成形、泄泻，需予三消饮去大黄加藿香、木瓜，则发热、泄泻同时可痊。

此类发热患者不能用伤寒或一般温病治法，疫邪从膜原传表入经，可传太阳经、阳明经、少阳经。传经后即见发热。故发热即是疫邪传表的特征，无需分经辨证。虽为传表，但治疗上也需用大黄，取表解里自通、里通表自解之意，通过清里的作用，使热易退，表易解。

2. 热退后用药要点　服三消饮退热以后，往往出现两种情况：一是热退后见苔黄，可立即使用达原饮加大黄治疗。二见舌苔白腻，提示邪伏膜原尚未完全透发，则应用达原饮原方治疗。

部分疫邪传表患者会在热退后出现愈后复热的问题，此多非食复之故，而是病邪再传，即为表里分传后又复表里分传的表现，仍可使用三消饮辨治。

（二）传里

传里即邪传入胃，症见舌紫或暗，舌苔黄腻，脘腹痞满，口渴烦躁，大便干结。邪在膜原即是郁，郁而化热即见舌苔黄腻，因此，疫伏膜原，分而传里之证，以苔黄为主症。

传里治疗要点　疫伏膜原，分而传里，证治以疏达膜原、清泻里热，予达原饮加大黄。吴又可强调"客邪贵乎早逐，逐邪勿拘于结粪"，但见舌苔黄染，即可应用达原饮加大黄，而不拘泥于大便情况。此时应用大黄，大便秽浊稀溏，邪浊从下而消，患者病情好转，倍感舒畅，因此下法宜早。此下法非为通便，而为逐邪，即开门驱贼。

依据余氏的临床经验，邪热在里，见苔黄，发热或热不甚，烦躁口苦，即以达原饮加大黄 15 g 治疗，身体强壮者用 30 g，可见大便每日 2~3 次，持续 2~3 日，即使大便通畅仍需继续服用。服后便不出，或泻下不多者可在服药基础上用生大黄粉 15 g，中药汤剂泡服。服后患者一般可见大便每日 2~3 次，辅以稀粥养胃为佳。吴又可指出"急证急攻""因证数攻"[2]，治时应速下，速下非妄下、盲下。苔黄则用大黄，如舌苔已有芒刺或发黑，则选用三承气汤。此为"有病则病受之"，胃中有热，大黄可排毒、清热、祛邪，使用时毋需顾虑，及时应用可利于疾病向愈，截断病情向重症发展的趋势，减少后遗症或复发的概率。

六、达原饮与三消饮应用要点

一言概之,新冠病毒感染三证辨别重在舌苔。邪伏膜原证,即郁邪盘踞膜原,舌苔白厚腻或如积粉,可用达原饮透达膜原。疫伏膜原,分而传表证,舌苔黄白相间,以发热为主症,大便成形者,应用三消饮,以透达膜原,解表通里;大便稀者,应用三消饮去大黄,加藿香、木瓜论治。疫伏膜原,分而传里证,见苔黄,以达原饮加大黄疏达膜原,清泻里热。综前所述,临证以三种舌苔为分辨要点:苔白厚腻或如积粉、苔黄白相间、苔黄。

新冠病毒感染患者见喉咙痛者,先生常应用三消饮合升降散论治,有助患者痊愈,据经验,核酸常于服药后3日转阴,5~6日即可恢复正常生活。

七、达原饮、三消饮杂病辨治举隅

(一) 达原饮治疗黄疸病案例举隅

余氏应用达原饮治疗黄疸久不退患者,急退其黄,收效明显,结合2例验案进行阐述。

《黄帝内经》中记载:"湿热相交,民当病瘅",阐释了湿热是黄疸发病的主要原因。后世逐渐将黄疸按阴阳、性质、病因等划分为阳黄、阴黄、急黄、萎黄等,治疗上以茵陈蒿汤、茵陈五苓散等为主方[3]。但部分患者应用后疗效不佳,黄疸久不退。一黄疸重症患者,时西医诊治无效,求治于余氏处,初以《伤寒论》诸方,如茵陈蒿汤、栀子柏皮汤论治未效。因患者舌苔黄腻,未敢应用大剂量大黄。后患者黄疸久不退,病情转危,闻及气息秽浊非常,难以靠近,遂以达原饮加茵陈蒿汤,大黄45 g,每日2剂,药后见大便每日2次,全身情况好转,再次验证了达原饮透达膜原、疏解郁邪的奇效。

另一案患者在1986年(10余岁)患黄疸,时应用茵陈蒿汤、栀子柏皮汤、茵陈五苓汤等方,持续1周,其黄难退。后应用厚朴、槟榔合茵陈蒿汤,第二日即转危为安。病邪遏阻于肝内胆管、胆总管,溢于肌肤,单用茵陈剂,难以散湿退黄,《温疫论》诉"槟榔能消能磨,除伏邪,为疏利之药……厚朴破戾气所结",诸药协力,可直达其巢穴,使邪气溃败,速离膜原,故加之黄疸可退,病情可安,可见达原饮此方奇妙[4]。

(二) 三消饮治疗肠伤寒案例举隅

余氏在治疗肠伤寒过程中灵活运用三消饮,对于突然高热的肠伤寒可见奇效。结合一先生验案进行阐述。

肠伤寒多属湿温,常见身热不扬,午后发热,舌苔黄腻或者白腻,予以三仁汤、连朴汤治疗有效。但有一种特殊情况,有别于常规中医证型,症状为突然高热,达39~40℃。反复畏冷,覆被加衣不解,鼓颔战栗,继而高热,形似疟疾。吴鞠通在《温病条辨》中强调湿温"下之,则洞泄",因此湿温病的中医治疗是禁止用大黄的,临床虽有大便不通,一旦使用大黄,立即洞泻,肠鸣不止,病情加重。余氏曾遇一肠伤寒患者,初诊未敢应用大黄,后续患者突见恶寒战栗,后发热不退,口中秽浊之气明显,符合达原饮方证,予三消饮论治,且大黄30 g。患者服后便如败酱,恶臭非常,病情明显好转,药后2~3 日即愈。

此案和一般湿温病不同,症不缠绵,而是陡然高热、鼓颔战栗,药后大便通顺,热退而汗出,也验证了吴又可所提"疫邪为病……有胃气壅郁,必用下乃得战汗而解者",即温热病汗出热后之意,而非通过汗法退热,主方为三消饮,重用大黄。

八、三消饮论治邪伏膜原、表里分传案例举隅

方某,女,67 岁,2020 年 2 月 9 日初诊。患者 14 日前着凉后出现发热,体温高达38.6℃,伴畏寒、乏力、纳差、呕吐,便意频繁但排不出,无头昏头痛,无鼻塞流涕,无咯血盗汗,自行口服药物(具体不详)后症状较前稍好转。9 日前患者无明显诱因出现水样便,每日 3~4 次,伴右侧胸痛、头晕、浑身乏力、厌油,伴咳嗽咳痰、呼吸困难,行走困难,胸部 CT示肺部感染,不除外病毒性肺炎,后确诊为"新冠病毒感染(重型)"。症见精神食欲欠佳,睡眠尚可,水样便,每日 3~4 次,小便正常,体力明显下降。住院后予支持对症治疗后发热反复,遂给予中医治疗。刻下无发热,轻微咳嗽咳痰,时有胸闷,乏力,纳差,厌食油腻,寐可,小便调,大便稀。舌红苔薄黄,脉数。处方:厚朴 10 g,槟榔 10 g,黄芩 10 g,白芍10 g,知母 10 g,草果 6 g,半夏 6 g,甘草 3 g,川贝母 10 g,藿香 6 g,5 剂。

二诊(2020 年 2 月 11 日):食欲增加,无呕吐,大便 2 日未解,舌淡红,苔薄白,嘱大黄6 g 泡服。

三诊(2020 年 2 月 12 日):咳嗽咳痰减轻,口干,畏寒,排大便 2 次。

四诊(2020 年 2 月 13 日):昨夜复发热,体温 39℃,舌质红,苔薄黄黏腻,调整处方为三消饮,方药组成:厚朴 10 g,槟榔 10 g,草果 10 g,知母 10 g,白芍 10 g,黄芩 10 g,甘草3 g,羌活 6 g,葛根 6 g,柴胡 6 g,大黄 6 g,生姜 3 g。

五诊(2020 年 2 月 14 日):畏寒加重,腹泻,舌红苔黄滑黑,继服。

六诊(2020 年 2 月 15 日):无发热,畏寒、乏力、食欲不振明显改善,大便不成形,舌淡红,苔薄黄白相间,继服。

回访(2020 年 2 月 20 日):患者咳嗽咳痰明显好转,大便成形,每日 2 次,无乏力,纳寐可,小便略频。2020 年 2 月 21 日复查胸部 CT 提示病变较前进一步吸收(图 2-5-1)。

按:本例为确诊的新冠病毒感染(重型)病例。初诊时脉虽无滑、濡,苔未见厚、腻等湿象,但据其症状胸闷、乏力、纳差、厌食油腻、便稀可知,此乃脾虚湿聚所致。结合舌脉,此为湿郁日久,化热所致。因湿重于热,故发热不明显。脾为湿困,气血生化乏源,故乏力;脾虚失运,故纳差、厌食油腻。脾虚湿聚,流注肠间,故便稀;水湿停聚,阻滞气机,故胸闷。综上,应用以寒热并调、清热除湿并举之达原饮为主方治疗,加半夏以燥湿化痰;加川贝母以清热化痰,且其与知母合用,防热盛伤阴,可润肺止咳;加藿香以化湿祛浊。二诊

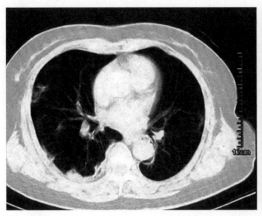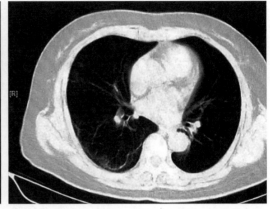

图 2-5-1　2020 年 2 月 21 日胸部 CT

时,大便 2 日未解,加用大黄以清热泻下,导湿热外出。湿性缠绵,故易出现发热反复,伴有畏寒,舌红苔薄黄黏腻,考虑邪已达表、半表半里、里,故可用消内、消外、消不内外之三消饮治疗。此后随诊,诸症减轻,舌由红变淡红,苔由黄黏腻转为薄黄白相间,此为湿热渐除,疾病呈向愈之势[1]。

参考文献

［1］　王强,赵林华,唐爽,等.透达膜原理论在新型冠状病毒肺炎中的应用[J].吉林中医药,2021,41(3):296-300.

［2］　朱立鸣.浅谈《温疫论》的攻补辨证观[J].中医研究,1989(1):45-47.

［3］　张冀豫,梁尚华.湿热致疸医家认识源流考[J].光明中医,2022,37(19):3507-3509.

［4］　田晓云,田雨河,武翠平.阴黄证从邪伏募原论治一得[J].山西中医,2002(4):64.

大黄在危重症中的应用

叶 勇

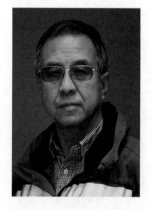

讲者介绍：叶勇，男，主任医师、教授、硕士研究生导师，云南中医药大学第一附属医院急诊科、重症医学科、感染性疾病科、临床营养科主任，国家中医药管理局中医重症医学专家，第七批全国老中医药专家学术经验继承工作指导老师，云南中医药大学第一附属医院中医传统保健体育学科带头人，国家中医药管理局重点专科（急诊科）负责人，云南省急诊科（含重症医学科）中医专科区域诊疗中心负责人，云南省中医药管理局新冠肺炎中医药防治专家组组长，国家卫生健康委新冠肺炎武汉重症救治指导专家组专家，国务院联防联控机制新冠肺炎防控赴吉林、上海、河南工作组临床救治专家组专家，云南省瑞丽、麻栗坡疫情省专家组专家，从武汉抗疫开始，多次参加其他省市抗疫。他对大黄的应用，可谓出神入化。

大黄始载于《神农本草经》，味苦性寒。下瘀血，开血闭，破癥瘕积聚，荡涤肠胃，推陈致新，又能调中化食，安和五脏。力猛善走，斩关夺门，于急危重症之时，力挽狂澜，被称为"将军之药"。若用之不当则能伤人于顷刻之间，亦被医家视为虎狼之药。

一、大黄与通腑法

《本草新编》："大黄性甚速，走而不守，善荡涤积滞，调中化食，通利水谷，推陈至新，导瘀血，滚痰涎，破癥结，消坚聚，止疼痛，败痈疽热毒，消肿胀，俱各如神。欲其上升，须加酒制；欲其下行，须入芒硝；欲其速驰，生用为佳；欲其平调，熟煎尤妙。"大黄有效成分中有泻下作用的主要是蒽醌类。其主要相关活性成分约有 20 种，其中以大黄酸苷类含量最大，番泻苷中又以番泻苷 A 含量最多,泻下以番泻苷类作用最强。大黄鞣质及没食子酸,有收敛功能。大剂量运用大黄后,则可在致泻后,发生继发性便秘。大黄主要有抑菌、止血、抗凝血、促进氮代谢、改善肾功能、抑制血管紧张素转换酶、治疗精神疾病、消炎镇痛和抗病毒的作用。生大黄泻下作用峻烈,而煎煮时间过长,蒽醌被水解,破坏较多,煎煮 10～15 min 蒽醌溶出率最高,泻下作用最强,适用于体壮重积者;对不需采取攻下之法的年老体弱、婴幼孕妇及长期服药患者应选用其炮制品,经酒、醋炙后的大黄所含蒽醌易被水解成苷元,从而泻下作用减弱,炙大黄能消除生大黄对胃的刺激而引起的腹痛,缓和大黄寒性及泻下作用,对年老体弱者均宜。大黄的泻下作用强弱排序为:生大黄＞酒大黄＞熟大黄＞醋大黄＞大黄炭。现代临床中,运用通腑法治疗的疾病谱非常广泛,涉及消化、神经、心血管、呼吸、内分泌、生殖等多个系统,其主治病种可达 60 余种,包括脓毒症、急性胰腺炎、肠梗阻、急性阑尾炎、急性胆囊炎、化脓性胆管炎、慢性阻塞性肺疾病急性加重期(AECOPD)、重症肺炎、急性呼吸窘迫综合征(ARDS)、急(慢)性肾功能衰竭、高血压急症、脑出血、脑梗死、多器官功能障碍综合征(MODS)、多器官功能衰竭(MOF)等具有腑气不通证或阳明腑实证者。

余日跃、朱家谷、谢文光[1]采用均匀设计法对大承气汤的泻下作用进行实验研究,主要探讨大承气汤的相互作用规律,以及主要药物剂量变化对药效变化的影响,观察研究了大黄、芒硝、枳实、厚朴不同剂量、不同搭配对小肠容积、排便均数、腹泻小鼠数量,大肠推进率,小肠推进率以及肠套叠解除率的影响。研究表明芒硝主要作用于小肠,可增加小肠容积,从而明显减少小鼠有形粪便的排出,导致小鼠脱水,增加水样便;大黄、厚朴和枳实可以明显增加小鼠的排便数,研究追踪可知,大黄促进小鼠的排便作用最强,其次为厚朴,枳实最弱,大黄作用于大肠。在大小肠推进力方面,大承气汤泻下之力的作用部位主要在大肠不在小肠,且其中起主要作用的是大黄、厚朴与芒硝,芒硝与大黄有一定适应剂量。芒硝与厚朴对解除肠套叠发挥了主要作用,大黄相对较弱;且由于灌肠后排出物为中药液夹杂少量粪质,即灌肠药又被排出,因此大承气汤直肠灌肠实际作用不大。叶氏应用大承气汤主要采取口服或者直肠滴注两种途径给药,认为大黄发挥主要作用而芒硝作用不大,且并未引起大肠内脱水。另外一项国家重点基础研究计划"973"大黄用量的临床应用研究[2]通过数据处理得出,大黄每日用量范围为 1～500 g,平均用量 19.48 g,这项研究表明年龄可影响大黄临床用量,小儿和老人应用大黄用量小,而青壮年应用大黄用量大。在用于治疗消化系统疾病时,大黄的平均用量为 25.94 g,在用于治疗非消化系统疾病时,大黄平均用量为 12.53 g。在消化系统疾病中又以治疗肝炎和胰腺炎时应用大黄的剂量最大,为 30～60 g,在治疗重症胰腺炎时大黄可应用 100～300 g,甚至还可用至 500 g,叶氏曾应用大黄最多至 600 g。大黄的用量取决于疾病的轻重缓急。病势较急、病情较重者应用大剂量大黄,可力挽狂澜于顷刻,病势较缓、病情较轻者应用小剂量大黄,可恰到病所。除此之外,年龄也是影响大黄临床用量的一个关键因素,小儿急性组患者应用大黄平均剂量为 9.25 g,慢性组应用大黄的平均剂量为 4.91 g;而青壮年急性组患者应用大黄的平均剂量为 29.99 g,慢性组应用大黄的平均剂量为 16.21 g;老年急性组患者应用大黄的平均剂量达到了 14.44 g,慢性组应用大黄的平均剂量为 9.82 g。服药方法亦是影响大黄用量的重要因素,周建宣[3]治疗急性出血性坏死性肠炎,大黄用量为每日 90 g,分 3 次服用,一般服用 1～2 日后,患者疼痛明显缓解,中毒症状明显改善。夏学德[4]等并用大黄治疗急性胰腺炎 45 例,先用生大黄 30～50 g 后逐渐加至 100 g,加开水 120～200 ml 浸泡 15～20 min,分 4～8 次口服或胃管灌入,取得满意疗效。叶勇团队应用大黄救治危重症患者,常熬取药液 50 ml,鼻饲,每次 2 h,待大便排出后,即改为每次 4 h 或每次 6 h 或每次 8 h 跟进,随患者排出大便量的情况进行调整。

二、中医对疫病的认识

在疫病方面,中医有五疫之论,包括湿热疫、温热疫、暑热疫、寒疫及杂疫。仝小林提出新冠病毒感染属于中医"寒湿疫"。寒湿疫的治法为辛温解肌、透邪解毒,代表方剂是人参败毒散及仝氏创制的寒湿疫方(散寒化湿颗粒)。在疫病的治疗方面,中医主要从针对病因用药、直达病所的药物选择、强调攻击治疗、重在气分等几方面进行论述。针对病因方面:吴又可在《温疫论》里面提出"逐邪为第一要义",用药核心即为大黄;清代名医杨栗山重视黄芩、黄连、栀子和大黄;余师愚重用石膏,直清胃热。在直达病所的药物选择方面:吴又可著《温疫论》,其所创方剂达原饮中槟榔、厚朴、草果是开达膜原的主要药物,病邪传变后舌苔黄则加大黄,用方从达原饮即演变为三消饮,热邪散漫出现高热用白虎汤。强调攻击治疗方面:吴又可选用达原饮和三消饮;杨栗山以升降散为总方;余师愚创清瘟败毒散,重用石膏。在治疗侧重方面:众医家普遍重视气分,吴又可提出邪在气分则宜疏透,治在膜原与胃,用白虎汤;余师愚之治在胃,重用石膏;杨栗山清热解毒,均以从气分入手为主。

云南省瑞丽市属亚热带气候,在执行第九版诊疗方案的基础上,叶勇团队根据患者的病情,同时按照国家中医药管理局的要求,结合当地气候、患者体质、三因制宜,予宣肺败毒合化湿败毒方加减:麻黄 10～15 g,杏仁 15 g,生石膏 30～240 g,薏苡仁 30 g,生黄芩 15～30 g,金银花 15～30 g,马鞭草 30～60 g,槟榔 10 g,厚朴 10 g,草果 10 g,茯苓 15 g,生甘草 6 g。加减变化方法:① 暑热盛者,加藿香 10～15 g。② 大便干结者加莱菔子 30 g、瓜蒌仁 30 g,若大便 1～2 日不解,用生大黄 3 g;若大便 3～5 日不解,加生大黄 5～10 g。即使患者大便正常,也可给予生大黄 2～3 g,大便多增加 1～2 次并无不良影响,以逐邪为第一要义。③ 腹泻者加藿香 15～20 g、苍术 20～30 g、白豆蔻 10 g。④ 低热者加生石膏 60 g,中等度发热者生石膏用至 120 g,高热者用至 180 g,超高热者用至 240 g。⑤ 低热、中等度发热者重用柴胡 30 g,高热者柴胡用至 40 g,青蒿至 20 g(肝功能异常不用)。中等度以上发热者均应用芦根 100 g、羌活 15 g、葛根 30 g。中等度发热者重用黄芩 20～30 g,金银花 20～30 g,马鞭草 60 g。⑥ 干咳甚者,用麻黄 15 g,加麦冬 30 g、玄参 10 g、桔梗 15 g、半夏 15 g。⑦ 乏力者,加西洋参 15 g,乏力伴观舌有伤津之象者,应用西洋参 15 g,麦冬 30 g,有重症倾向者加西洋参 30 g。⑧ 观察胸部 CT 发现肺部病灶扩展速度快者,加葶苈子

30 g、泽泻 30 g。⑨ 发热,体温 38.5℃以上者,加羚羊角粉(水牛角粉代)1 支,每日 1～2 次,汤剂兑服,若下午或晚上体温再增高则再加用 1 支。⑩ 汤剂,口服,每日 3 次,每日 1 剂;中等度以上发热者,每日 4 次,每日 1 剂;高热及超高热者,每日 6 次,每日 2 剂。

使用注意:上述加减配伍中用量比较大的,如柴胡、芦根、金银花、黄芩、玄参、麦冬、葶苈子等,适用于新冠病毒感染中型患者。若是重症患者,重用人参、西洋参或者红参;阳虚者重用附子和干姜,清热解毒金银花用至 30～100 g,黄芩 30 g,马鞭草 60～100 g;若观察胸部 CT 发现病情进展较快,应用葶苈子 30～90 g。在上海某定点医院 ICU 里采用上述经验联合西医共救治了 300 多位年龄普遍在 80 岁以上的老年患者,这些患者为自身基础疾病合并新冠病毒感染,因此常规采用西洋参 50～100 g,金银花 30～60 g,黄芩 30～60 g,虎杖 30 g,马鞭草 60 g。考虑到 ICU 实际临床情况,即使未见患者腑实之征仍需加用大黄 2～3 g,以促使大便偏稀,利于呼吸机脱机;重用生脉注射液和参附注射液,尤以休克患者用量较大,根据病情持续泵入 10～20 ml/h,核酸转阴则相对较快,后继续治疗患者基础疾病直至出院。应用人参、生脉饮此类药有助于促使核酸转阴,老年患者免疫力弱,转阴慢,可重用人参。大便不通可用增液汤。然而对于危重患者,利尿则伤津,中医认为体内的一切液体都属津液,很多 ICU 患者会被限制输液量,同时应用利尿剂,低血压状态会应用去甲肾上腺素等升压,用量较大,可达到 0.3～0.5 μg/(kg·min),甚至更大。少数患者脚趾发黑,生脉注射液、参附注射液持续泵入以恢复血容量和改善微循环。休克患者需注意应用血必净注射液以改善微循环和提高血氧饱和度。救治急危重症患者时,大便不通用大黄,首先予《温病条辨》增液汤,另给第二号方,使用方法:生大黄 200 g,芒硝 60 g,厚朴 50 g,枳实 50 g。先煮大黄、枳实、厚朴 2～3 min,芒硝不能参与煎煮,煮沸后停止加热,开水浸泡 20 min 后倒出,兑入芒硝,晾温后用矿泉水瓶装成每瓶 100 ml,根据病情给药,每次 50 ml 或 100 ml,每日 2～3 次,或每次 25 ml,每日 1～2 次,维持稀便每日 400～1 000 ml 即可,同时维持水、电解质的平衡。

[病案一]　极高危型高血压验案

万某,男,56 岁。头痛 2 周入院,头昏,面红目赤,息粗口臭,口苦,易暴怒,平素大便干结,已 5 日未解,腹胀,舌红苔黄厚,脉弦数。血压 180～200/110～120 mmHg,心率 86～105 次/分。给予天麻钩藤饮、清开灵注射液、多种降压药联合(包括静脉滴注酚妥拉明)治疗 5 日,症不减,考虑肝胆火盛、腑气不通证,遂停用上述治疗,以清泻肝胆、通腑泻热为法,拟当归龙荟丸合龙胆泻肝汤加减。1 剂即效,当夜稀便 4 次,次日症大减,血压 145～165/90～100 mmHg,心率 70～80 次/分。中药处方:

当　归 15 g	芦　荟 15 g	大　黄 15 g	芒　硝 5 g^{沖}
枳　实 10 g	厚　朴 15 g	龙胆草 15 g	生地黄 30 g
泽　泻 30 g	柴　胡 15 g	车前子 30 g	

1周后出院。

按：患者平素大便干结、腑气不通而致肝胆火盛，故易暴怒，见头昏、面红目赤、息粗口臭、口苦等症，以枳实、厚朴、大黄、芒硝通腑泄热，芦荟、柴胡、龙胆草清泻肝胆以直折其火，当归、生地可补阴血生津液，兼有清热润便之功，车前子、泽泻清热渗湿兼引火下行。合方共奏清泻肝胆、通腑泄热之功。

📖 [病例二]　ARDS 多器官功能衰竭

陈某，盆骨骨折 6 日入住骨科，创伤后六日出现呼吸困难 24 h，大便 3 日未行，于 2014 年 8 月 17 日 23 时转入 ICU。

查体见：体温 37.6℃，呼吸 34～48 次/分，脉搏 78 次/分，血压 151/96 mmHg。平车推入病房，一般情况较差，神志模糊，高枕卧位，重症面容，喘息貌。双肺叩诊清音，双肺呼吸音低，心率 78 次/分，心律齐，腹部膨隆，全腹软，无肌卫，剑下、脐周轻压痛，无反跳痛，全腹未触及包块；肝颈静脉回流征阳性，生理反射存在，病理反射未引出。舌暗红，少津，舌下脉络迂曲，苔黄，脉沉细数。指尖血氧饱和度（SPO_2）：70%。

2014 年 8 月 17 日辅助检查：降钙素原 1.91 ng/ml，C 反应蛋白 154.77 mg/ml，B 型利钠肽 900 ng/ml，血淀粉酶 328 u/L。凝血：血浆纤维蛋白原 4.17 g/L，活化部分凝血活酶时间 35.3 s，D-二聚体 0.98 μg/ml。肾功能：尿素氮 22.45 mmol/L，肌酐 177 μmol/L。肝功能：总胆红素 20 μmol/L，直接胆红素 9.9 μmol/L，间接胆红素 10.1 μmol/L，白蛋白 26.7 g/L，谷草转氨酶 35 U/L，谷丙转氨酶 43 U/L。血气分析：PaO_2 48 mmHg，$PaCO_2$ 22 mmHg，pH 7.48。

胸部与心脏、上下腹部 CT 回报：① 考虑双肺肺水肿可能；② 双侧胸腔中等量积液，心影增大；③ 肝周、肾周及脾周少量积液；④ 胆囊内条状高密度影，胆囊损伤可能；⑤ 骶骨及右侧耻骨粉碎性骨折，L1、L2、L3 右侧横突及 L5 左侧横突骨折，右侧第 11 肋骨骨折。

中医诊断：① 脏竭证-暴喘（肺气衰竭）、心衰（水凌心肺）、肾衰（络损血瘀，浊毒内盛）、肠痹证（腑气不通）；② 筋伤-气滞血瘀。

西医诊断：① 多器官功能衰竭[急性呼吸窘迫综合征；急性心力衰竭（以下简称"心衰"），心衰 3 度，心功能 IV 级；急性肾功能衰竭；胃肠功能障碍]；② 肺部感染；③ 血胸；④ 急性胰腺损伤；⑤ 电解质紊乱-低钾血症；⑥ 右侧耻骨支、坐骨支骨折；⑦ 骶椎骨折；⑧ 第五腰椎横突骨折；⑨ 肝脏挫裂伤；⑩ 直肠损伤不除外。

抢救开始病情评估：APACHEII 评分＝32 分，理论死亡风险＝85.3%。

西医治疗

（1）菌毒炎并治：亚胺培南西司他丁钠注射液 0.5 g，每 4 h 1 次；乌司他丁注射液 6 支，微量泵入，每 3 h 1 次；甲泼尼龙琥珀酸钠注射液 120 mg，每日 1 次；泮托拉唑钠肠溶胶囊 80 mg，每日 1 次；多索茶碱注射液 1 支，每日 1 次；血必净注射液 60 ml，每 12 h 1 次；痰热清注射液 30 ml，每日 2 次。

（2）扩容补液：羟乙基淀粉酶注射液。

（3）白蛋白 20 g，每日 2 次；乌司他丁注射液 40 万 U，每日 3 次；呋塞米注射液 2 ml，20 mg 每日 1 次，醋酸奥曲肽注射液 0.02 mg/h 微量持续泵入。

（4）呼吸机辅助通气、胸腔穿刺抽液、留置胃管、尿管、深静脉置管等辅助治疗措施。

（5）维持水、电解质平衡及营养支持等支持治疗。

中医治疗：中医辨证考虑肺气衰竭、水凌心肺、腑气不通、络损血瘀，给予中药汤剂通腑泻肺平喘、活血化瘀，具体方药如下：

甘　遂 3 g	葶苈子 30 g	炒枳实 15 g	川　芎 15 g
红　花 6 g	苏　木 15 g	虎　杖 15 g	柴　胡 15 g
黄　芩 15 g	清半夏 12 g	西洋参 30 g 另煎，久煎	
砂　仁 10 g 捣，后	芒　硝 10 g 后	大　黄 50 g 后	

随症加减，予如意散神阙穴贴敷等中医治疗。经过积极治疗后患者喘促逐渐减轻，意识转清，抢救 4 日后逐渐脱离无创呼吸机；1 日后血淀粉酶下降，1 个月后下降至正常（101 U/L）；3 日后血象明显下降；1 月余后血肌酐有所下降，但仍有轻度异常（肌酐 118 μmol/L）；1 月余后胸腔积液已经明显吸收；与入院胸部 CT（图 2-6-1A）对比，治疗 4 日胸部 CT（图 2-6-1B）可见明显吸收。

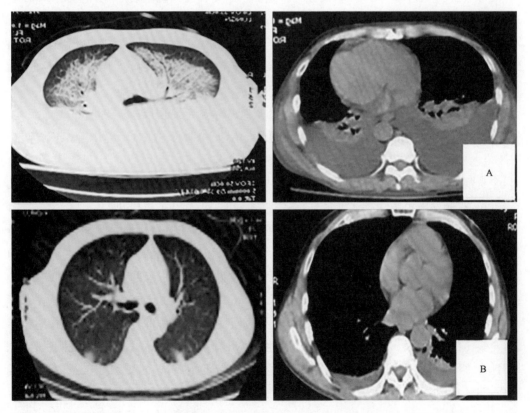

图 2-6-1　胸部 CT（A. 2014 年 8 月 17 日；B. 2014 年 8 月 21 日）

按：患者骨盆骨折 6 日，刻下见舌暗红，舌下脉络迂曲为外伤后气滞血瘀络损之象，又大便多日未行，腹部膨隆，脐周轻压痛为积滞内阻、腑气不通，是为肠痹；呼吸困难，喘息貌，肝颈静脉回流征阳性，SPO_2 70％，为水凌心肺、肺气衰竭、心肺衰竭，外伤所致急性肾功能衰竭、胰腺损伤、脾脏受损，肝、胆、胰腺指标异常等多器官功能衰竭，病属危重，急以甘遂泻水逐饮、破积通便，葶苈子助以泻肺平喘、行水消肿；川芎、红花、苏木活血化瘀以疗外伤络损；重用大黄泻热通便，荡涤胃肠为君药；芒硝助大黄泻热通便，兼软坚润燥，二药相须为用；枳实行气散结，消痞除满，并助硝、黄推荡积滞以加速排泄从而通腑泻浊；柴胡、黄芩、半夏、虎杖疏利肝胆，合大黄、芒硝、枳实拟取清胰通腑之意[5]；砂仁醒脾化湿、西洋参益气养阴以补通泻伤气耗阴之虞。

[病例三]　胰腺炎病例

禄某，男，41 岁，因"持续性左上腹疼痛 3 日"于 2010 年 6 月 18 日由急诊病房收入院。患者述前晚饮"老白干"酒约 300 g(6 两)，进食肥腻之品后，逐渐出现持续性右下腹疼痛，痛感渐向左下、左上腹转移并加剧，伴全身汗出、口渴、腹胀、恶心，呕吐 1 次胃内容物，无鲜血及咖啡渣样物，大便 4 次，质干棕色，无黏液脓血及黑便。自服"谷氨酰胺"症状无缓解，遂昨日到我院急诊就诊，经急查腹部彩超、血、尿淀粉酶等检查后予"禁食，输甲磺酸帕珠沙星、泮托拉唑钠注射液，补充水、电解质、能量，肌内注射盐酸消旋山莨菪碱"等治疗后有所好转，为求系统治疗，今日由急诊收入。入院时症见：腹痛，以左上腹疼痛明显，为持续性绞痛，伴腹胀、恶心欲呕、全身汗出、口渴，自感心悸、胸闷气促、乏力，今日无呕吐，大便未解，未排气。

体格检查：体温 36.6℃，呼吸 27 次/分，脉搏 137 次/分，血压 129/90 mmHg。

一般情况：精神差，神志清楚，对答切题，言语流利；体型适中，营养中等，自动体位，平车推入病房。全身皮肤湿热，黏膜巩膜无黄染，无皮下出血点及瘀斑，未见斑疹、色素沉着，全身浅表淋巴结未触及。头颅五官无畸形，双眼睑无浮肿；双侧瞳孔等大等圆，直径约 2.5 mm，对光反射灵敏。鼻通气良好，鼻中隔无偏曲，鼻无出血，双耳听力正常，无异常分泌物，口唇稍发绀，齿龈无红肿出血，伸舌居中，咽部充血，左右扁桃体无肿大，未见脓性分泌物。颈软，气管居中，双侧甲状腺无肿大，颈静脉无怒张，颈动脉无异常搏动。胸廓无畸形，呼吸对称，双肺叩诊清音，肺界活动度正常；双肺呼吸音粗，未闻及明显干湿啰音。心尖搏动位于左侧第五肋间及左锁骨中线内 0.5 cm，无弥散，心脏浊音界无扩大；心率：137 次/分，律齐，P2<A2，各瓣膜区听诊区未闻及病理性杂音。腹部平坦，无肿块；腹肌稍紧张，全腹压痛，未触及反跳痛，以左上腹压痛明显，肝脾未触及，肝颈静脉回流征阴性；未触及肾脏；胆囊点无压痛，墨菲氏征阴性，阑尾点压痛及反跳痛（一），腹水征（一），双肾区无叩痛，肋脊点、肋腰点有压痛；肠鸣音减弱。脊柱四肢关节无畸形，无红肿热痛，无压痛，双下肢无凹陷性浮肿。二阴未检。四肢肌力 Ⅴ 级，肌张力正常；生理反射存在，病理征未引

出。舌质红,舌苔黄腻,舌下脉络瘀曲,脉细数。

辅助检查。门诊腹部彩超示(2010年6月17日)结果:① 脾大;② 肝、胆、胰、双肾未见异常。门诊尿淀粉酶(2010年6月17日)结果:1 896 U/L。门诊血常规(2010年6月17日)结果:白细胞 $17.08×10^9$/L,中性粒细胞百分比85.21%,淋巴细胞百分比9.32%。

西医诊断:① 急性重症胰腺炎;② 急性肺损伤;③ 急性胃肠功能障碍;④ 严重脓毒症。

中医诊断:① 急性脾心痛;② 脏竭证,肝胆湿热,腑气不通,瘀血内阻,肺气虚衰。

治疗方案:中医菌、毒、炎、脏并治,予5%葡萄糖注射液150 ml+血必净注射液60 ml,每日2次,静脉滴注,清热解毒活血,对抗炎症介质;0.9%氯化钠注射液150 ml+痰热清注射液30 ml,每日1次,静脉滴注,清热解毒化痰;参附注射液50 ml,每日2次,静脉滴注;0.9%氯化钠注射液100 ml+参麦注射液60 ml,每日2次,静脉滴注,扶正固本。院内如意散热奄包热敷神阙穴治疗,每日1次,以理气止痛。并予自拟方加减,3剂,胃管注入,以化湿清热、解毒散结、通腑泻热、扶正固本。方药如下:

大　黄50 g	芒　硝20 g	赤　芍15 g	牡丹皮15 g
延胡索20 g	茵　陈20 g	甘　草10 g	炙香附15 g
黄　连12 g	炒黄芩12 g	炒厚朴15 g	

3剂,煎服法:第一煎加冷水500 ml,浸泡15 min,武火煎沸5 min,取汁150 ml。二煎加水300 ml,武火煎沸取汁150 ml,两煎混合,每日1剂,分3次温服。

胰腺炎常规禁食禁水,口服中药50 ml,每次2 h,第二日排大便后,上腹疼痛腹胀明显减轻,未见心悸、气促,呼吸降至19次/分,心率降至80次/分,继予每日大黄50 g,芒硝20 g。

2010年6月25日查房可见:患者精神好转,诉已无明显腹痛,腹胀明显好转,无心悸、气促,无恶心、呕吐等,二便可,查体:心率78次/分,血压120/76 mmHg,指尖血氧饱和度96%~98%,神志清,精神稍差,问答切题,双肺呼吸音增粗,未闻及干湿啰音,心律齐,未闻及杂音,腹部稍饱满,腹软,无压痛及反跳痛,肠鸣音6~8次/分,双下肢无水肿。2010年6月25日腹部B超+彩色多普勒胸腹水超声检查及穿刺定位示:① 胰腺明显肿大,体尾部明显,回声不均匀-符合胰腺炎的声像改变;② 肝脾肿大;③ 左侧胸腔少量积液;④ 前列腺横径稍大;⑤ 胆、双肾、膀胱未见明显异常;⑥ 腹腔及右侧胸腔未见明显积液声像。日间血糖回报:11时8.2 mmol/L,15时7.4 mmol/L。根据患者舌脉,舌红苔灰黄,脉细数,中医辨证为湿热郁结少阳阳明,治予清热除湿通腑,活血通络为主,予大柴胡汤加减,拟方如下:

柴　胡30 g	炒黄芩24 g	枳　实30 g	赤　芍100 g
大　黄20 g	莪　术15 g	蒲公英30 g	茵　陈30 g
法半夏15 g	连　翘20 g		

3剂水煎,内服灌肠,每日1次。

按：患者因嗜食肥甘酒酿之品而致肝胆湿热、积滞内阻，故见舌红苔黄腻；湿热积滞、瘀血内阻则腹痛且呈持续性绞痛；兼见舌下脉络瘀曲之象，腑气不通则腹胀、恶心欲呕、无大便；腑气不通则肺气失宣降，加之湿热瘀血夹杂酿毒犯肺，热迫津液故见全身汗出、口渴，气随津脱症见心悸、胸闷气促、乏力脉细数诸症。重用大黄泻热通便，荡涤胃肠；芒硝与大黄相须为用，以资大黄泻热通便，兼软坚润燥峻下热结，厚朴下气除满，助硝、黄推荡积滞，黄连、黄芩伍大黄泻火清热、燥湿解毒；伍茵陈利湿退黄；牡丹皮、赤芍清热凉血、活血化瘀，佐延胡索、香附活血散瘀、理气止痛；甘草补中缓急；诸药共奏化湿清热、解毒散结、通腑泻热、扶正固本之功。复诊时诸症好转，减大黄，去芒硝、延胡索、香附，加赤芍、莪术。胰腺微循环障碍是胰腺炎发病的基础，故重用赤芍 100 g 改善胰腺的微循环，增活血祛瘀之效，加连翘、蒲公英清热解毒。全方共奏清里攻下、通腑泻热、行气活血化瘀之功。

[病例四] 中药逆转新冠病毒感染的危重症

周某，女，69 岁，身高 167 cm，体重 110 kg，体重指数：32.9 kg/m²，因"咳嗽、咳痰、胸闷伴呼吸困难 1 周，病毒核酸阳性 4 h"于 2021 年 7 月 27 日入院。患者近 1 周咳嗽、咳痰，反复心悸，呼吸困难，胸闷，活动后明显，无发热，无咽痛，无腹痛、腹泻，无味觉及嗅觉减退等症，自发病以来精神、饮食、睡眠极差，近 5 日未饮食，大便 5 日未解，小便正常。2021 年 7 月 28 日（入院第二日）刻下症见：患者一般情况差，发热，体温 37.7℃，咳嗽、少痰、胸闷呼吸困难，大便 5 日未解，舌质红，舌苔黄腻，脉沉细。既往高血压病史 2 年，血压控制不佳，糖尿病病史 5 年，血糖控制不佳，高脂血症 10 余年。未接种新冠疫苗。

体格检查：体温 36.1℃，呼吸 23 次/分，脉搏 86 次/分，血压 78/60 mmHg。

辅助检查：SPO_2 85％（未吸氧），随机血糖 15.4 mmol/L。血常规：白细胞 6.53×10^9/L，淋巴细胞 1.62×10^9/L。血生化：肌酐 106.18 μmol/L，血糖 15.4 mmol/L，糖化血红蛋白 13.5％。感染指标：降钙素原 0.56 ng/ml↑，C 反应蛋白 81.4 mg/L↑，白介素-6 100.41 pg/ml↑，红细胞沉降率 60 mm/h，D-二聚体 0.9 mg/L。

2021 年 7 月 27 日胸腹部 CT 示：双肺多发病变，结合临床考虑病毒性肺炎，脂肪肝，胸腹主动脉多发钙化灶。

西医诊断：新冠病毒感染（重型）。

中医诊断：疫病-疫毒闭肺，阳明腑实证。

西医治疗：① 呼吸道隔离，持续俯卧位通气，经鼻高流量吸氧；② 维持水电解质平衡，抗凝，降糖等对症支持治疗。

中医治疗：2021 年 7 月 28 日（入院第二日）查房，考虑患者疫毒闭肺，阳明腑实，予麻杏石甘汤加减以宣肺透邪，清热解毒，通腑泻热，益气养阴，方药如下：

麻　黄 10 g	石　膏 90 g	苦杏仁 15 g	柴　胡 15 g
连　翘 30 g	马鞭草 60 g	金银花 60 g	藿　香 15 g

| 知　母 15 g | 干　姜 10 g | 葶苈子 30 g | 瓜蒌子 30 g |
| 西洋参 30 g | 麦　冬 30 g | 甘　草 10 g | 大　黄 10 g后 |

服用方法：每日 4 次，每次 1 袋，每袋 100 ml，每日 1 剂。

2021 年 7 月 30 日查房：患者一般情况仍差，仍有反复发热的情况，体温波动于 36.2～38.4℃，仍咳嗽、少痰、感胸闷，呼吸困难，饮食差、睡眠欠佳，大便未解。舌质红，少苔黄燥，脉沉细。四诊合参，考虑患者疫毒闭肺，阳明腑实，阴阳两虚，予麻杏石甘汤合增液承气汤加减以宣肺化湿，通腑泻热，清热解毒，益气养阴，回阳固脱，方药如下：

麻　黄 10 g	生石膏 90 g	苦杏仁 15 g	藿　香 20 g
连　翘 30 g	马鞭草 60 g	金银花 60 g	黄　连 35 g
附子 15 g	干　姜 10 g	甘　草 10 g	山茱萸 60 g
知　母 15 g	玄　参 45 g	生　地 30 g	麦　冬 30 g
西洋参 30 g	瓜蒌子 30 g	葶苈子 30 g	大　黄 10 g后

服用方法：每日 4 次，每次 1 袋，每袋 100 ml，每日 1 剂。

2021 年 8 月 1 日查房：患者自 7 月 27 日入院至今，大便 5 日未解，直到 8 月 1 日白天仍未排大便，当晚加用大承气汤：大黄 200 g，芒硝 50 g，枳实 50 g，厚朴 50 g。煎煮法：1 剂，煎 800 ml。先煎枳实、厚朴 30 min，后下大黄煮 3 min，泡 20 min 后取出中药兑入芒硝。100 ml，每日 2 次，口服。

2021 年 8 月 5 日查房：患者体温波动于 36.1～37.5℃，大便每日 2 次，700 ml。仍感胸闷，呼吸困难，咳嗽咳痰减轻，右侧面颊明显肿胀疼痛，饮食差、睡眠欠佳。舌质红，舌苔白厚腻，脉弦滑。四诊合参，证治同前，考虑患者腮腺炎，守上方基础，加强清热解毒、软坚散结之品，继予大承气汤继续治疗。方药如下：

麻　黄 10 g	杏　仁 15 g	生石膏 90 g	藿　香 20 g
连　翘 30 g	马鞭草 60 g	金银花 60 g	重　楼 30 g
附　子 15 g	干　姜 10 g	甘　草 10 g	山茱萸 60 g
知　母 15 g	玄　参 45 g	生　地 30 g	麦　冬 60 g
天花粉 30 g	黄　连 35 g	葶苈子 30 g	西洋参 60 g
夏枯草 30 g	皂角刺 30 g	蒲公英 30 g	

服用方法：每日 4 次，每次 1 袋，每袋 100 ml，每日 1 剂。

按：服药后大便每日 2 次，体温降低，患者状态明显改善。

患者右侧面颊肿胀、疼痛，排外颞颌关节脱位可能，考虑为腮腺炎可能，予"自拟方"以消痈散结，活血通络，方药如下：

大　黄 30 g	皂角刺 30 g	浙贝母 30 g	川　芎 30 g
蒲公英 30 g	夏枯草 30 g	冰　片 30 g	重　楼 30 g
青　黛 30 g			

上药打粉开塞露调和，穴位贴敷（颊车、人迎、翳风）。

普通针刺：取双侧合谷、太溪、三阴交、止喘、内关、足三里、颊车、大迎等穴，以补肾纳气，疏通经络，消肿止痛。

针刺方法：平补平泄。

菲牛蛭冻干粉：0.5 g，每日 2 次。

转归：患者精神可，无发热，稍感胸闷，右侧面颊疼痛明显减轻。纳眠可，二便正常。由经鼻高流量吸氧改为经鼻导管吸氧（流量 2 L/min），仰卧位 SPO$_2$：97%～100%，活动时 SPO$_2$：95%～97%。

2021 年 8 月 18 日胸部 CT：① 双肺纹理增多、增粗同前，左肺上野及右肺下肺野外带小斑片状模糊影较前稍吸收，余肺情况同前；② 双侧膈顶光整同前，左侧肋膈角较前清晰。

患者连续 2 次病毒核酸检测阴性，肺部病灶较前吸收，呼吸道及其他症状明显好转，于 2021 年 8 月 19 日办理出院。

患者入院情况变化（图 2-6-2）。

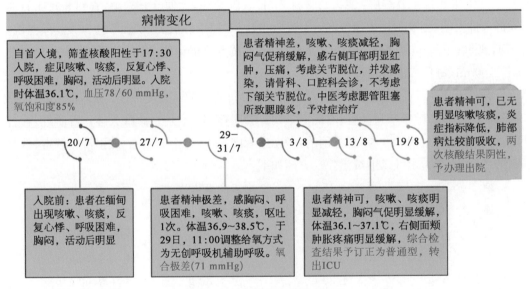

图 2-6-2　患者入院情况变化

叶勇讲析：2021 年 7 月 20 日患者在缅甸出现咳嗽、咳痰，反复心悸、呼吸困难，胸闷，活动后明显。筛查病毒核酸阳性后于 2021 年 7 月 27 日入院，症见咳嗽、咳痰，反复心悸、呼吸困难，胸闷，活动后明显。入院时体温 36.1℃，血压 78/60 mmHg，SPO$_2$ 85%。7 月 29 日到 31 日 SPO$_2$ 71%，体温中等程度发热为 38.5℃，氧合指数 71 mmHg，按照《新型冠状病毒肺炎诊疗方案（试行第九版）》标准化治疗氧合指数 150 mmHg 插管使用呼吸机，若低于 70 mmHg 采用 ECMO。患者拒绝气管插管，拒绝应用 ECMO，因此采取无创和 high-flow 联合中医治疗，入院治疗 4 日后体温基本恢复正常。

入院白细胞变化如下（图 2-6-3）。

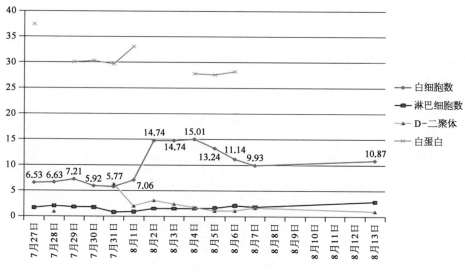

图 2-6-3　白细胞变化

炎性指标变化如下(图 2-6-4)。

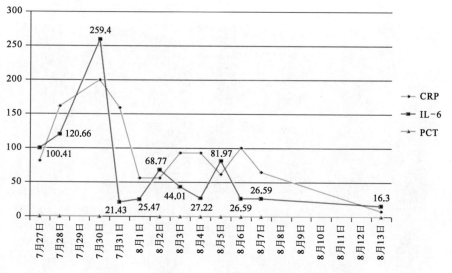

图 2-6-4　炎性指标变化

血气分析如下(表 2-6-1)。

表 2-6-1　血气分析变化情况

项目 日期	PH	PaO₂(mmHg)	PaCO₂(mmHg)	氧合指数 (mmHg)	SaO₂ (脱氧下)
7月27日	7.46	83	29	166	85%
7月30日	7.41	57	31	71	81%～95%
8月1日	7.56	70	25	140	89%～94%

7月27日建议气管插管,患者拒绝,拒绝有创呼吸机,采用无创通气和高流量吸氧,7月30日病情加重,患者拒绝采用ECMO,加用中药后病情逐步改善。7月30日脱氧下血氧饱和度恢复至89%～94%。

呼吸机参数如下(无创通气,表2-6-2)。

表2-6-2　呼吸机参数调整情况

日期　　项目	模　式	潮气量	氧浓度	SPO₂
7月29日	S/T	437～640 ml	65%	侧卧位：94%～95%,仰卧位：92%～93%
7月31日	S/T	500～700 ml	50%	侧卧位：96%～98%,仰卧位：92%～93%
8月3日	S/T	400～600 ml	55%	侧卧位：98%～99%,仰卧位：99%～100%
8月5日				改为经鼻高流量

CT对比如下(图2-6-5)。

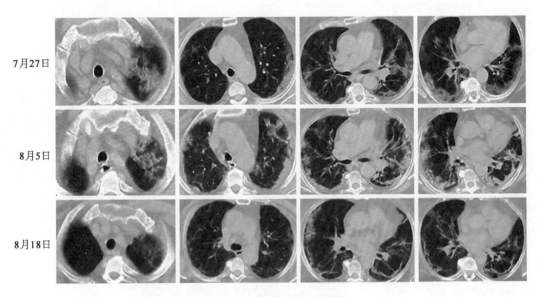

图2-6-5　患者胸部CT对比

7月27日入院胸部CT可见肺部炎性渗出,8月5日复查胸部CT可见同一层面肺部渗出明显增多,8月18日胸部CT可见肺部渗出较前明显吸收。很多新冠病毒感染中型、重症、危重症患者发病15日后肺部炎症开始吸收,一般30日吸收完毕,老年患者肺部炎症吸收相对较慢。本例患者8月5日肺部炎症渗出达到高峰,8月18日肺部炎症明显吸收,8月19日病毒核酸转阴出院。

胸部平片中炎症吸收变化如下(图2-6-6)。

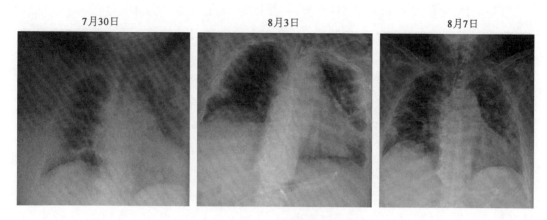

7月30日　　　　8月3日　　　　8月7日

图 2 - 6 - 6　平片中炎症吸收变化

大承气汤特殊煎服法如下(图 2 - 6 - 7)。

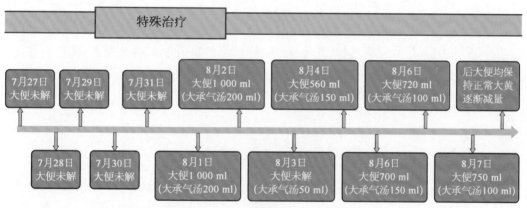

特殊治疗

7月27日大便未解　7月29日大便未解　7月31日大便未解　8月2日大便1 000 ml(大承气汤200 ml)　8月4日大便560 ml(大承气汤150 ml)　8月6日大便720 ml(大承气汤100 ml)　后大便均保持正常大黄逐渐减量

7月28日大便未解　7月30日大便未解　8月1日大便1 000 ml(大承气汤200 ml)　8月3日大便未解(大承气汤50 ml)　8月6日大便700 ml(大承气汤150 ml)　8月7日大便750 ml(大承气汤100 ml)

大承气汤：大黄200 g　芒硝50 g　枳实50 g　厚朴50 g (8月1日开始给)
　　煎煮法：1剂，煎800 ml。先煎枳实、厚朴30 min，后下大黄煮3 min，泡20 min后取出中药兑入芒硝。
100 ml，每日2次，口服

图 2 - 6 - 7　大承气汤特殊煎服法

大承气汤具体应用：患者 7 月 27 日入院时大便 5 日未解，直到 8 月 1 日白天仍未解大便，遂予大承气汤：大黄 200 g，芒硝 50 g，枳实 50 g，厚朴 50 g。煎煮法：1 剂，煎取800 ml。先煎枳实、厚朴 30 min，后下大黄煮 3 min，泡 20 min 后取出中药兑入芒硝。待温，分多次口服。

8 月 1 日鼻饲大承气汤药液 100 ml，每日 2 次，当晚排便 1 000 ml。

8 月 2 日，大承气汤 100 ml，每日 2 次，排大便 1 000 ml。

8 月 3 日，大承气汤服用量减为 50 ml，未排大便。

8 月 4 日，大承气汤 50 ml，每日 3 次，一日共服 150 ml，排 560 ml 大便。

8 月 5 日，大承气汤 50 ml，每日 3 次，一日共服 150 ml，排 700 ml 大便。

8 月 6 日，大承气汤 50 ml，每日 2 次，一日共服 100 ml，排 720 ml 大便。

8月7日,大承气汤50 ml,每日2次,一日共服100 ml,排750 ml大便。

后随病情缓解大承气汤逐步减量,由每次50 ml,每日2次,改至每次25 ml,每日1次。

按:患者感染新冠病毒后症见发热、咳嗽、少痰、胸闷呼吸困难,加之大便多日不通,辨证属阳明腑实。初诊投麻黄、石膏、苦杏仁、甘草,取麻杏石甘汤之意以清宣肺热,柴胡、连翘、马鞭草、金银花清热解毒,瓜蒌子清肺化痰、润肠通腑,葶苈子泻肺平喘、利水消肿,藿香芳香散邪、化湿和中,西洋参、麦冬、知母合用益气养阴,大黄后下以通腑泻热,干姜温中防他药过凉碍胃为佐。诸药合用,共奏宣肺透邪、清热解毒、通腑泻热、益气养阴之效;二诊时大便仍未通,考虑病重药轻故腑实愈甚,体温升高,苔见黄燥而少,是为病情渐进、阴阳两虚之貌,故增玄参、生地与原方麦冬、大黄相合,取增液承气汤之意,以滋阴增液、清热通便,生石膏加量、加黄连增强清热解毒之功,增附子、干姜以回阳,山茱萸以敛阴固脱。合前方拟奏宣肺化湿、通腑泻热、清热解毒、益气养阴、回阳固脱之功;翌日,另加大承气汤以增通腑泻热之功,又与前方中瓜蒌子、杏仁、石膏配为宣白承气汤取清肺定喘、泄热通便之功;后大便通,腑实因而得泻,故再诊时体温渐降。患者右侧面颊明显肿胀疼痛,是为热毒蕴结,罹患"痄腮",故增天花粉、夏枯草、皂角刺、蒲公英、重楼以清热解毒,软坚散结,并施以消痈散结、活血通络之外用药剂。后守方继进,唯视大便情况予大承气汤药液或增或减,以畅为要,通腑泻热,遂病告愈转出院。

参考文献

[1] 余日跃,朱家谷,谢文光,等.均匀设计法对大承气汤泻下作用的实验研究[J].中药药理与临床,1999,15(5):7-9.

[2] 陈弘东,赵天宇,徐立鹏,等.大黄用量临床研究[J].中国临床医生,2014(3):83-85.

[3] 周建宣.大剂量生大黄治疗急性出血性坏死性肠炎的初步观察[J].福建中医药,1985(1):36-37.

[4] 夏学德,江兴荣,王子平.并用大黄治疗急性胰腺炎45例疗效观察[J].江西中医药,1988(3):19-20.

[5] 李俊贤,叶勇,赵淳.赵淳教授经验方清胰通腑方治疗急性重症胰腺炎经验[J].世界最新医学信息文摘,2017,17(45):175-176.

破格救心汤不仅仅救心

颜 芳

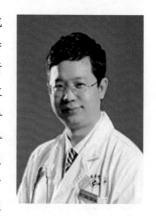

讲者介绍：颜芳，男，主任中医师，医学博士，广东省中医院中医经典病房主任，医院首批青年名中医，师承山西省名中医李可及中国科学院院士仝小林。广东省中医药学会经典传承创新中医学术专业委员会主任委员，世界中医药学会联合会方药量效研究专业委员会副会长，世界中医药学会联合会态靶辨治专业委员会理事，北京中医慢性病防治产业发展促进会全国扶阳学派委员会秘书长，广东省养生康复委员会副主任委员，广东省中西医结合学会危重病医学专业委员会委员。2010年创建全国首家中医经典病房，10余年来成绩斐然。2020年参加武汉抗疫，2021年在广州参加治疗德尔塔新冠病毒感染，疗效确切，成绩显著。

一、破格救心汤由来

破格救心汤由李可创制，出自李可编著的《李可老中医急危重症疑难病经验专辑》。本书第一篇即为"破格救心汤救治心衰实录"，记录了破格救心汤的组成、来源、煎服法、使用要点、变化趋势及变化方法等。破格救心汤为李可自学中医6年所创制，本方的基础是《伤寒论》中的四逆汤，李可应用四逆汤救治心衰危重症过程中发现结果是"生死参半"。他在创制破格救心汤的过程汲取了很多他人的宝贵经验，并且根据对经典理论的理解，以四逆汤为底，合参附龙牡救逆汤及张锡纯创制的来复汤。

（一）破格救心汤方剂组成

附子30～200 g，干姜60 g，炙甘草60 g，高丽参10～30 g（另煎浓汁兑服），山茱萸

60～120 g,生龙牡粉、活磁石粉各 30 g,麝香 0.5 g(分次冲服)。

(二) 破格救心汤煎服方法

病势缓者,加冷水 2 000 ml,文火煮取 1 000 ml,每 2 h 服 1 次,分 5 次服完,24 h 连服 1～2 剂,病势危急者,开水武火急煎,随煎、随喂,或鼻饲给药,24 h 频频喂服(鼻饲)1～3 剂。

二、破格救心汤解读

(一) 破格救心汤与经典中医思维

李可创制破格救心汤,源于经典中医思维:① 系统思维:天地人合一;人是一个整体;身体和心灵一体。② 象思维:世间万物皆可分类;动态、功能的象;以五行类五脏;重在体悟。③ 易思维:交易;变易;不易。④ 圆思维:宇宙万物皆为圆;左升右降,一气周流;一气失偏即为病。他并未受到西医还原论、解毒理论等微观理论的约束,而是回归气的一元论,把一气、阴阳、五行、脏腑的概念都融入破格救心汤的创制中。破格救心汤体现了中医原创性思维。

(二) 破格救心汤与圆运动的六经辨证体系

圆运动六经辨证体系的内核是六经的气化规律以及病态下的传变规律,为《伤寒论》的六经辨证体系前冠以"圆运动"三个字,六经辨证体系和经方的使用是以《易经》《黄帝内经》《难经》这些经典著作的理论为根源指导的,并非单纯来源于临证经验,所以它是可以不断变化的,从四逆汤演变至破格救心汤,是源于一气周流的气化规律,实际上也是天地规律在人体上的投射。

破格救心汤并非只可用于"救心",还可用于治疗多种疾病,均收效甚佳。异病同治当以辨证为首要,收集患者疾病信息之后应用圆运动六经辨证的思维模式进行辨证,分析病机,形成中医诊断,进而判断是否符合破格救心汤使用指征。破格救心汤中的每味药落地在"圆运动"的不同维度(图 2-7-1),维度是药效药性,在人体的一气周流的维度之上,不同的药处于不同的"时空",即有各自相应的升降出入偏性,当这些药有机组合、各自发挥作用之后,可作为"动力源",左升右降,使之全部运作,仿佛赋予患者新的"心脏"。破格救心汤全方在于重启人体气机之升降出入,木升金降,水生火降,土溉四维,立足中气、元气,五行兼顾。破格救心汤组方中的每一味药可谓独一无二,起效独到,不仅可发挥回阳救逆之效用于救治急危重症,还可修复人体大损之气血阴阳,并且可以促进受损之气血阴阳的自我修复。很多疾病发展到极期,症状表现无论是大吐大泻、吐衄便血还是血崩,抑或是发生心源性休克、呼吸衰竭等,最终均会进展至阴竭阳亡、元气暴脱,是为阴阳离决。因此李可认为在阴阳离决之前把握时机,巧妙施以破格救心汤,可实现挽垂绝之阳,救暴脱之阴。

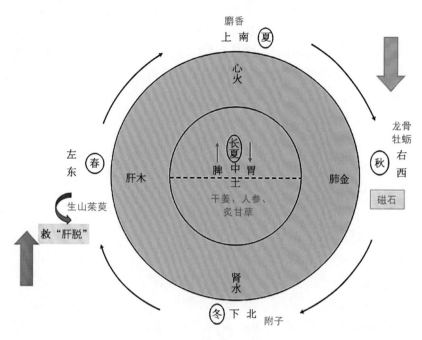

图 2-7-1　圆运动六经辨证体系

（三）破格救心汤组方探析

破格救心汤重用附子，非只奏温阳之功，而重在回阳救逆；山茱萸为救脱第一要药，可助附子固守已复之阳，挽五脏气血之脱失，而龙骨、牡蛎二药，为固肾摄精、收敛元气要药；活磁石吸纳上下，维系阴阳；麝香为急救醒神要药，开中有补，对一切脑危象（痰厥昏迷）有斩关夺门、辟秽开窍之功效。破格重用附子、山茱萸后，使本方发生质变。麝香、龙骨、牡蛎、磁石的增入，更使本方具备了扶正固脱、活血化瘀、开窍醒脑的功效，复苏高级神经功能[1]。

（四）破格救心汤临证应用探索创新

1. 药味、种类、剂量　破格救心汤中原本龙骨、牡蛎、磁石同用，而磁石在临证应用中有碍胃之弊，常表现为腹胀、纳差，可随症减去磁石，适当加量龙骨、牡蛎以增其镇静潜降之效。破格救心汤中参类选择灵活，常规选用生晒参，阳虚明显则用红参、边条参，天字号的高丽参常作急救之用。麝香随症加用，出现神志功能障碍、多痰时加麝香开窍醒神。附子可灵活选用，一般情况用熟附子温阳、扶阳助阳，生附子以破阴回阳为主，病情危重时选用或联用炮天雄。按主药附子的选用剂量不同，破格救心汤可分为大、中、小三组，简称"大破格""中破格""小破格"，临床应用效果各不相同。大破格：附子 100～200 g，干姜 45～90 g；中破格：附子 45～90 g，干姜 30～45 g；小破格：附子 10～30 g，干姜 10～30 g。气血衰惫、虚寒明显者可应用小破格，熟附子 15 g 左右。大剂量附子起回阳救逆之效，少火生气。例如治疗某例重症颅脑损伤昏迷感染性休克患者时,应用"大破格",炮天雄联用生附子,可发挥"重剂起沉疴"之效。若治疗症状表现为倦怠乏力,活动耐量下降,双足轻度浮肿,处于心衰慢性稳定期的患者,可从小剂量处方开始应用,并结合患者的整体状态观察,逐步将附子从小剂量调整到中剂量;若患者依从性佳,可嘱此类患者长期服用小剂量处方,应用附子 5～10 g 即可,久以温肾元、养元阳,促进病情稳定。临证须依托具体病情,准确辨证,有是证用是药,急危重症建议应用大剂量以挽救垂绝之阳,救暴脱之阴,小剂量恐延误病情。剂量乃精华所在,不可随意更换。

2. 煎服法 破格救心汤煎煮服法:不用先泡,水入即煲;高丽参粉、麝香分次冲入,其余药同煎即可;大火煮开后小火慢熬 2 h;取汁 300～450 ml;从小剂量开始,每次 50 ml 起步,此后每次 100～150 ml,分多次给入,观察胃的反馈情况和心率变化,再逐步加量。每日 1/2～2 剂。为应对急危重症的突发,大幅提高救治效率,可将协定处方大破格救心汤提前熬制,做成真空包装袋药液剂型,分 2 袋制备,放置于冰箱,限有效期内使用;急救时从冰箱取用,急火加热后给患者喂服,如有高丽参粉或麝香另备,使用时兑入。

3. 拓宽适应证 破格救心汤不局限病种。其主症为:神疲倦怠或神志恍惚、面色㿠白或萎黄、语声低微、呼吸急促、冷汗淋漓、四末冰凉、脉沉微细数或浮大中空或沉迟无力。次要特征可包含以下几点:高龄、久病、免疫力低下状态、反复发作肺炎、呼吸衰竭、心衰。凡辨证为阴阳两虚、阳气衰惫甚则阴竭阳亡、元气暴脱者皆可适用。破格救心汤可拓宽临床应用范围用于治疗急慢性心衰、各种原因引起的休克、急性上消化道出血、缓慢性心律失常、呼吸衰竭、中重度肺炎、体虚型亚健康状态、较严重的免疫功能低下、慢性肾功能衰竭、重症肌无力等各种疾病。

4. 禁忌证 实证、热证患者忌服。但当此证患者病机为本底虚损、浊邪停聚时,可切合病机灵活变通,于破格救心汤中配伍清热通降之品以寒热并用。

5. 临证配伍、用量安全性探究 《中华人民共和国药典》对中药临床剂量应用多有约束,比如附子用量限制在 3～15 g,然《伤寒论》本源剂量经历代度量衡制度变迁已难以明确,后人多有考究,尤其针对急危重症的治疗,小剂量实乃杯水车薪,仝小林[2]等认为《伤寒论》一两折合为 15.625 g,并经过实测考证后发现《伤寒论》经方实际用量远超现代常规理解用量。《伤寒论》药少而精,不乏大剂量用药,药专力宏,多通过中药炮制、配伍、煎服法等保证安全性用药。

"十八反""十九畏"经传承至今,然临床用药实际所得多与之相悖。李可临证提出"相反相激""相畏相激"的概念,不惧相反药、相畏药的配伍,临床大胆应用,发现并未产生所谓毒性反应或减效,反而可取得相得益彰的促进作用,如参类与五灵脂同用、半夏与附子同用等。因此临证加减配伍可不拘"十八反""十九畏",以实际疗效为检验。

值得一提的是,临证用药切记谨慎,既要承担生命所系之重任,也需识得当下之情势。前期积累经验不宜直接应用大破格,建议初期尝试的医者可遵循《中华人民共和国药典》剂量先从小剂量开始应用,不断观察体悟以逐渐加深理解破格救心汤之应用效能。

三、破格救心汤验案举隅

（一）破格救心汤治疗心衰案例举隅

曾某，女，65 岁，因"反复胸闷痛、气促 15 年余，加重伴双下肢水肿 1 月余"于 2022 年 5 月 5 日就诊于广东省某医院。以"急性心力衰竭，心脏瓣膜病（主动脉瓣重度狭窄并重度关闭不全、二尖瓣重度关闭不全）"收入院。

入院后予强心、利尿、扩血管等对症支持治疗，均未见明显好转。2022 年 5 月 7 日查房时症见：神志清楚，精神疲倦，胸闷痛，气促，思睡，活动后加重，无端坐呼吸，可平卧，有夜间阵发性呼吸困难，无头晕，无视物黑矇，无晕厥，双下肢重度浮肿，无胸闷，无恶心欲吐，无呕吐，无腹胀，无腹痛，无发热，无咳嗽咳痰，纳少，眠一般，尿少，大便每日 1 次，便质正常。辅助检查：入院时胸部 CT 示（图 2 - 7 - 2A）：① 双肺淤血，心影增大，左侧少量胸腔积液，考虑心功能不全，未除外合并双下肺炎症，请结合临床；② 心影增大，注意心包积液；主动脉硬化。NT - ProBNP 34 027.0 ng/L。舌质淡暗，苔白微腻（图 2 - 7 - 2B），脉沉细。遂予中医治疗。中医诊断为少阴病，辨证属心阳大衰，阴液耗损，治以但扶其正，扶阳救阴，予李可破格救心汤加减，处方：炮附片 120 g，干姜 60 g，炙甘草 90 g，生山茱萸 120 g，生龙骨 45 g，牡蛎 45 g，高丽参粉 15 g（分次冲），春砂仁 10 g（后下），茯苓 60 g，泽泻 60 g。煎服法：加水高过药面约 4 cm，大火煮开后调小火，慢熬 2 h，砂仁最后 15 min 放入，取汁约 300 ml，分早、中、晚饭后 3 次喂服，每次服药前加入高丽参粉 5 g 调和，观察心率、血压和尿量情况。

二诊（2022 年 5 月 8 日）：精神状态明显好转，言语流利，尿量显著增加（表 2 - 7 - 1），双下肢浮肿明显好转（图 2 - 7 - 2C），诉服药后呕吐药液。嘱加生姜 30 g，每服剂量酌情减少。

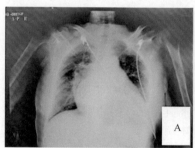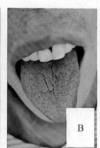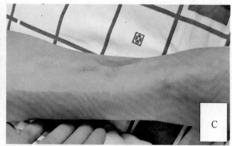

图 2 - 7 - 2　患者胸部 CT(A)、舌象(B)、腿部水肿(C)情况

表 2 - 7 - 1　患者 24 h 尿量变化

时　　间	总入量(ml)	尿量(ml)
5 月 5 日	511(19 h)	1 350(19 h)
5 月 6 日	777	470

时　间	总入量(ml)	尿量(ml)
5月7日	2 148	4 450
5月8日	2 216	6 000
5月9日	1 527	2 600

按：患者舌质淡暗，苔白微腻，脉沉细，结合六经辨证体系，判断是重症极期的少阴病，病机是心阳大衰，阴液耗损，实际上为阴阳俱损，因此选用李可的破格救心汤，按照常规煎服法给药。

(二) 破格救心汤治疗重症感染合并 MODS 案例举隅

杜某，男，75岁，因"气促伴咳嗽、咯痰3日，发热1日"于2010年7月31日就诊于广东省某医院急诊，8月1日收入中医经典病房。

患者自述7月29日因吹风扇后起病，7月31日开始发热，气促及咳嗽咯痰加重。辅助检查：血压62/40 mmHg，心率99次/分，呼吸28次/分。血常规：白细胞$3.8×10^9$/L，血红蛋白62 g/L。血气分析：pH 7.453，PaO_2 59.5 mmHg。Lac 3.57 mmol/L。凝血：凝血酶原时间14.4 s，抗凝血酶63%，部分活化凝血活酶时间32.1 s。急诊胸片(图2-7-3)：① 双上肺陈旧性肺结核；② 右下肺炎。

收入中医经典病房时症见：神清，疲倦，发热，稍恶寒，四肢厥冷，少量汗出，气促，咳嗽咯痰，无鼻塞流涕，纳眠差，小便少，大便量少。舌淡红，苔白偏腻，脉沉细数。西医诊断：① 肺炎(重症)；② 多器官功能障碍综合征(肺、循环、心、消化、凝血)；予注射用头孢哌酮钠他唑巴坦钠抗感染，同时扩容抗休克，改善凝血，营养支持及持续 Bipap 机辅助通气(FiO_2 100%)。中医辨证属太少两感，治以温经发汗解表，予麻附细辛汤加减，处方：麻黄30 g，炮附片30 g，细辛30 g，葛根20 g，赤芍20 g，羌活20 g，炙甘草20 g，桂枝20 g，科室自煎，即服1剂，煎取300 ml，分3次服。患者药后夜间微微汗出，热势渐退。

二诊(2010年8月2日)：患者体温已正常，咳嗽咯痰稍有减少，但动则气促，咳痰量多，稍恶寒，四肢不温，微微汗出。舌淡红，苔白偏腻，脉沉细数。考虑表证未解透，痰色黄量多口干，有风寒入里化热之象，中药改予麻杏石甘汤加味：麻黄10 g，北杏仁10 g，石膏30 g(先煎)，甘草15 g，生半夏30 g，生姜20 g，胆南星30 g，石菖蒲30 g，桃仁10 g，红花10 g，厚朴10 g，金荞麦30 g。

三诊(2010年8月4日)：患者病情加重，复查血常规：白细胞$30.9×10^9$/L，中性粒细胞百分比98.5%，胸片(图2-7-3)示：右肺炎症较前进展。仍考虑从六经辨证，目前患者表证已解，以喘促为主症，病在少阴，阳气衰微，虚阳欲脱，急予破格救心汤加减：炮附片100 g，干姜60 g，山茱萸60 g，龙骨30 g，牡蛎30 g，磁石30 g，甘草30 g，生天南星30 g，生半夏30 g,生姜20 g,酒大黄10 g,僵蚕10 g,蝉蜕10 g,姜黄10 g,麝香0.25 g(冲),红参30 g(单煎),每日2剂,上午及晚上各1剂。

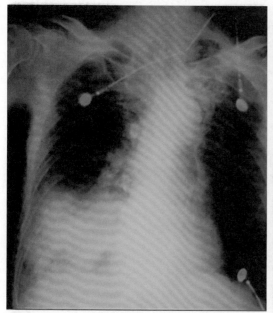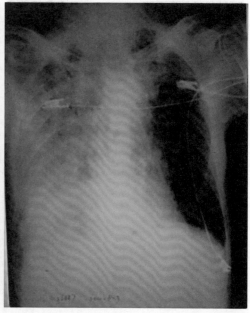

图2-7-3　7月31日胸片(左)与8月4日胸片(右)

当日下午及夜间即见病情有改善迹象,患者自觉气喘稍缓。心率回落(从135次/分降到85次/分),氧合改善,呼吸机参数 SPO$_2$ 从90％逐渐可下调至55％。中医守方续进。病入坦途,于8月28日好转出院。

按: 该患者是重症肺炎感染性休克 MODS,因拒绝去 ICU,于是收入中医经典病房。初诊时麻附细辛汤收效良好,二诊时因痰色黄、量多、口干,改用麻杏石甘汤,胸片示右肺炎症进展,血常规指标升高,病情加重。三诊遂改予破格救心汤,效如桴鼓,守方直至痊愈出院。

(三)破格救心汤治疗重症感染合并心衰案例举隅

李某,男,59岁,因"气促伴咳嗽咯痰1周"于2016年4月12日就诊于广东省某医院。

患者自述1周前开始出现气促,疲倦乏力,伴咳嗽咳痰,鼻塞,恶寒怕冷,双下肢浮肿,夜间阵发性呼吸困难,端坐呼吸,四肢冰凉,无发热。入院后症见:精神疲倦,气促,动则加重,咳嗽咯痰,半卧位,腹部胀满,双下肢及右上肢轻度浮肿,四肢冰冷,暂无发热。小便可,大便未解,纳眠一般。舌暗红,苔白腻,左脉浮弦滑数,右脉弦滑数。查体:双肺可闻及少许干湿啰音;双下肢及右上肢轻度浮肿。辅助检查:血常规白细胞12.53×10^9/L,中性粒细胞百分比86.1％,NT-proBNP 4 543 pg/ml,血气分析:pH 7.592,PaO$_2$ 48.6 mmHg,PaCO$_2$ 49.2 mmHg,生化:Na$^+$ 136 mmol/L,K$^+$ 2.68 mmol/L,Cl$^-$

76.3 mmol/L。西医诊断：① 呼吸衰竭（Ⅱ型）；② 肺部感染（右肺）；③ 急性心力衰竭；④ 电解质代谢紊乱（低钾、低钠、低氯）；⑤ 高血压3级（极高危组）；⑥ 脑梗死后遗症；⑦ 鼻咽恶性肿瘤个人史。中医诊断为喘证，辨证属少阴证，予大破格救心汤加减，处方：炮附片120 g，干姜60 g，炙甘草60 g，生山茱萸120 g，龙骨30 g，牡蛎30 g，红参30 g，山药60 g，牛膝45 g，茯苓60 g，泽泻60 g，沉香10 g（后下），砂仁10 g（后下），续命煮散10 g。后患者诸症好转遂出院，出院化验：血常规白细胞7.13×10^9/L，中性粒细胞百分比62.9%，NT - proBNP 1 001 pg/ml，血气分析：pH 7.482，PaO_2 91.7 mmHg，$PaCO_2$ 36.3 mmHg，生化：Na^+ 138 mmol/L，K^+ 4.1 mmol/L，Cl^- 99.9 mmol/L，化验指标及影像学检查（图2-7-4）均改善，诸症好转。

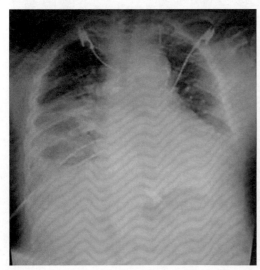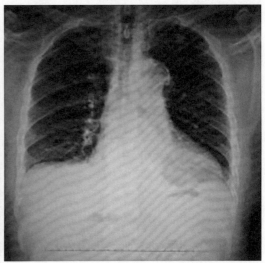

图 2-7-4　入院时胸片（左）与出院时胸片（右）

（四）破格救心汤治疗急性心肌梗死、心衰案例举隅

徐某，男，55岁，于2019年12月25日因"胸痛12日，加重伴气促1周"转入中医经典病房治疗。

患者自述于2019年12月12—13日突然出现胸闷胸痛，活动后气促，12—18日胸痛症状加重，伴气促明显，就诊查心电图，V1-V3：QS型，ST抬高。胸部CT：间质性肺水肿，左心室增大，心包、双侧胸腔少量积液。考虑为急性心肌梗死、心力衰竭。收入急诊留观室住院治疗。予抗聚、抗血小板、利尿、调脂稳斑、控制心率、降压、护胃等对症处理。住院2周，患者呼吸气促无明显缓解，患者拒绝行急诊PCI治疗，要求中医治疗，

患者收入中医经典病房时症见：精神疲倦，脸色㿠白，语声低微，胸闷胸痛，呈压榨感，放射至背部，呼吸气促，不能平卧，无发热，微恶寒，无头晕头痛，间有咳嗽，无痰，无恶心呕吐，咽干无口苦，无腹痛腹胀，四肢厥冷、无明显水肿，胃纳差，眠差，小便频数，色黄

浊,大便日一次,呈水样便。查体:呼吸 23 次/分,心率 57 次/分,血压 91/57 mmHg,指尖血氧饱和度 89%。精神疲倦,不能平卧,双肺呼吸音粗,双肺可闻及细湿啰音,心音低钝,闻及病理性杂音,四肢冰冷。辅助检查,心脏超声:左室射血分数 31%。血常规:白细胞 9.19×10⁹/L,中性粒细胞百分比 74.9%;心肌钙蛋白 1.720 μg/L;B 型利钠肽 2 930.3 pg/ml;血气分析: pH 7.43, PaO₂ 109 mmHg, PaCO₂ 27.6 mmHg, Lac 1.6 mmol/L,BE(ecf)－5.5 mmol/L, BE(B)－4.8 mmol/L;肝功能:谷丙转氨酶 676 U/L,谷草转氨酶 824 U/L,γ-谷氨酰转肽酶 170 U/L,碱性磷酸酶 262 U/L。西医诊断:① 急性心肌梗死;② 左心衰竭合并急性肺水肿;③ 心源性休克;④ 双侧胸腔积液;⑤ 高血压 3 级(极高危组);⑥ 鼻咽恶性肿瘤个人史。予西医治疗:阿司匹林肠溶片、替格瑞洛片抗血小板,伊诺肝素钠抗凝,呋塞米片、螺内酯片利尿,阿托伐他汀钙片调脂稳斑。中医诊断为真心痛,心衰病,辨证为少阴证,予大破格救心汤加减,处方:炮附片 120 g,干姜 60 g,炙甘草 60 g,生山茱萸 120 g,龙骨 30 g,牡蛎 30 g,煅磁石 30 g,红参(边条参)30 g。服药 2 h 后患者打嗝,后呼吸气促明显缓解,夜间安睡,早晨起床胃口明显改善,精神好转,呼吸较前平顺,四肢较前温暖。

二诊:患者神清,精神较前好转,语声较前响亮,诉胸部闷痛及压榨感较前明显缓解,呼吸较前平顺,活动后仍有气促,间有咳嗽,咽干无口苦,四肢厥冷改善,双下肢无水肿,胃纳好转,睡眠可,小便频数,色黄浊,大便调。舌暗红,少苔,见散在薄白苔(图 2-7-5A),脉沉细。予中破格救心汤去附子,加半夏、乌梅、砂仁。处方:人参(生晒参)30 g,炮姜 20 g,炙甘草 15 g,龙骨 60 g,牡蛎 60 g,生半夏 65 g,乌梅 60 g,生山茱萸 60 g,春砂仁 10 g(后下)。

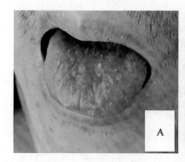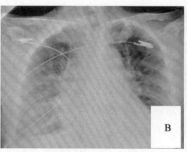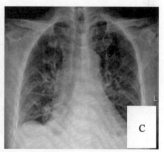

图 2-7-5　患者入院时舌象(A)、入院前胸片(B)和出院时胸片(C)

三诊:患者精神疲倦,诉今日凌晨始出现胸闷胸痛加重,呼吸气促,活动后加重,有心慌心悸,口干稍缓解,四肢较冰冷,双下肢无水肿,胃纳好转,睡眠差,小便次数减少,大便调。舌暗红,少苔,见散在薄白苔,脉沉细。治以破阴回阳,遂予大破格救心汤加减,处方:炮附片 120 g,干姜 60 g,炙甘草 60 g,生山茱萸 120 g,龙骨 30 g,牡蛎 30 g,煅磁石 30 g,红参(边条参)30 g。

四诊:患者胸闷气促改善,精神改善,守方 2 剂,后带药出院。

按:该患者是心肌梗死诱发心衰,合并心源性休克。患者拒绝行介入治疗。患者左室射血分数值很低,NT-proBNP已经快到3 000 pg/ml,肝损害较重(表2-7-2),诸症符合破格救心汤应用指征,遂予大破格救心汤加减治疗。患者有鼻咽癌肿瘤史,曾行放射治疗,咽部受损,常有干咳,因该方有干姜,患者自觉较辣,故只服用了一部分。但病情仍旧明显好转。后主管医生因患者诉汤药较辣,考虑是附子所致,故去附子以减其温热性。然患者服药后凌晨症状即加重,心衰复作。遂复予前方。患者症状即有明显改善,守方续进,胸片可见好转(图2-7-5B、图2-7-5C),患者即稳定出院。附子为破格救心汤主药,用后见效则不可轻易改换,尤以大剂量附子重剂起沉疴,回阳救逆之效立竿见影。

表2-7-2 肝功能和肌钙蛋白变化情况

时 间	谷丙转氨酶(U/L)	超敏肌钙蛋白 T(μg/L)
	0~40	0.02~0.13
12月26日	676	1.740
12月26日	—	1.720
12月27日	508	1.370
12月30日	224	0.762
2020年1月2日	98	0.366

(五)破格救心汤治疗带状疱疹案例举隅

陈某,女,75岁,因"左颈胸部红斑水疱伴疼痛2周"就诊于广东省某医院。

患者自述于2周前无明显诱因出现左颈胸部红斑水疱伴局部疼痛,局部疼痛呈阵发性,夜间更甚,活动后少许气促,伴有恶心呕吐,少许头晕,当时未予以重视,自行外用艾叶灰外洗后大部分水疱破溃结痂,痂皮周围大疱融合成片,伴有渗液,疼痛未见减轻,伴见纳差,急诊考虑"带状疱疹"于2016年3月26日收入院。患者既往有糖尿病、高脂血症、慢性胃炎、脂肪肝、肝囊肿、肝内胆管结石、冠心病、高血压、慢性心衰病史。

首诊、二诊(3月26日至3月27日):胸部红斑水疱伴疼痛,夜晚更明显,眠差,恶心、呕吐,气促,口干,纳差,大便多、质稀。予小剂量破格救心汤,处方:熟附子12 g,干姜10 g,炙甘草6 g,山茱萸12 g,龙骨5 g,牡蛎5 g,生晒参5 g,土茯苓5 g,细辛3 g,黄芪15 g,苍术3 g。服后患者精神稍改善,疼痛有所缓解,口干稍减。后不断随症调整用药(图2-7-6)。患者于2016年4月5日症状好转出院。

按:患者地处岭南,湿热盛行,近期天气升温,阴雨不止,水运太过;患者年逾古稀,本久病多病,脏腑之气衰,先后天之本不足,土虚不运而湿浊内蕴,因而内外合邪,同气相求,湿盛则阳微。中土滞结,升降失常则恶心呕吐,纳差,口干,大便多,质稀;阳明不降则胸部红斑水疱伴疼痛,夜晚更明显,眠差;少阴阳虚,一气之虚则气促,考虑患者高龄,本气虚衰,浊邪停聚,因此并未采用清热解毒利湿的传统治疗思路,而是以小剂量破格救心汤缓

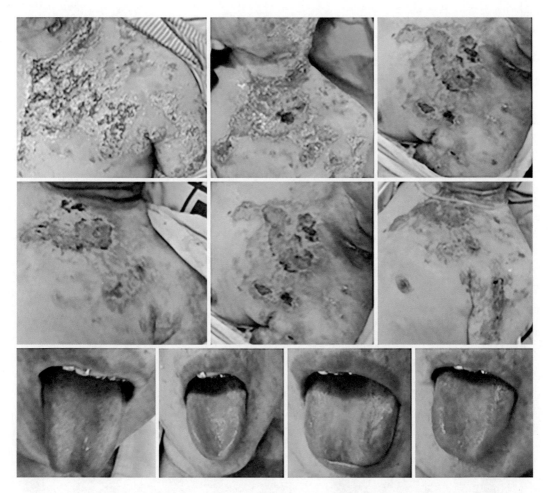

图 2 - 7 - 6　患者皮肤病变及舌象变化情况(从左至右)依次服用小剂量破格救心汤、小破格救心汤合竹叶石膏汤、大破格救心汤合黄连阿胶汤、破格救心汤合瓜蒌薤白半夏汤

缓图之,取"四两拨千斤"之效,合上祛湿透邪之品治其标。后考虑其症状改善较慢,周期偏长,辨证为少阴阳明热化证,宜寒热并用,遂继予小破格救心汤合竹叶石膏汤、大破格救心汤合黄连阿胶汤、破格救心汤合瓜蒌薤白半夏汤,患者皮损吸收明显,症状好转予出院。

(六) 破格救心汤治疗重症肌无力案例举隅

李某,女,65 岁,于 2019 年 12 月 13 日因"进行性乏力,睁眼困难、眼皮跳动 2 年"就诊于湖南省某医院,患者舌紫暗,苔薄白,脉沉弱,自述曾服用补中益气汤等症状无改善。中医诊断:虚劳病,辨证为少阴寒化证,治以温养少阴,予破格救心汤加减,处方:炮附子15 g,干姜 15 g,炙甘草 30 g,人参 15 g,山茱萸 15 g,生龙骨 30 g,生牡蛎 30 g,黄芪 30 g,枸杞子 15 g,菟丝子 15 g,黄芪 45 g,砂仁 10 g(后下),金匮肾气丸(同仁堂,大蜜丸)每次 1丸,每日 2 次。患者服后乏力改善,无眼皮跳动感。目前已停服汤药,续服培元固本散以固护两本。

（七）破格救心汤治疗重症肺炎、脓毒症休克案例举隅

李某,女性,34 岁,因聚餐醉酒,出现高热、胸痛等症状,在附近医院治疗后病情未见好转,持续加重,呼吸窘迫,意识淡漠、休克,遂转诊于广西某医院呼吸与危重症医学科二病区重症监护室抢救,行气管插管,纤维支气管镜检查显示:气管及各级支气管内大量脓性分泌物及部分食物残渣。患者既往糖尿病病史,长期血糖控制不理想。根据各项检查结果诊断为重症肺炎(吸入性)、呼吸衰竭,脓毒症休克,2 型糖尿病。基础免疫功能受损,难以维持生命体征,予去甲肾上腺素＋垂体后叶素＋多巴胺,大量液体扩容等综合治疗维持血压。经过四诊合参,六经辨证,患者属典型太阳阳明少阴合病,随时有阳气耗竭、阴阳离绝、生命终止之征,遂予破格救心汤,1 剂处方 3 次服药后,患者血流动力逐渐稳定,逐步减少血管活性药物用量,续服 1 剂,2 剂处方,7 次服药后,患者停用升压药血压也持续平稳,后续继之麻杏石甘合调胃承气汤以解太阳阳明实热,麦门冬汤合六味地黄汤补脾气益肾阴。随后对患者进行床旁肺康复锻炼、纤维支气管镜肺泡灌洗、抗感染等综合治疗,患者病情逐渐平稳,体温正常,胸部 CT 见渗出基本吸收(图 2-7-7),顺利脱机拔管。各项生命体征稳定后转入普通病房,后患者康复出院。

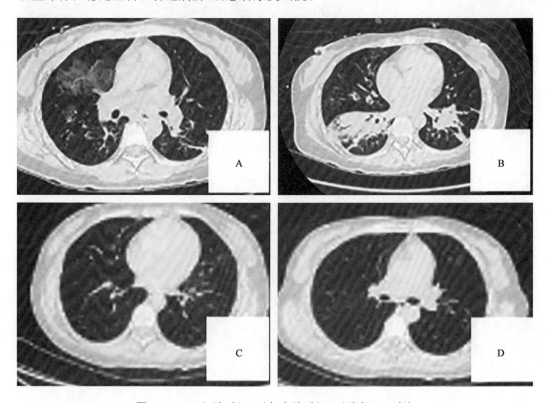

图 2-7-7　入院时(A、B)与出院时(C、D)胸部 CT 对比

　　按：辨证此阶段患者以少肾寒化、亡阳耗阴为主，存一份阳气则存一份生机，急以参附注射静脉泵控回阳救逆，同时中药急煎李可名方"破格救心汤"以温肾水补脾土、暖心阳，交通心肾，使肾水不寒、心阳不越，从而保一份生机。

参考文献

［1］　李可.李可老中医急危重症疑难病经验专辑［M］.太原：山西科学技术出版社，2006.

［2］　仝小林，穆兰澄，姬航宇，等.《伤寒论》药物剂量考［J］.中医杂志，2009，50(4)：368 - 372.

中西医结合治疗脓毒血症的理论体系及具体实践经验

李志军

讲者介绍：李志军，男，教授，师承王今达教授，首届天津名医，天津市第一中心医院中西医结合学科带头人，天津市中西医结合研究院副院长，中国中西医结合学会常务理事，中国中西医结合学会急救医学专业委员会名誉主任委员，天津市中西医结合学会副会长。

一、脓毒症是世界研究的前沿

脓毒症（sepsis）是由感染引起全身炎症反应综合征，是严重创（烧、创）伤、休克、感染、大手术等临床急危重患者的严重并发症之一，进一步发展可导致脓毒性休克和多器官功能障碍综合征（MODS），是临床危重患者的最主要死亡原因之一。脓毒症和MODS来势凶猛、病情进展迅速、预后险恶，给临床救治工作带来极大困难，已成为现代危重症医学面临的突出难题。中西医结合治疗脓毒症具有成熟的理论体系以及具体实践经验。重型、危重型新冠病毒感染发生重症感染时属于脓毒症，尤以新冠病毒感染并发MODS最为典型，会导致器官的损伤，有一定的病死率，因此，对脓毒症的有效治疗是一个突出的难题。1992年国际已经开始重视脓毒症，美国危重病医学会（SCCM）联合美国胸科医师协会（ACCP）提出脓毒症的定义及诊断标准，之后对脓毒症的定义和诊断标准历经6次修订，形成2017年版本《脓毒症和感染性休克的管理指南》。据美国疾病控制和预防中心（CDC）国家卫生统计中心分析，尽管对脓毒症的治疗一直在进步，但脓毒症仍是近十年来造成美国住院患者死亡位居前三的疾病。

二、脓毒症发生的主要机制

脓毒症主要的病理机制是失控的全身炎症反应造成的免疫功能紊乱和血液高凝。免疫紊乱导致机体增加了易感性和毒性炎性介质释放,血液高凝导致 DIC 和大量纤维蛋白在血管床沉积,造成器官出血和缺血性损伤,上述病情发展将最终造成的结局都是脓毒症、脓毒性休克和弥散性血管内凝血(disseminated intravascular coagulation,DIC)。

三、中西医结合治疗脓毒症的产物之一——"三证三法"理论

王今达被称为我国危重症急救医学的开拓者和奠基人。在 *Science* 杂志发表的一篇文章指出,王今达是"中国四个现代化的医学的窗口",是中国急救医学的拓荒者。"三证三法"理论是 20 世纪 70 年代王今达及其团队提出的关于危重疾病的中西医结合辨证理论体系,是王今达学术思想的主要内容之一,具体包括"毒热证与清热解毒法、血瘀证与活血化瘀法、急性虚证与扶正固本法",还包括三个证型间的转化与递进的动态关系(图 2-8-1)。

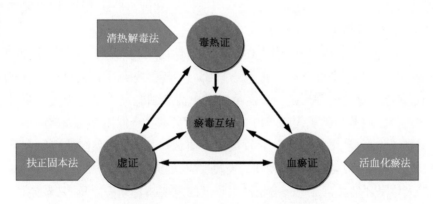

图 2-8-1　"三证三法"理论

(一)"三证三法"与西医学互通

"三证三法"重点概括了脓毒的两大病理机制。毒热证相当于西医的全身炎症反应综合征,属于免疫损伤,表现为全身炎症反应出现的高热,此时炎性介质爆发性释放的靶点是血管内皮,血管内皮损伤以后,全身的凝血系统被激活,出现凝血风暴,相当于中医的血瘀证,是病势加重的信号,进一步会出现 DIC、休克、MODS,相当于中医的急性虚证,病死率会大大增加。

"三证三法"理论有源可循,它包括了六经辨证和卫气营血辨证的精髓内容。从《黄帝内经》到张仲景的《伤寒论》,再到温热病"卫气营血"辨证都是以一分法、两分法为主,描述

感染性疾病、外感疾病。《内经》中记载："今夫热病者，皆伤寒之类也，或愈或死，其死皆以六七日之间。其愈者皆以十日以上者。"在 2000 年前第一次用文字描述了伤寒感染患者的愈后和转归。张仲景的《伤寒论》也是以一分论为主。东汉时期，由于兵荒马乱，伤寒病死率极高，根据碳 13 和碳 14 标记，汉代人的平均年龄大概是 20～30 岁。张仲景曾经也生动地描述"余宗族素多，向余二百，建安纪年以来，尤未十稔，其死亡者，三分有二，伤寒者十居其七"。由于缺乏有效的治疗方法，张仲景在这样的困境中，总结了伤寒的进展规律，并将阳证和阴证进行了细化，最终形成了六经辨证体系。六经辨证中的六经包括太阳、阳明、少阳等三阳经和太阴、少阴、厥阴等三阴经，阐明了疾病总的发病趋势是由阳入阴的过程，"三证三法"中由毒热证、血瘀证进展到急性虚证就遵循了这一规律。清代初期，叶天士等人士发现温热病通常会造成患者发斑、出血的情况，认为热邪可以由气入血，进而提出了"卫气营血"辨证规律，"三证三法"中由气分的毒热证进展到血分的血瘀证遵循了这一规律。热入营血相当于现代的 DIC。王清任《医林改错》中以血府逐瘀汤为代表形成了化瘀派。当代人的预期寿命延长至 70 岁，除了热证和瘀证，患者也会出现急性虚证，急性虚证、脱证属于休克，MODS 属于虚证的范畴。

因此，王今达提出了"三证三法"，是糅合了"六经辨证""卫气营血辨证"和"三焦辨证"三种外感热病辨证方法的精髓内容。"三证三法"把疾病分成三个阶段，包括脓毒症最主要的两个发病机制，免疫风暴和凝血风暴。"三证三法"内容简单明了，执简驭繁，可以更好地为脓毒症的治疗服务。

炎症风暴是指无论是感染性因素还是非感染性因素均可通过不同途径激活炎症细胞，释放肿瘤坏死因子（TNF - α）、白介素 - 1（IL - 1）等促炎介质，参与机体防御反应以抵御外来伤害刺激。这些炎症细胞一方面可激活中性粒细胞损伤血管内皮细胞，促进血小板黏附，释放氧自由基和脂质代谢产物。另一方面又进一步促进炎症细胞的激活，两者互为因果，并在体内形成"瀑布效应"，导致炎症介质数量不断增加，使炎症反应不断扩大。当超出机体代偿能力时，机体出现过度的炎症反应，引起广泛组织细胞损伤，引发 SIRS。

D-二聚体是评估脓毒症患者病情严重程度的重要指标之一。D-二聚体是一种纤维蛋白降解产物，因此可有效反映纤维蛋白溶解程度以及体内凝血/纤溶系统状态。只要机体血管内存在纤维溶解活动以及活化的血栓形成，D-二聚体水平就会随之升高，出现凝血风暴，随后就会进展到营血证阶段，出现急性虚证、多脏衰竭。当 D-二聚体增高时，一定要使用血必净注射液或者犀角地黄汤、清营汤、血府逐瘀汤等活血化瘀药物预防 DIC。关于炎症反应的指标，比如 TNF - α、白介素 6 等的检测普及面较窄，D-二聚体相对广泛，能够预示炎症反应，提示在卫气分证的阶段。炎症风暴向凝血风暴发展则预后较差，反之，说明患者情况尚可，尚有抵抗病毒的能力。

（二）"三证三法"的理论创新

"三证三法"理论基础是"菌毒炎并治"，即为细菌、内毒素、炎性介质并治。重症感染不仅需要抗生素治疗,还需要考虑感染引起的机体对抗反应,相当于脓毒症的上游,这时就需要中医补西医的短板。"三证三法"的理论基于"卫气营血"辨证发展、创新而来,包含古代主要热病辨证体系的精髓,简明、扼要、实用,相当于脓毒症的中下游。

1. 毒热证与清热解毒法　　在危重病的急救范畴,不论是起病阶段或是疾病的各个不同阶段,绝大部分疾病都可能存在着严重感染因素,从中医学的辨证角度来看,毒热证包含"六经辨证"中的阳明病,"卫气营血辨证"中的气分证,"三焦辨证"中的上焦病及中焦病。其症状见壮热、烦躁、口渴、舌质红、苔黄厚腻、脉数,是属于毒热证的范围,属于西医学的免疫紊乱范畴。20世纪70年代王今达、崔乃杰等证实了内毒素在感染性休克及感染导致的多器官功能衰竭的重要作用;并通过研究发现清热解毒类中药对内毒素有明显的拮抗作用。

2. 血瘀证和活血化瘀法　　血瘀证主要是借鉴"卫气营血辨证"中病邪由气到血的传变规律。西医学研究证实,各科的危重病不论其原因如何(休克、感染、中毒、创伤、病理产科、大手术等),均可导致急性凝血功能障碍,凝血功能失常引起血管活性介质释放失衡,造成微循环障碍。中医学用活血化瘀的治疗方法,不仅具有凝血和抗凝血的作用,还具有保护凝血因子不被激活、抑制血小板、白细胞释放血栓素等有害血管活性介质的作用。活血化瘀法在危重病急救中具有非常重要的作用。

血必净注射液对脓毒症大鼠凝血指标变化的影响研究表明,凝血风暴在危重病进展中处于关键地位,应用血必净注射液可改善脓毒症大鼠凝血功能紊乱。血必净注射液还可以拮抗内毒素及炎性细胞因子的释放,减少血小板聚集,清除氧自由基,保护血管内皮功能,消除一系列促凝因素,恢复凝血和纤溶系统的动态平衡。

3. 急性虚证与扶正固本法　　急性虚证主要可以概括为由感染引起的一系列的器官功能障碍,其中最危及的是心肺功能衰竭,包括"六经辨证"中太阳病篇的一些坏证,三阴病篇中多数证候,"卫气营血辨证"中的心包证以及晚期血分重证,"三焦辨证"下焦篇中的阴液耗竭证。急性虚证可分为气虚、血虚、阴虚、阳虚四类,表现为免疫功能低下,多器官功能障碍,如果不予处理或者处理不当,常可并发心肺功能不稳定,休克甚至心脏骤停。因此,中医辨证使用扶正固本法是提高急性危重病患者存活率的一个不可忽视的重要方面。

(三) 血瘀证的出现是普通感染转向脓毒症的分水岭

2016年国际新版脓毒症指南(脓毒症3.0)将脓毒症定义为:对感染失调的宿主反应引起的危及生命的器官功能障碍,所以有器官功能障碍才是重症感染。"感染失调"意为在气分的毒热证失控,波及血分,产生血瘀证,血瘀证一旦发生,则极易造成全身多器官功能障碍的急性虚证。因此血瘀证的出现应该被认为是普通感染向脓毒症进展的分水岭。脓毒症动态发展规律:脓毒症的发生是毒热证向血瘀证的转化,进而出现急性虚证的病理过程,其中重点和分水岭是血瘀证。

　　三分法的过程就是毒热证、血瘀证和急性虚证,病情逐渐加重的过程。开始是重症感染、过度的炎症反应,导致出现凝血功能障碍,微循环障碍甚至 DIC。进一步发展就是感染性休克、多器官功能衰竭。对"卫气营血辨证"中的毒热证,防范毒热入血是重点。在治疗新冠病毒感染患者时,要注意热入营血的问题。

四、血必净注射液的现代研究

　　血必净注射液由王今达在"菌、毒、炎"并治理论的指导下研制而成,由红花、赤芍、川芎、丹参、当归等组成,具有活血化瘀、清热疏通络脉、溃散毒邪的功效。考虑血府逐瘀汤中桃仁、犀角等凉血药入静脉血可能存在毒性,很多危重患者的肠道问题明显,如肠衰、鼓肠和应激性溃疡等,治疗方面需要既能活血,又能阻断热入营血,改善微循环,并且能入静脉的中药,所以在组方上去掉了桃仁,增加丹参、红花、赤芍、川芎药物凉血散瘀。雪琳等研究发现血必净注射液具有强效抗内毒素作用,强效抑制 TNF - α 释放的作用。通过大量的动物实验和临床试验证明血必净注射液具有强效拮抗 LPS 诱导单核/巨噬细胞产生的内源性炎性介质失控性释放的作用,增加血小板以及纤维蛋白原含量,增加血小板聚集力,改善弥散性血管内凝血功能,同时具有提高超氧化物歧化酶活性等作用,能够调节过高或过低的免疫反应,保护和修复应激状态下受损的脏器。由此组方安全的同时,还能够快速起效。

　　血必净注射液能有效改善脓毒性休克微循环障碍[1]。研究表明血必净注射液可有效治疗严重脓毒症引起的 DIC,并可以改善患者的短期预后和凝血功能[2]。运用中西医疗法可有效改善脓毒症肺损伤治疗体系。针对脓毒症肺损伤不同时期采取中西医综合防治策略,即针药并用以调理脏腑、疏通气血,通过调动机体内源性保护系统,促进损伤脏器自限机制的恢复和稳态。脓毒症肺损伤中医治则治法:早诊断、早治疗。审清标本虚实、早期以标实为主,晚期应标本兼顾,治疗先于病机病势,阻止传变,防范其他器官损伤;早期轻度急性呼吸窘迫综合征(acute respiratory distress syndrome, ARDS)宣肺通腑、祛湿透邪。方药:痰热清注射液、清开灵注射液、凉膈散、甘露消毒丹、升降散等;针灸处方:尺泽、鱼际、合谷、中府、曲池、肺俞、足三里等;进展期(中度 ARDS)宣肺通腑,清热解毒,化瘀通络。方药:血必净注射液、大陷胸汤、白虎汤、血府逐瘀汤等;针灸处方:中府、尺泽、鱼际、孔最、大椎、少商等;极期(重度 ARDS)开闭固脱,解毒救逆。方药:参麦注射液、参附注射液、醒脑静注射液、安宫牛黄丸、独参汤、四逆汤等;针灸处方:人中、素髎、气海等。恢复期调和肝脾,益气养阴。方药:参芪扶正注射液、丹栀逍遥散、四君子汤、补中益气汤等;针灸处方:阳陵泉、足三里、肺俞、脾俞、胃俞等。

　　运用此中医治法,回顾性分析脓毒症肺损伤患者 44 098 例,治疗重症急性胰腺炎并发脓毒症肺损伤的病死率降至 13.93%,明显低于国际文献报道的 30%～60%;ICU 平均住院天数缩短至 9.03 日,明显低于文献报道的 19.3 日,促进脓毒症肺损伤患者早期康复,减少了医疗费用。重症肺炎课题研究背景:重症肺炎(SP)—Sepsis 的典型病理模型,在住院患者中多发且进展迅速,均伴有 SIRS、肺损伤和 MODS,治疗合并症可改善预后。首先感染是致死的首要病因,平均病死率 15%～30%,ICU 病死率高达 50%～60%,是 ICU 死亡的主要原因,国内年死亡超过 100 万人。病死率并未随抗生素的发展而下降,随着多种耐药菌的出现,病死率还在升高。治疗:在早期积极进行抗病原微生物治疗的同时,合理的抗炎和抗凝治疗可能有助于改善重症肺炎患者的预后。重症肺炎的脓毒症进行 28 日生存分析:使用血必净注射液 28 日病死率较对照组降低了 8.8%,相对死亡风险降低 35%。结论:每治疗 11.4 例患者,血必净注射液组比对照组减少 1 例死亡。武汉发生新冠病毒感染时,钟南山院士的团队进行血必净注射液治疗重症新冠病毒感染的研究,结论是使用血必净注射液后病死率降低 10%左右。2019 年 9 月,论文在国际重症医学顶级期刊 *Critical Care Medicine* 杂志上正式发表[3],结论:血必净注射液为什么能够降低感染性疾病的预后? 因为它阻断了热入营血或者能改善热入营血。

五、中西医结合治疗脓毒症病案举隅

脓毒症现在仍为世界难题,目前西医学在治疗上仍无明显有效措施,故向中医学寻求答案。中医"菌毒炎并治""三证三法"理论以及中医药有很大舞台;对于急症、重症,如流行性感冒、休克,中医药作用不可小觑;对于常见慢性病,如慢性心衰、心律失常、冠心病,中医药发挥的作用十分巨大;对于脓毒症的治疗,应以西医学的诊断与支持治疗为基础,尤其是对脓毒症的早期识别尤为重要。在此基础上,加上中医药的治疗便会更加全面和有效。

案例 1:患者,男,70 岁。诊断为大叶性肺炎,休克时发生呼吸功能障碍,MODS。鼓肠严重,严重虚弱。给予人参、大承气汤和血必净注射液改善 DIC,对五脏衰有治疗效果。

案例 2:患者,男,73 岁。腹主动脉瘤术后,因结扎肠系膜上下动脉后肠缺血,出现无便、休克(血压为 0),给予升压药、静脉推注参麦注射液。随后出现鼓肠、DIC、ARDS、肝衰,给予血必净注射液、大承气汤,大量芒硝、人参补虚。后来,该患者于 84 岁去世,所以这是一个很成功的肠源性感染导致 MODS 的治疗案例。

案例 3:患者,男,70 岁。流感性肺炎致 MODS,出现鼓肠、DIC、休克、ARDS,病情危重,西医基本已经"判处他的死刑"。给予血必净注射液、大承气汤和人参。患者肠道通畅后给予参附注射液,休克也得到改善。

按:鼓肠,西医称之为"丧钟",尽管对其临床特征和诊疗的认识不断提高,但尚缺乏有效的特异性治疗方法。单纯西医治疗效果不佳。大承气汤治疗鼓肠(阳明腑实证)临床具有较好的疗效,若兼见虚证,在大承气汤基础上加人参、芒硝,有助于降低异常指标。临床中给予肠营养,比如肠必需氨基酸,改善肠道循环,在此基础上,鼻肠管大承气汤给药,外加大承气汤灌肠。无论是机械性肠梗阻、肠鸣音亢进,还是麻痹性肠梗阻,通过这种方式治疗临床疗效较好。

案例 4：患者，男，82 岁。高热不退、神谵。给予安宫牛黄丸、人参白虎汤和血必净注射液，其药物成分中牛黄、麝香清热化痰，石膏清热，人参补气，血必净注射液化瘀解毒，拮抗炎性介质，用药后体温下降，1 周后出院。老年患者的炎症风暴和凝血风暴要并治，既清热解毒，又活血凉血、化瘀，不要将二者割裂开。在疾病处于毒热阶段就用清热凉血的方法，提前用上活血化瘀药；在疾病有入营血分的迹象时，就要使用人参等补虚类的药物以预防。

案例 5：患者，73 岁，脑出血后出现高热、神昏谵语，应激性溃疡（顽固性上消化道出血）。给予独参汤、三七 10 g、白及 15 g、人参 40～50 g，止血效果明显。应激性溃疡本质上是黏膜下微循环障碍，是缺血性疾病，电镜发现小鼠的血管内皮呈球样变，有血栓形成，与微循环障碍有关。治疗应激性溃疡出血，最佳用药是独参汤加三七、白及活血止血，保护黏膜，疗效非常明显。

按：要充分认识"毛细血管渗漏综合征"。毛细血管渗漏综合征是毛细血管一种突发性、可逆性高渗透性疾病，其主要临床表现为低血压、低灌注、低蛋白、低血容量、低氧血症、少尿或无尿、全身水肿，严重者会出现 MODS，甚至多器官功能衰竭，病情凶险。对此，急性期使用血必净注射液和独参汤，预防期给予血府逐瘀汤联合人参活血补气疗效显著。

六、总结与展望

吴咸中在"973"课题中运用大承气汤治疗术后肠梗阻，其中高剂量组用的生大黄剂量是 60 g，排气排便的效果非常好。叶勇运用清毒提取液治疗脓毒症气分热毒型，在黄连解毒汤基础上加大黄而成，清热解毒，泻火攻下，荡涤湿热毒邪。"菌毒炎并治"减少毒素的吸收，大承气汤中大黄、芒硝起着关键性的作用。在新冠病毒感染的治疗上有很多医生也善用大黄排除毒素。李志军强调大黄和芒硝合起来应用治疗脓毒症，这是一个很好的经验。希望临床医生能真正将这些临床经验用于新冠病毒感染的重症抢救。

参考文献

［1］ WANG L, LIU Z, DONG Z, et al. Effects of Xuebijing injection on microcirculation in septic shock[J]. J Surg Res, 2016, 202(1): 147－154.

［2］ YIN Q, LI C. Treatment effects of Xuebijing injection in severe septic patients with disseminated intravascular coagulation[J]. Evid Based Complement Alternat Med, 2014, 2014: 949254.

［3］ SONG Y, YAO C, YAO Y, et al. XueBiJing Injection Versus Placebo for Critically Ill Patients With Severe Community-Acquired Pneumonia: A Randomized Controlled Trial[J]. Crit Care Med, 2019, 47(9): e735－e743.

奥密克戎感染现状及重症早期预警

余祖江

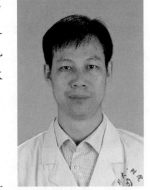

讲者介绍：余祖江，男，教授，博士研究生导师，郑州大学第一附属医院副院长、感染科主任，主要从事慢性乙型肝炎分子发病机制及其治疗的研究工作，为世界卫生组织-热带病联合会观察成员之一，发表国内外文章50余篇，在新冠病毒感染诊疗中做出突出贡献。

一、奥密克戎变异株不断出现，病例激增

截至2022年8月，全球超过5.8亿患者感染新冠病毒，死亡人数超过640万[1]，而奥密克戎（Omicron）变异株由于强大的免疫逃逸能力，引起全球多地确诊病例激增，确诊病例数远超之前的变异株。Omicron变异株新亚型（BA.2，BA.4/BA.5）再次引起全球病例激增，成为优势变异株。研究发现，当前绝大多数患者的感染毒株均为奥密克戎株，奥密克戎家族变异图谱同样显示出其非常广泛、庞杂的变异能力和繁殖能力。奥密克戎变异株以其强大的免疫逃逸能力和辐射力，具有天然的进化优势，对其他病毒亚种具有碾压性的优势。奥密克戎变异株存在的情况下，其他亚型族病毒在生存竞争上处于明显劣势，此为临床诊治新冠病毒感染面临的最主要问题。

二、新冠病毒感染重型/危重型的病例诊断标准

（一）新冠病毒感染重型病例的诊断标准

成人（出现以下任何一条）：① 出现气促，呼吸频率（RR）≥30次/分；② 静息状态下，

吸空气时指氧饱和度≤93%;③ 动脉血氧分压(PaO₂)/吸氧浓度(FiO₂)≤300 mmHg(1 mmHg=0.133 kPa);高海拔(海拔超过1 000 m)地区应根据以下公式对 PaO₂/FiO₂进行校正:PaO₂/FiO₂×[760/大气压(mmHg)];④ 临床症状进行性加重,肺部影像学显示 24~48 h 内病灶明显进展>50%者。

儿童(出现以下任何一条):① 持续高热超过3日;② 出现气促(<2月龄,RR≥60次/分;2~12月龄,RR≥50次/分;1~5岁,RR≥40次/分;>5岁,RR≥30次/分),除外发热和哭闹的影响;③ 静息状态下,吸空气时指氧饱和度≤93%;④ 辅助呼吸(鼻翼扇动、"三凹"征);⑤ 出现嗜睡、惊厥;⑥ 拒食或喂养困难,有脱水征。

(二)新冠病毒感染危重型病例诊断标准

符合以下情况之一者:① 出现呼吸衰竭,且需要机械通气;② 出现休克;③ 合并其他器官功能衰竭需 ICU 监护治疗。

当患者出现重型/危重型诊断后,治疗会趋向被动,此时称为"挽救治疗",治疗效果远没有预防治疗佳。根据中医治未病理论,应当在疾病没有发生、进展前及时治疗,尽量避免重症变成危重症,或及早发现有潜在危重倾向的患者,对其进行施治。

三、高危人群危险因素发病机制分析

(一)重症发病机制:奥密克戎致病力

根据病毒进化的基本特点,病毒变异性与致病力呈现反比关系:变异性越快的病毒,机体识别能力越差,因此反应越弱,清除越困难,传播能力越强。奥密克戎变异株的感染患者绝大多数表现为无症状或轻症,新冠病毒感染而导致的重症及死亡病例并不多见。根据基本传染数 R0 值比较,奥密克戎变异株的传播能力已经超越现有最强的传染病——麻疹,成为世界上传染能力最强的病毒。由于重症病例起病隐匿,容易造成忽视,加之合并症出现,造成临床发现和治疗困难。

(二)新冠病毒发病机制(病毒因素+宿主因素)

奥密克戎变异株进入机体后的发病机制主要分为两方面,一是病毒因素,对靶细胞进行直接破坏,尤其是上皮细胞,最明显的表现如肝细胞破坏后出现转氨酶升高,肾脏上皮细胞损伤后出现蛋白尿,呼吸道上皮细胞损伤后出现痰液增多等。二是免疫因素。奥密克戎变异株进入机体后,迅速激活人体的免疫反应(包括Ⅰ型、Ⅱ型、Ⅲ型、Ⅳ型变态反应),在病理特征严重的患者中,促炎反馈环发展成细胞因子风暴,逐渐损害肺部气道,导致肺水肿和肺炎,并循环到其他器官,造成多器官损害。感染得到良好控制的患者中,病毒感染细胞被 SARS CoV2 特异性 CD8⁺T 细胞迅速清除,病毒被中和抗体(通过病毒特异性 CD4$^+$T 细胞产生)灭活,肺泡巨噬细胞吞噬中和病毒和凋亡细胞,以确保最小的炎症和肺损伤。

(三) 发病机制：造成多脏器、多系统损害

新冠病毒可造成多脏器系统损害。如损害肺脏,早期和较轻病变区见肺泡腔内浆液、纤维蛋白渗出,炎细胞以单核细胞和淋巴细胞为主。随病变进展和加重,大量单核细胞/巨噬细胞和纤维蛋白充满肺泡腔。如损害脾脏、肺门淋巴结和骨髓,出现脾脏缩小、易见脾脏贫血性梗死,淋巴结淋巴细胞数量减少,可见坏死骨髓造血细胞或增生或数量减少。如损害心脏和血管,部分心肌细胞可见变性、坏死,间质充血、水肿,全身主要部位小血管可见内皮细胞脱落、内膜或全层炎症;可见血管内混合血栓形成、血栓栓塞及相应部位的梗死。如损害肝脏和胆囊,则出现肝细胞变性、灶性坏死伴中性粒细胞浸润;肝血窦充血,汇管区见淋巴细胞和单核细胞浸润及微血栓形成。如损害肾脏,出现肾小球毛细血管充血,球囊腔内见蛋白性渗出物。近端小管上皮变性,部分坏死、脱落,远端小管易见管型。肾间质充血,可见微血栓形成。由于奥密克戎病毒必须有适合的细胞作为载体进行复制,因此生殖、神经系统等其他系统的损伤是相对少见的。由于味觉和嗅觉相关细胞中以上皮细胞数量居多,故奥密克戎感染病例中常见味觉和嗅觉损伤。

(四) 发病机制：奥密克戎和德尔塔株的临床特征比较

最新临床追溯性研究[2]表明奥密克戎病毒对血脂变化的影响较大,尤其是低密度脂蛋白和三酰甘油(图 2-9-1)。另一方面,奥密克戎病毒较少出现肺部影像学变化,而德尔塔病毒出现影像学变化较为常见(图 2-9-2)。这印证了奥密克戎病毒主要以上呼吸道感染最为常见,而德尔塔病毒除上呼吸道感染,更多表现在下呼吸道,尤其肺部感染较常见。因此,德尔塔病毒感染后的症状较重、预后更差,而奥密克戎病毒感染的症状相对较轻。

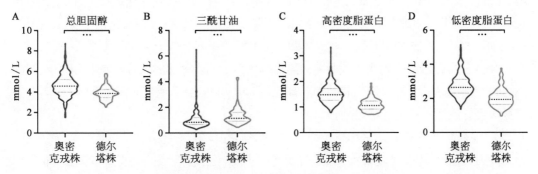

图 2-9-1　感染新冠病毒(奥密克戎株或德尔塔变异株)的患者的血脂化验结果

A. 总胆固醇;B. 三酰甘油;C. 高密度脂蛋白;D. 低密度脂蛋白。*** 表示有统计学意义,$P < 0.001$。

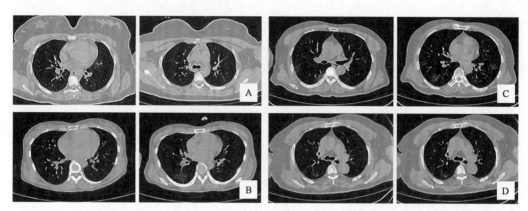

图 2-9-2　代表性患者的胸部 CT 图像

A. 16 岁女性，感染奥密克戎症状出现后第四日，可见磨玻璃影；B. 35 岁女性，感染奥密克戎症状出现后第四日，出现双侧肺炎迹象；C. 51 岁男性，感染奥密克戎症状出现后第三日，发生双侧肺炎。D. 73 岁男性，感染奥密克戎症状出现后第六日，双侧多发性肺炎斑片影。

四、高危人群危险因素预警分析

(一) 重型/危重型高危人群早期筛选

高危人群危险因素预警分析由《新型冠状病毒肺炎诊疗方案(试行第九版)》提出。对重型/危重型高危人群的早期筛选是非常重要的。重型/危重型高危人群包括：60 岁以上老年人；有心脑血管疾病(含高血压)、慢性肺部疾病、糖尿病、慢性肝脏、肾脏疾病、肿瘤等基础疾病者；免疫功能缺陷(如艾滋病患者、长期使用皮质类固醇或其他免疫抑制药物导致免疫功能减退状态)；肥胖(体质指数≥30 kg/m²)；晚期妊娠和围产期女性；重度吸烟者。以上患者需要作为重点危险人群进行筛查，予以单独重点关注。需要注意的是，年龄大于 60 岁的人群免疫能力普遍较差，造成病毒持续时间较长。一般情况下，奥密克戎病毒的持续时间在 1 周左右，但老年患者的病程可以持续到 10～20 日，甚至更久。

1. 早期筛选——高龄(年龄大于 60 岁)　老年人随着年龄的增加，身体代谢能力逐渐下降，导致细胞免疫及体液免疫能力均有不同程度下降，故对疾病的应对抵抗能力不足。另外，老年人的肺功能相对较低下，主要原因有肺功能退行性变、长期不良生活习惯(如吸烟)、空气污染(如 PM2.5)，均可以导致肺脏组织发生变化，出现物理阻隔。除外，老年人多合并代谢性疾病或肿瘤性疾病，如高血压、糖尿病、慢性肺病(慢性阻塞性肺疾病、间质性肺疾病、囊性纤维化和肺动脉高压等)、活动性癌症、免疫系统疾病等，此类合并疾病均可导致病毒的复制能力增强。

2. 早期筛选——合并常见慢性疾病(糖尿病、高血压、恶性肿瘤)　慢性病、高血压、糖尿病、心血管疾病、脑血管疾病、恶性肿瘤、慢性肾脏病等疾病均是重症化的重要因素[3]，此类患者需要特别关注。

体外研究表明，肺上皮细胞暴露在高糖浓度下会显著增加病毒的感染和复制，表明高血糖可能会增强体内的病毒复制,从而使病毒感染患者病情加重。此外,高血糖会导致淋巴细胞数量及功能异常(包括全血淋巴细胞计数、总 T 淋巴细胞绝对数、抑制/细胞毒性 T 淋巴细胞绝对数、辅助性 T 细胞比例绝对数、总 B 淋巴细胞绝对数等),为 2 型糖尿病罹患重型新冠病毒感染甚至死亡的危险因素。

对于高血压患者,新冠病毒能够与 ACE2 受体相结合,共同被人体免疫细胞吞噬,此过程可减少细胞上 ACE2 受体的数量,导致血液中血管紧张素 II 水平升高。血管紧张素 II 触发非免疫细胞(如内皮细胞、上皮细胞),涉及 NF - κB 和 IL - 6 - STAT3 的炎症途径,此外,血管紧张素 II 还可以通过肾素-血管紧张素调节系统影响血压,导致血压不稳定及恶性心脑血管事件,造成新冠病毒感染重型病例,甚至死亡。

在河南某医院,大量新冠病毒感染患者合并恶性肿瘤后,出现病毒血症时间明显延长的现象,导致疾病的变化速度更快。临床许多食道癌的患者合并新冠病毒感染后,疾病进展速度明显加快。何建行团队研究调查了 1 590 例新冠病毒感染患者,其中有 18 例(约 1%)患有癌症,且这些患者大多年龄更高、有吸烟史。癌症患者(39%)比非癌症患者(8%)风险更高、病情恶化更快(发展为重症或死亡)。

3. 早期筛选——免疫功能缺陷 免疫功能缺陷多数在老年人、慢性疾病和 HIV 感染者出现。这些患者提供变异和复制的温床,造成病毒进一步快速变异。机体免疫系统常出现缺陷,免疫功能明显减低,包括白细胞明显减低、免疫球蛋白缺乏以及白细胞介素、补体等参与机体免疫功能的组成部分均发生不同程度的功能减退。机体容易受到外界各种病原体的入侵,轻者导致机体正常生理功能紊乱,严重者会导致严重的感染,危及生命。

一项艾滋病合并新冠病毒感染的临床研究发现,尽管艾滋病的病情进展没有加快,但其病毒血症事件明显比普通患者的时间要延长 1 倍以上。国外研究发现,新冠病毒在 216 日之内可达到 3~4 次变异。病毒血症的长时间出现,为治疗带来很大障碍。由于艾滋病患者会出现各种并发症,故疾病预后较差。此外,长期激素治疗的系统性红斑狼疮等慢性自身免疫疾病患者,在感染新冠病毒后,其发生病毒血症的患病时间相对延长,预后较差,对此,下文有相关病例分享。

4. 早期筛选——肥胖 肥胖可能会加重新冠病毒对人体的损害,肥胖状态影响 T 淋巴细胞的增殖、活化,可能会对新冠疫苗效果有影响,另外,肥胖者多半会有基础性疾病,正常的腹式呼吸会相对减弱,由于自身负荷较重,同时可能还会伴有不同程度的肺功能减退、心功能不全等症状。肥胖后导致的高脂血症,会影响口腔微生态及肠道微生态的改变,引起新冠病毒感染迁延。因此,肥胖患者感染奥密克戎后,症状相对偏重,病毒血症的时间也会偏长。相关研究同样表明[4]奥密克戎和德尔塔病毒对血脂的影响比较明显。

5. 早期筛选——特殊人群:晚期妊娠和围产期女性 晚期妊娠和围产期女性人群同样是重型/危重型的高危人群。根据美国疾病预防控制中心(CDC)的数据,在 2020 年 1 月 22 日至 2021 年 11 月 29 日期间,有 148 327 名孕妇感染了新冠病毒,其中 241 名孕妇不幸去世。年龄较大、BMI 指数高,或者先前存在高血压、糖尿病等合并症的孕妇更容易出现不良妊娠和分娩结局。值得注意的是,研究 77% 的新冠病毒感染、98% 的重症入院以及所有新生儿死亡,均发生在确诊时尚未接种过新冠疫苗的孕妇中[5]。因此,接种新冠疫苗是非常重要的。

6. 早期筛选——合并常见疾病:慢性阻塞性肺疾病或者重度吸烟者　合并有慢性阻塞性肺疾病或者重症吸烟的患者,由于靶器官相同,他们出现重症化、病死率比例是明显偏高的。美国学者在国际医学期刊《柳叶刀——呼吸病学》发表的《新冠肺炎患者的性别差异和吸烟倾向》中,也认为新冠病毒感染的男性比例更高,且男性吸烟者更易发展为严重肺炎,病死率更高[6]。2019 年中国新冠病毒感染的临床特点中,对 1 099 例新冠病毒感染确诊患者的临床特征进行了回顾性分析,其中 137 位吸烟患者中,重症人数为 29 人,重症比为 21.2%;927 位非吸烟患者中,重症人数为 134 人,重症比为 14.5%。从研究数据表明,吸烟者的重症比例更高[7]。

(二) 重型/危重型早期预警指标

成人:① 低氧血症或呼吸窘迫进行性加重;② 组织氧合指标(如指氧饱和度、氧合指数)恶化或乳酸进行性升高;③ 外周血淋巴细胞计数进行性降低或炎症因子如白细胞介素 6(IL-6)、C 反应蛋白(CRP)、铁蛋白等进行性上升;④ D-二聚体等凝血功能相关指标明显升高;⑤ 胸部影像学显示肺部病变明显进展。

儿童:① 呼吸频率增快;② 精神反应差、嗜睡;③ 乳酸进行性升高;④ CRP、降钙素原(PCT)、铁蛋白等炎症因子明显升高;⑤ 影像学显示双侧或多肺叶浸润、胸腔积液或短期内病变快速进展;⑥ 有基础疾病(先天性心脏病、支气管肺发育不良、呼吸道畸形、异常血红蛋白、重度营养不良等)、有免疫缺陷或低下(长期使用免疫抑制剂)和新生儿。

在上述预警指标中,淋巴细胞计数的降幅与新冠病毒感染的肺损伤程度相关,冠状病毒感染时,机体为避免被免疫清除,通过各种方式增加抗炎反应,并启动淋巴细胞负调控,抑制淋巴细胞功能,增加淋巴细胞凋亡,甚至淋巴细胞耗竭,导致淋巴细胞下降。有研究表明,血液中淋巴细胞百分比与新冠病毒感染的严重程度和预后呈负相关;而随着病情好转,病毒对免疫损伤减少,淋巴细胞会回升。IL-6 是炎症发生时最早升高的标志物。当人体受到炎症刺激,即由 T 细胞、B 细胞、单核巨噬细胞等分泌 IL-6,继而介导肝脏的急性期反应,促进 CRP 等急性时相蛋白的生成。血液中的铁蛋白、降钙素原的升高也与急性感染或炎症程度有关。新冠病毒感染早期 D-二聚体升高可能与炎症反应有关,而当 D-二聚体急剧升高,并伴有呼吸衰竭,往往表明急性"炎症反应风暴"的发生,提示肺炎病情进展,几乎所有的重型和危重型患者都存在凝血功能紊乱。乳酸是体内糖代谢的中间产物,在呼吸衰竭或循环衰竭时,可引起组织缺氧,出现体内乳酸升高。当新冠病毒感染转为重型、危重型,患者组织氧合指标乳酸会出现进行性升高。

需要注意的是,早期预警指标检测(关键性指标)内容包括:① 血气分析,当低氧血症或呼吸窘迫进行性加重时,会出现组织氧合指标(如指氧饱和度、氧合指数)恶化或乳酸进行性升高;② 血常规,外周血淋巴细胞计数进行性降低对于诊断具有非常好的价值;③ 影像学胸部CT,观察肺部病变的进展情况。前两项对疾病起到提示作用,第三项具有确诊作用。若没有做胸部CT的条件,DR片也有一定的提示作用。

以临床实例为证,下图为一名感染奥密克戎患者的化验单。11月3日淋巴细胞绝对值是$0.53×10^9$/L(图2-9-3),随着时间进展,到11月5日该值降到$0.44×10^9$/L(图2-9-3),表明外周血淋巴细胞进行性降低,不断地在向肺脏趋化,肺趋化之后所激活的炎症因子风暴会出现明显增加,意味着疾病进展加速,病毒复制水平高。因此,血常规非常重要,主要观察淋巴细胞的动态变化。有条件的情况下,建议进行病毒定量检测(Ct值),结合患者病毒载量检测判断,若Ct值水平稳定在18~20,意味着体内病毒的复制水平较高,体内免疫抑制病毒能力较差,这与前者会形成因果关系,进一步地促进淋巴细胞向肺部组织进行趋化,进而可能会导致肺实变的发生。其次,血气分析:$PaCO_2$ 29.4 mmHg↑↓,PaO_2 56.6 mmHg↓,Hb 6.4 g/dL↓,SaO_2 88.3%↓,FO_2Hb 87.6%↓,FHHb 11.6%↑,cK^+ 2.6 mmol/L↓,cCa^{2+} 1.13 mmol/L↓,cCl^- 112 mmol/L↑,cGlu 7.0 mmol/L↑,cLac 3.1 mmol/L↑。低氧血症组织氧合指标(如指氧饱和度、氧合指数)恶化或乳酸进行性升高。

序号	项目	结果	参考区间	单位	序号	项目	结果	参考区间	单位
1	*白细胞计数	4.77	3.5-9.5	10^9/l	15	*平均红细胞体积	105.20	82-100	fL
2	*红细胞计数	1.65	3.8-5.1	10^{12}/l	16	*平均红细胞血红蛋白含量	38.10	27-34	pg
3	*血红蛋白	63.0	115-150	g/L	17	*平均红细胞血红蛋白浓度	362.00	316-354	g/L
4	*血小板计数	12	125-350	10^9/l	18	红细胞分布宽度	16.90	11.5-14%	
5	中性粒细胞百分数	83.5	40-75	%	19	平均血小板体积	7.80	6-12	fL
6	淋巴细胞百分数	11.2	20-50	%	20	血小板压积	0.01	0.11-0.%	
7	单核细胞百分数	5.2	3-10	%	21	血小板分布宽度	15.20	9-17	fL
8	嗜酸性粒细胞百分数	0.1	0.4-8	%	22	*红细胞压积	17.400	37-54	L/L
9	嗜碱性粒细胞百分数	0.0	0-1	%	23	*C反应蛋白	11.00	0-5	mg/L
10	中性粒细胞绝对值	3.98	1.8-6.3	10^9/l					
11	淋巴细胞绝对值	0.53	1.1-3.2	10^9/l					
12	单核细胞绝对值	0.25	0.1-0.6	10^9/l					
13	嗜酸性粒细胞绝对值	0.00	0.02-0.52	10^9/l					
14	嗜碱性粒细胞绝对值	0.00	0-0.06	10^9/l					A

序号	项目	结果	参考区间	单位	序号	项目	结果	参考区间	单位
1	*白细胞计数	5.07	3.5-9.5	10^9/l	15	*平均红细胞体积	108.70	82-100	fL
2	*红细胞计数	1.47	3.8-5.1	10^{12}/	16	*平均红细胞血红蛋白含量	38.60	27-34	pg
3	*血红蛋白	57.0	115-150	g/L	17	*平均红细胞血红蛋白浓度	355.00	316-354	g/L
4	*血小板计数	26	125-350	10^9/l	18	红细胞分布宽度	17.80	11.5-14%	
5	中性粒细胞百分数	86.2	40-75	%	19	平均血小板体积	11.10	6-12	fL
6	淋巴细胞百分数	8.6	20-50	%	20	血小板压积	0.03	0.11-0.%	
7	单核细胞百分数	4.0	3-10	%	21	血小板分布宽度	17.50	9-17	fL
8	嗜酸性粒细胞百分数	1.1	0.4-8	%	22	*红细胞压积	16.000	37-54	L/L
9	嗜碱性粒细胞百分数	0.1	0-1	%	23	*C反应蛋白	9.26	0-5	mg/L
10	中性粒细胞绝对值	4.37	1.8-6.3	10^9/l					
11	淋巴细胞绝对值	0.44	1.1-3.2	10^9/l					
12	单核细胞绝对值	0.20	0.1-0.6	10^9/l					
13	嗜酸性粒细胞绝对值	0.06	0.02-0.52	10^9/l					
14	嗜碱性粒细胞绝对值	0.01	0-0.06	10^9/l					B

图2-9-3　血常规检测(A. 11月3日;B. 11月5日)

若乳酸水平升高,由于上皮细胞组织代谢以糖酵解为主,便表明组织内存在明显缺氧;在缺氧的同时,出现过度通气,二氧化碳分压水平降低,这也形成一个相互因果关系,可能会出现呼吸性碱中毒合并代谢性酸中毒,这给治疗造成一定困难,此时患者需要高流量吸氧,必要时用呼吸机。另外,当条件有限,不能检测血气分析时,还可以让患者运动5～10 min,随即检测氧饱和度或者指脉氧,同样能早期发现患者是否有重症化的可能。从图中的影像学可以更加直观地进行判断,从11月8日到11月11日,该患者的胸部CT(图2-9-4)已有大半部分面积浸润,肺组织逐渐开始实变,提示病毒性肺炎改变,肺部病变明显进展。

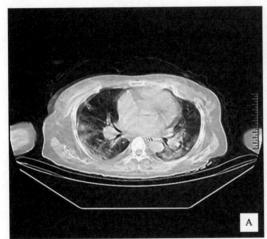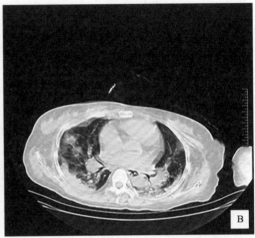

图 2-9-4　胸部 CT 影像(A. 11 月 8 日;B. 11 月 11 日)

(三) 早期预警指标检测误差

另外,还要注意早期预警指标检测误差的存在。首先,新冠病毒感染的临床体征往往不明显,因此不能根据临床体征来判断是否重症化,这容易造成判断失误,当实验室检测与临床体征不一致,无法确定是否有这一危险因素时,可以嘱患者运动之后检测氧饱和度。第二,密切观察指标,必要时每3日查1次血常规,若发现血常规中的淋巴细胞计数进行性下降,要及时进行CT检测判定。第三,强调疫苗接种,及早进行抗病毒治疗,及早氧疗很重要,及时登记没有接种疫苗的患者,这部分患者一旦出现重症化,他们的预后是相对更差的。第四,及时分析上述的六类危险人群,密切观察血氧变化。要注意的是,医生一定要站在"游戏"的前面,这是临床治疗新冠病毒感染患者认识到的一个血的教训,千万不能拖延,预防治疗效果远远大于挽救治疗,把问题放在前面解决。

五、重症/危重症患者救治措施

(一) 重症/危重症的治疗

根据《新型冠状病毒肺炎诊疗方案(试行第九版)》,重症/危重症患者救治措施主要包括如下内容。

1. 治疗原则 积极防治并发症,治疗基础疾病,及时进行器官功能支持。

2. 呼吸支持 ① 鼻导管或面罩吸氧;② 经鼻高流量氧疗或无创通气;③ 有创机械通气;④ 气道管理加强气道湿化;⑤ 体外膜肺氧合(ECMO)。

3. 循环支持 合理使用血管活性药物,监测血压、心率和尿量的变化,乳酸和碱剩余。

4. 急性肾损伤和肾替代治疗 在积极纠正病因的同时,注意维持水、电解质、酸碱平衡。

5. 儿童多系统炎症综合征(MIS-C) 多学科合作,尽早抗炎、纠正休克,器官支持。

6. 重型或危重型妊娠患者 应多学科评估继续妊娠的风险,必要时终止妊娠或者剖宫产。

7. 营养支持 应加强营养风险评估,首选肠内营养。以上是常规的对症治疗,一旦出现重症或危重症,一定要建立多学科会诊,综合诊疗。

(二)病例分析

吕某,女,38岁。因"反复肝功能异常5年,新型冠状病毒核酸阳性1天"为主诉入院。5年前发现肝功能异常,给予保肝药物治疗。4年前出现皮肤及巩膜黄染,无纳差、乏力、尿黄、腹胀、恶心、呕吐等伴随症状,查肝功能及自身免疫性肝病抗体异常,按原发性胆汁性肝硬化(PBC)予药物治疗。1月余前再次出现上述症状入院。患者于2022年10月21日检查新型冠状病毒核酸阳性,入隔离病房。11月2日出现上消化道出血,11月8日凌晨诉有胸闷喘息,血氧饱和度100%,体温最高37.3℃,呼吸30次/分,心率98次/分,血压103~110/60 mmHg,完善血常规(图2-9-5)及胸部CT(图2-9-6)提示双肺炎症。

序号	项目	结果	参考区间	单位	序号	项目	结果	参考区间	单位
1	*白细胞计数	7.00	3.5-9.5	10^9/l	15	*平均红细胞体积	109.40	82-100	fL
2	*红细胞计数	1.74	3.8-5.1	10^12/l	16	*平均红细胞血红蛋白含量	37.50	27-34	pg
3	*血红蛋白	65.0	115-150	g/L	17	*平均红细胞血红蛋白浓度	343.00	316-354	g/L
4	*血小板计数	37	125-350	10^9/l	18	红细胞分布宽度	19.90	11.5-14.%	
5	中性粒细胞百分数	85.5	40-75	%	19	平均血小板体积	10.30	6-12	fL
6	淋巴细胞百分数	9.8	20-50	%	20	血小板压积	0.04	0.11-0.%	
7	单核细胞百分数	4.0	3-10	%	21	血小板分布宽度	18.40	9-17	fL
8	嗜酸性粒细胞百分数	0.6	0.4-8	%	22	红细胞压积	19.100	37-54	L/L
9	嗜碱性粒细胞百分数	0.1	0-1	%	23	*C反应蛋白	41.49	0-5	mg/L
10	中性粒细胞绝对值	5.99	1.8-6.3	10^9/l					
11	淋巴细胞绝对值	0.69	1.1-3.2	10^9/l					
12	单核细胞绝对值	0.28	0.1-0.6	10^9/l					
13	嗜酸性粒细胞绝对值	0.04	0.02-0.52	10^9/l					
14	嗜碱性粒细胞绝对值	0.01	0-0.06	10^9/l					

图2-9-5 11月8日血常规

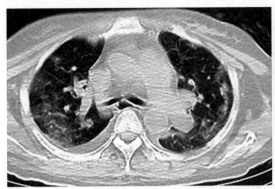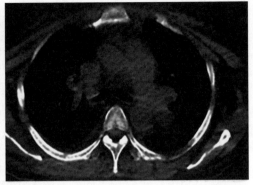

图 2-9-6　11月8日胸部CT

治疗：① 一般治疗，包括吸氧、营养支持治疗、加强休息、心电监护、输血及补充凝血因子等。② 基础病治疗，包括保肝治疗(甘草酸制剂)、腺苷蛋氨酸、抗感染治疗(莫西沙星、哌拉西林他唑巴坦)、利尿剂、熊去氧胆酸[15 mg/(kg·d)]、糖皮质激素(甲泼尼龙20 mg，每日1次，后因消化道出血停药)。③ 新冠病毒感染治疗，给予胸腺肽、糖皮质激素。

按：本例为确诊的新冠病毒感染(重型)病例。根据11月3日的血常规提示，白细胞计数增加，淋巴细胞进行性下降，说明淋巴细胞在逐渐向肺内进行趋化，在趋化的过程中，中性粒细胞增加，说明此时感染逐渐开始出现。11月8日的血常规显示淋巴细胞偏低，说明淋巴细胞仍向肺脏趋化，而中性粒细胞百分数是85.5%，说明感染随之而来，显示出疾病进展的时间差变化，即先有淋巴细胞改变，提示肺形成炎症因子风暴，细菌感染紧随其后，形成动态变化。从11月8日的胸部CT也可以看出，肺有一半以上的面积出现炎症，此时肺实变出现，感染形成。此例患者的病例特点及发生重症化的因素在于：第一，由于存在慢性肝病，患者未接种新冠疫苗，造成预后较差；第二，因为患者存在重叠综合征，长期使用糖皮质激素导致免疫缺陷，是重症化的高危因素；第三，患者合并有肝硬化的慢性疾病，以上三条原因为基础因素，共同导致疾病的重症化。另外，疾病发生突然变化，出现消化道出血和贫血，同样也加剧了重症化程度。

六、总结

针对重型及危重型病例，要关注个体因素，包括遗传因素、有无合并慢性疾病；注意病毒因素，包括病毒毒株、病毒毒力、病毒载量；注意医源性因素，包括能否早期识别重症化、能否及时采取有效救治措施。多因素共同进行判断，及早分析疾病，及早预警，早期处理。

由于新冠病毒变异特点多样，需要强调"4个仍需"：① 出现重症化后，由于新冠病毒变化多端，并发症多样，仍然需要强调中西医并重，不可偏驳，在西医治疗的同时不要忽略中医的作用,中医在改善症状、心理调节、增强体质等方面意义重大。② 虽然新冠病毒感染临床表现有规律可循,但在合并疾病时复杂而微妙,多器官损伤常见,仍需谨慎密切观察患者病情变化。③ 新冠病毒感染重症化因素众多,多种因素可以叠加,造成病情复杂,尽管目前研究众多,但机制并不唯一,仍需仔细和发挥多学科会诊作用。④ 新冠病毒感染重症及危重症的医疗措施多,但是病理机制特殊,患者经济负担及心理负担大,病死率并不乐观,仍需国家和社会进一步重视。

参考文献

［1］　Johns Hopkins. Where COVID-19 cases have been reported across the globe［EB/OL］.（2023 - 1 - 11）［2023 - 1 - 11］.

［2］　Li Q, Liu X, Li L, et al. Comparison of clinical characteristics between SARS-CoV-2 Omicron variant and Delta variant infections in China［J］. Frontiers in medicine, 2022, 9, 944909.

［3］　吴亮,赵平,王建军,等. 常见慢性疾病与新型冠状病毒肺炎患者重症化风险的系统评价及荟萃分析［J］. 中华传染病杂志,2021,39(1)：2 - 8.

［4］　Ren Z, Wang H, Cui G, et al. Alterations in the human oral and gut microbiomes and lipidomics in COVID-19［J］. Gut, 2021, 70(7), 1253 - 1265.

［5］　Stock SJ, Carruthers J, Calvert C, et al. SARS-CoV-2 infection and COVID-19 vaccination rates in pregnant women in Scotland［J］. Nature medicine, 2022, 28(3), 504 - 512.

［6］　Cai H. Sex difference and smoking predisposition in patients with COVID-19［J］. The Lancet. Respiratory medicine, 2020, 8(4), e20.

［7］　Guan WJ, Ni ZY, Hu Y, et al. Clinical Characteristics of Coronavirus Disease 2019 in China［J］. N Engl J Med, 2020, 382(18)：1708 - 1720.

国医大师刘志明辨证施治重型与危重型新冠病毒感染的 CT 动态变化半定量分析

方继良

讲者介绍：方继良，主任医师，博士，硕士研究生导师，中国中医科学院广安门医院放射科副主任，功能成像研究室主任，中国中西医结合学会医学影像专业委员会常委。1989 年湖南医科大学临床医学专业毕业，中国中医科学院中西医结合博士毕业。先后于 2001 年在德国科隆大学做访问学者 1 年，于 2005 去美国哈佛大学医学院麻省总医院磁共振中心博士后研修 2 年。临床专长：心脑血管病影像诊断，胸腹部肿瘤影像诊断。中西医结合影像科研：10 余年来，在针刺脑机制 fMRI 研究领域处于国内外领先地位。负责国家自然科学基金课题 2 项，留学基金 1 项，"973"子课题 1 项，美国 NIH 国际博士后课题 1 项。以第一作者或通讯作者发表 SCI、EI 期刊论文 13 篇，累计影响因子 37 分，发表国内核心期刊论文及综述 25 篇。

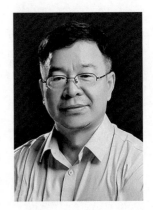

新冠病毒感染已形成世界性大流行，成为国际公共卫生的紧急事件[1]。10%～20%的新冠病毒感染为重型及危重型，如救治不力，将迅速出现急性呼吸窘迫综合征、感染性休克，甚至死亡[2]。新冠病毒感染常用抗病毒药物治疗，如洛匹那韦利托那韦片、格瑞弗森等；部分采用瑞德西韦、抗疟药、止泻药、核酸合成抑制剂、恢复期患者的血清及中药等，但至今尚未研制出疗效确切的特异性抗病毒药物[3]。本团队前期进行研究收集 6 例患者，在常规治疗效果欠佳、病情恶化后，由中国中医科学院广安门医院国医大师刘志明远程会诊(图 2 - 10 - 1)，采用化浊调肺方，辨证施治，均达到临床康复。现将总结的 6 例中药治疗前后的临床特征及 CT 动态变化规律与大家分享，为新冠病毒感染的诊治提供参考。

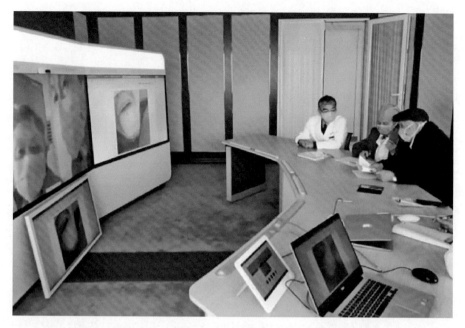

图 2-10-1　国医大师刘志明(左 1)在北京为湘潭市中心医院患者远程会诊

一、资料与方法

(一) 一般资料

回顾性分析 2020 年 1 月 28 日至 2020 年 2 月 29 日在湖南省湘潭市中心医院确诊的 2 例重型和 4 例危重型新冠病毒感染患者,其中男 2 例,女 4 例,年龄 37～67 岁,平均 (57.2±12.3)岁。从发病至首诊时间为 1～10 日,住院时间为 18～24 日。服用中药时间为 5 例在发病后 7～11 日,1 例在 21 日。6 例均经核酸检测为阳性,检测标准、分型标准均符合国家卫生健康委员会发布的《新型冠状病毒感染的肺炎诊疗方案(试行第五版)》[4],其中重型 2 例(例 3、4),危重型 4 例(例 1、2、5、6)。

(二) 仪器与方法

1. CT 检查　采用 Philips Brilliance 16 CT 扫描仪。扫描参数:120 kV,100～250 mAs,螺距 0.75～1.5,准直宽度 0.625～5.0 mm,重建层厚 2～5 mm。因住院病情变化及康复期复查,6 例均行 4～5 次胸部 CT 检查。随访至 2020 年 3 月 31 日。

2. 治疗方法　6 例均采用标准化的抗病毒药物洛匹那韦利托那韦片、输氧、营养支持等一系列对症治疗,5 例使用小剂量激素治疗。治疗 1～2 周后,效果均较差,病情恶化。刘志明采用中药化浊调肺方治疗,辨证方法:气营同病,痰热阻肺,心肾阴脱;治疗原则:清解气营,清肺化痰,救阴敛阳。每 3 日调方 1 次,直至出院后康复期继续中药治疗。

(三) 影像征象及病变范围

半定量评估结合既往病毒性肺炎文献[5-6]及新冠病毒感染的影像特征,对影像征象及病变范围进行以下半定量评价:① 观察的影像征象,有磨玻璃影、实变、磨玻璃样混合实变影、网格样改变、条索样改变和胸腔积液。对各个影像特征分别评价,若存在记为 1 分,若无则记为 0 分。② 病变分布范围,肺内分为 6 区,左右各 3 区,又分为上、中、下 3 个区,上区为气管隆突上方区域,中区为气管隆突下至右侧肺下静脉区域,下区为右侧肺下静脉下区至膈顶。每个肺区根据病变范围评为 0～4 分,0 分,无病变;1 分,病变范围<25%;2 分,病变范围 26%～50%;3 分,病变范围 51%～75%;4 分,病变范围 76%～100%。由 2 位放射科医师独立评估,结果不一致时,经讨论后统一评价。

(四) 统计学分析

应用 SPSS 17.0 软件进行数据分析,对中药治疗前后肺部病变范围的半定量结果行 Wilcoxon 符号秩和检验,以 $P<0.05$ 为差异,有统计学意义。

二、结果

(一) 中药治疗前后临床表现及实验室检查变化

中药治疗前 6 例均发热,咳嗽 4 例,乏力、恶心各 1 例。2 例白细胞、淋巴细胞计数低;2 例氧分压<93%;1 例 C 反应蛋白高于正常值;3 例出现呼吸困难,2 例用无创呼吸机辅助呼吸,另 1 例病情较重,采用气管插管有创呼吸机治疗。中药治疗后,患者症状逐渐好转,1 周左右症状明显改善,呼吸机撤除,3～10 日均临床痊愈出院;继续服用中药,直至康复,均未出现症状复发及核酸复阳现象。

(二) 中药治疗前后 CT 表现变化(表 2 - 10 - 1)

6 例首次 CT 检查均有肺部异常,以磨玻璃样改变为主,随后逐渐出现肺实变,条索样改变逐渐增多,2 例出现胸腔积液。6 例病变呈双肺弥散性分布,主要分布在右肺中上区,然后是右下区,左侧中下区,左上区最少见。中药治疗后 1 周左右 CT 示磨玻璃影及实变明显吸收,康复期表现为少许磨玻璃影改变及纤维条索状影。6 例治疗前全肺计分总分为(12.50±9.75)分,治疗后为(8.83±6.75)分,差异有统计学意义($P=0.041$)。

表 2‑10‑1　中药治疗前后 6 例新冠病毒感染的胸部 CT 表现评分(半定量结果)

CT 表现		例 1 前	例 1 后	例 2 前	例 2 后	例 3 前	例 3 后	例 4 前	例 4 后	例 5 前	例 5 后	例 6 前	例 6 后
磨玻璃影		0	1	1	1	0	1	1	1	1	0	1	0
混合影		1	1	0	0	1	1	1	0	1	1	0	1
实变		1	1	0	0	1	1	1	0	1	1	1	1
网格状改变		0	0	1	1	0	0	0	0	1	1	1	0
纤维索条		0	1	0	1	1	1	1	1	0	1	0	1
胸腔积液		1	1	0	0	0	0	1	0	0	0	0	0
病变范围	右上区	2	2	4	1	1	1	3	2	1	1	1	1
	右中区	2	1	4	2	1	1	3	2	3	2	3	2
	右下区	2	1	2	1	1	1	2	1	4	4	4	3
	左上区	1	1	3	1	1	1	1	1	1	1	1	1
	左中区	2	2	3	1	1	1	1	1	1	1	2	2
	左下区	2	1	3	1	1	1	1	1	3	3	2	2

注:治疗前例 1 为右侧胸腔积液,例 4 为双侧胸腔积液;治疗后 2 例较前明显减少。

三、讨论

目前针对重型及危重型新冠病毒感染的推荐治疗方法是在常规抗病毒、吸氧等对症支持治疗基础上,积极防治并发症及预防继发感染,酌情短期加用糖皮质激素,并强烈推荐各地根据病情、当地气候特点及不同体质等辅以中药辨证治疗。一项研究[7]证明,服用中药制剂的新冠病毒感染患者死亡的风险仅为未服用患者的 0.273($P<0.05$);重型或危重型患者的死亡风险是非危重型的 74 倍。基于 2003 年中医药治疗非典型肺炎(也为一种冠状病毒感染)经验,中药可能在治疗新冠病毒感染中有促进炎症吸收的作用,在其他治疗基础上加上中药治疗,可能具有一定优势。据最近国家中医药管理局初步统计,我国 90%新冠病毒感染患者已行中医药治疗[8]。

本研究 6 例患者在刘志明远程会诊前,4 例已进入病危状态,2 例是病重状态,均属于气营同病,痰热阻肺,心肾阴脱。新冠病毒感染属于"疫"病范畴,这 6 例患者发病时正处于早春时节,天气又寒又冷又湿,仝小林提出此次疫情当属"寒湿疫"[9]。刘志明根据"寒湿疫"理论,针对患者的临床症状和环境因素,选用化浊调肺的中药汤剂,清解气营,清肺化痰,救阴敛阳,改善了患者的临床症状,使其达到临床康复。

文献[10-13]报道,新冠病毒感染(中型)CT 主要表现为散在的磨玻璃影、实变影、磨玻璃与实变混杂密度影,部分磨玻璃影内可见网格状改变或小叶内间质增厚,少数伴淋巴结肿大、胸腔积液。黄璐等[14]发现重型及危重型新冠病毒感染均表现为双肺病灶,重型以多发、斑片、混合密度灶为主;危重型病灶均为大于 3 cm 的多发混合密度病灶。本组影像表现与其基本相符。本研究着重分析患者服用中药前及服中药后 1 周左右的 CT 表现,发现治疗后双肺病变范围明显减小,2 例胸腔积液较前减少。治疗前后肺部影像以磨玻璃影及混杂密度影多见,但病变整体范围呈缩小状态,出院继续中医药治疗后随诊复查CT,仅残留较淡的少量磨玻璃及纤维条索状影,提示在对症支持治疗的基础上,中药辨证论治后肺部病变明显吸收,中药可加快肺部病变吸收和改善临床症状。2 例白细胞与淋巴细胞数目恢复正常,说明中药可提高患者免疫力,从而缩短病程、更快控制病情,降低了重型及危重型患者的病死率。综上所述,在对症支持治疗的基础上,加用中药辨证论治,可改善新冠病毒感染患者的临床症状。CT 发现短期内肺部炎性病变明显吸收,康复期仅残留少量病变,原因可能为中药发挥了整体调节作用,提高了患者的免疫力。但本研究例数尚少,中药治疗新冠病毒感染确切有效还需进一步随机盲法对照的大样本临床研究。

参考文献

[1] WHO. Coronavirus disease (COVID-19) Situation Report-102. [EB/OL]. (2020 - 05 - 01)[2020 - 05 - 15]. https://www. who. int/docs/default-source/coronaviruse/situation-reports/20200501-covid-19-sitrep. pdf.

[2] CAO Y H,LIU X L,XIONG L J,et al. Imaging and clinical features of patients with 2019 novel coronavirus SARS-CoV-2:A systematic review and meta-analysis[J]. J Med Virol,2020;92(9):1449 - 1459.

[3] XU X, YU C, QU J, et al. Imaging and clinical features of patients with 2019 novel coronavirus SARS-CoV-2[J]. Eur J Nucl Med Mol Imaging,2020,47(5):1275 - 1280.

[4] 国家卫生健康委员会. 新型冠状病毒感染的肺炎诊疗方案(试行第五版)[EB/OL]. (2020 - 02 - 04) [2020 - 05 - 18]. http://www. gov. cn/zhengce/zhengceku/2020-02/05/5474791/files/de44557832ad4be1929091dcbcfca891. pdf.

[5] ZU Z Y, JIANG M D, XU P P, et al. Coronavirus Disease 2019(COVID-19):A Perspective from China[J]. Radiology,2020;296(2):E15 - E25.

[6] SONG F, SHI N, SHAN F, et al. Emerging 2019 novel coronavirus(2019-nCoV) pneumonia [J]. Radiology,2020,295(1):210 - 217.

[7] 罗蒙,江波,徐鸿婕,等. 新型冠状病毒肺炎患者死亡影响因素分析[J]. 中草药,2020,51(6):1450 - 1454.

[8] 侯键,侯丽恺,曾芳. 新型冠状病毒肺炎防治中的中医观[J]. 中国中西医结合影像学杂志,2020,18(2):109 - 112.

[9] 仝小林,李修洋,赵林华,等. 从"寒湿疫"角度探讨新型冠状病毒肺炎的中医药防治策略[J]. 中医杂志,2020,61(6):465 - 470.

[10] WANG Y, DONG C, HU Y, et al. Temporal changes of CT findings in 90 patients with COVID-19 pneumonia:a longitudinal study[J]. Radiology,2020;296(2):E55 - E64.

［11］　XU Z，SHI L，WANG Y，et al. Pathological findings of COVID-19 associated with acute respiratory distress syndrome［J］. Lancet Respir Med，2020，8(4)：420-422.

［12］　LIU Y，JORDAN W，VOLKMAR M. A low dose chest CT program［J］. Radiol Manage，2012，34(3)：9-10.

［13］　牟俊,王荣品,刘新峰,等.新型冠状病毒肺炎 CT 表现动态变化的初步探讨[J].中国中西医结合影像学杂志,2020,18(2)：116-119.

［14］　黄璐,韩瑞,于朋鑫,等.新型冠状病毒肺炎不同临床分型间 CT 和临床表现的相关性研究[J].中华放射学杂志,2020,54(4)：300-304.

新冠病毒感染重症可视化诊治

段 军

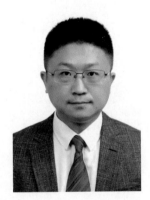

讲者介绍：段军，男，副主任医师，医学博士。中日友好医院外科重症医学科副主任，北京协和医学院硕士研究生导师。2016年在美国哈佛大学附属麻省总医院任访问学者。中国医师协会重症医学医师分会青年委员；北京医学会重症医学分会青年委员；中国中医药信息研究会青年医师分会危重症学组组长；中国医药教育协会超声医学专业委员会重症超声分会副主任委员；中国重症超声研究组（CCUSG）工作委员会委员。擅长诊疗循环重症、产科重症及多发伤救治；擅长重症超声与血流动力学监测技术、院内急救体系建设、心肺复苏及心血管急救培训、模拟教学。

在临床中，重症医师的培养同中医医师的培养一样，需要很多临床经验的积累，可能需要几十年甚至更长的时间才能成为一名专家。如何把重症医师的培养，从十年、二十年缩短到一年、两年？那就要借助可视化工具的帮助。它能够让大家看到的东西更加精准和均一。重症中的可视化工具，包括但不限于可视化监控系统、可视化超声、可视化呼吸气管镜、可视化神经重症以及可视化食道压监测等。借助可视化工具的帮助，可以早期快速发现重症患者，提高诊断和治疗的准确性。段军在工作以及治疗新冠病毒感染过程中积累了大量运用可视化工具进行重症诊治的经验，现将其讲座内容加以整理、总结，以期为临床诊疗重症开阔思路。

一、可视化重症诊治的重要性

多年前，曾有1位患者在北京呼家楼地铁站晕倒，心脏骤停。由于没有人指导进行心肺复苏,也没有自动体外除颤器(automated external defibrillator,AED),错过了最佳的抢救时机,导致死亡。那么如今呢? 可视化的心肺复苏,可以随时随地发挥救人作用,看到有人倒地,(路人)打救援电话,随后无人机运来 AED,还能视频指导(路人)怎么做心肺复苏。

此案例告诉大家,现在可视化的指导已经形成了重症救治里面非常重要的一部分。比如判断心肺复苏的效果,一般看舒张压和呼末二氧化碳,但是现在有了超声,就能直接看出胸外按压的效果怎么样,按压得好,超声的表现就好。所以可视化是重症越来越精英化的一个捷径。

院内案例:① 2015 年 11 月,女,胃贲门瘤术后回病房,心电监护,出现呼吸抑制,当护士到病房发现时,患者已经心脏骤停,心肺复苏后转 SICU,4 个月后去世;② 2016 年 4 月,男,甲状腺全切术后当晚,患者呼吸困难,值班医生处理后未好转,突发心脏骤停,心肺复苏,通知 SICU 抢救,去世;③ 2017 年 7 月,女,骨科手术后当晚,呼吸困难,心肌酶升高,血压下降数小时,病情突然变化,大面积心肌梗死,SICU 抢救无效,去世。

有一句话叫作:没有病情的突然变化,只有病情变化被你突然发现。所以如何早期去发现患者病情已经加重,并及时去干预,是非常重要的。尤其是在新冠病毒感染患者病房,如果筛查时没有发现重症患者,或者患者在病房里面加重没有被及时检查或发现,那么患者就会陷入很大的危险。从 2016 年开始,段军曾到梅奥医疗中心、美国哈佛大学附属麻省总医院,去学习他们的院内急救方案,回过头来对比国内的一些医院,实际上国内的急救或者快速应急做得不够好,都是发现患者出问题以后再打电话,实际上已经延迟了。医生应该在患者发生问题之前发现它,提前进行干预。

二、可视化监控系统

(一) 常规院内急救体系

常规院内急救体系分为三个层级,第一个层级是患者心跳停止,即管床医生打电话说患者心脏骤停了,请 ICU 来帮助抢救。第二个层级是快速反应团队(RRT),当患者心跳停止之前,会有一些征兆,比如胸痛、心率加快、血压低或者呼吸急促,(患者)发现后主动去叫大夫帮助处理。第三个层级是医护人员一直处于一级预防状态,患者没有需要急救的情况,但现实中是不可能的。所以医生最主要的是怎么去早期发现患者的病情变化,尤其是在新冠病毒感染患者病房。

(二) 可视化院内急救体系——RRS 体系

RRS 体系是在院内建立的可以早期发现患者病情恶化,并及时干预的信息体系。RRS 体系包括信息系统、应急团队以及转运机制三个方面,其中最主要的是信息系统,需要在监护仪中加一个信号收集器,它能够收集患者病情,一旦发现患者病情变化会自动发送信息到对讲机中,并且不论上级医生是否在院,信息都会同时发送到上级医生的手机中。如果值班大夫护士没有发现这条消息,上级医生作为备份,会主动联系值班大夫。信息系统的报警设限不仅包括单个指标的,也包括现在用的特别多的 60 评分,只要达到报警线,信息系统就会启动。

(三) RRS 体系的应用

新冠病毒感染疫情期间,段军团队赴武汉市同济医院中法新城院区救治患者。隔离区里面当时有 50 张病床,值班医生和护士在隔离区里面,而医疗专家在隔离区外面,里面人手是绝对不足的。所以团队从北京运了很多机器过去,并且将信息系统的 60 评分改良成适合新冠病毒感染患者的评分,用这套信息系统去及时发现患者的病情变化。专家们即使不进病房,也能给病房里面的医生做指导。当医生去查房、去看患者,但是在里面隔离的时间太长,如果患者有危急变化,直接在里面就可以跟外面的专家、对讲,如果确实需要进去,专家们再穿防护服进去。包括当时做气管切开,做 ECMO,都通过可视化的途径去掌控。平常医院的感染病区有很多可疑患者,这种可视化的系统能帮助医生处理很多棘手问题。信息系统可以作为 EICU 或者是某一个部门的监控中心,可以把整个医院的重患者全部监管,不会遗漏任何一个重患者[1]。

三、超声在重症可视化中的应用

(一) 超声应用于心肺复苏[2]

心肺复苏时,医生去摸患者的动脉搏动,有 8% 的概率会误判。一部分原因是医生感受到的是自己的动脉搏动,实际上患者已经死亡。更多的可能是患者心脏仍在跳动,只不过收缩压在 60 mmHg 以下,此时医生是感受不到(动脉搏动)的,导致错误使用胸外按压。所以只靠眼睛和手指是不可靠的。2015 年的心肺复苏指南[3] 已经明确提出,超声可以应用于心肺复苏,而且发挥的作用特别大,甚至于将心肺复苏的生存链一分为二,即对院内心脏骤停而言,最重要的不是胸外按压,而是监测和预防。也就是早期发现患者病情发生变化,就去救治,不让血压继续低,不让心率降得快,不让呼吸继续窘迫,那么患者就不会死亡。这也是段军现在正在做的 ACLS-EP 培训,培训中超声是必不可少的。

将超声加入心肺复苏中,在抢救患者时,做超声的医生在旁边做好准备,在心肺复苏判断动脉搏动时的 10 s 去做心脏超声,通过超声就能很清楚地看到患者的心跳是否停止,是什么原因导致心脏骤停? 是肺栓塞、心包填塞还是心肌梗死? 这些都能用超声帮助判断。有这样一个病例,患者刚做完手术,上厕所时倒地,大多数医生都怀疑是肺栓塞,但因为患者在做心肺复苏,没有可能去做 CT 下肺动脉造影检查,于是通过做超声发现右心大、腔静脉宽,所以就能够判断是肺栓塞,于是给患者一边按压一边溶栓,最终患者脱离危险。这告诉我们,在 ICU 里面超声是非常有用处的。

（二）超声应用于新冠病毒感染

新冠病毒感染的病理生理改变决定了用超声是非常合适的,因为新冠病毒感染的病变会累及胸膜,只要累及胸膜,超声就有表现[4]。以下两个病例是段军团队在武汉诊治的新冠病毒感染患者：病例1,患者发热19日,心率为每分钟130次,呼吸为每分钟25次,氧饱和度100％,超声筛查发现,左心弥漫性收缩功能减低,只有40％,且胸腔全是胸水,布满B线。新冠病毒感染会导致渗出增加,会有B线,心衰也会有B线,但因为有心衰的存在,所以有弥漫的B线。超声发现这个患者很重,所以就把他划分到ICU治疗,通过无创呼吸机和液体管理等方法,几天后患者心肌收缩功能就慢慢恢复了。病例2,新冠病毒感染患者中最早进行冠脉支架手术,术后转到了重症病房,通过做超声发现患者是心源性休克,很重,心脏弥漫性收缩功能减低,很快患者的ST段就抬高了。立刻就给患者上了ECMO和IBP,在ECMO和IBP的辅助下把冠状动脉再次开通,然后用超声持续监测心脏收缩。

超声不仅能应用于重症患者,由于当时医生和护士都戴三层手套,穿刺时摸动脉根本摸不好,如果用超声帮助穿刺,就可迎刃而解。超声也可以简单地代替CT,因为新冠病毒感染患者去做CT的流程特别复杂,且当时根本没有条件去做,做的话会把整个病房都污染,这个时候用超声就可以暂时代替CT,比如实变、淤血、肺水肿,用超声都能看出来。当时超声还被常规运用于经皮气切、ECMO置管、肠管置入等。

（三）超声应用于航空航天救援

1996年达喀尔拉力赛时,一位受伤的摩托车车手血压很低,氧合很差,一位医生用超声判断出来是张力性气胸,于是进行了穿刺引流,解决了问题。这位医生很有名,他把超声推广于陆地转运和航空转运。如果坐飞机转运患者,在飞机上是不应该去处理患者的,因为没有空间,没有人帮助,也很难去操作。所以医生在患者航空转运之前,一定要给他做个超声,如果发现有问题,那患者就应该先不转运。

2018年段军和999的一位医生去日本转运一个患者回国,患者是在当地溺水,刚抵达的时候看胸片,只有一节肺水肿,没有气胸。航空救援最怕的是气胸,因为飞到天上气压降低,气胸就会变成张力性气胸。通过胸片判断患者可以转运,但是用超声看的时候看了5 min没有看到心脏,又用日本的大超声去看,也没看到心脏,所以就先延迟转运,给患者做了一个CT,发现确实是气胸,因为患者的气胸是平面结构,胸片是看不出来的,于是给患者放了壁式引流才进行转运,不然在天上去处理张力性气胸会很麻烦很被动,那就会是一次失败的航空医疗转运。所以现在不管是120还是999去做保障的时候,都必备三个东西,一个是AED,一个是ECMO,还有一个就是超声。

（四）超声的其他应用

除以上应用外,超声还可以应用于地震和战场,比如验伤分类,看哪个患者重哪个患者轻,根据临床经验根本就不够,但用超声一看,就知道这个患者重还是不重,就很简单。还能应用在宇宙飞船中,在我国的神舟十号飞船里面就有用到。还能应用于麻醉等。所以超声不但在 ICU 里面,在方方面面都可以有应用。

参考文献

［1］　陈学斌,段军,安峥,等.远程移动中央综合监护与自动预警系统在 COVID - 19 重症患者救治中的应用实践[J]. 中国医疗设备,2020,35(6)：166 - 70.

［2］　段军,丛鲁红,陈德生,等.重症超声在心肺复苏中的临床应用[J]. 中华诊断学电子杂志,2017,5(3)：158 - 61.

［3］　NEUMAR R W, SHUSTER M, CALLAWAY C W, et al. Part 1：Executive Summary：2015 American Heart Association Guidelines Update for Cardiopulmonary Resuscitation and Emergency Cardiovascular Care[J]. CIRCULATION, 2015, 132(18 Suppl 2)：S315 - S67.

［4］　王书鹏,段军.重症肺部超声临床应用管理流程[J]. 中华诊断学电子杂志,2018,6(2)：98 - 100.

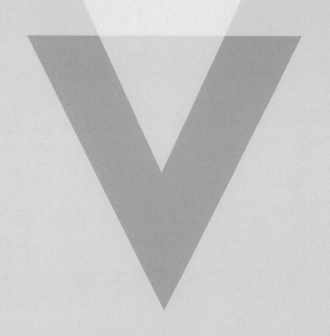

中 西 医 结 合 救 治 寒 湿 疫 疑 难 危 重 症

下篇
新冠病毒感染疑难危重症医案举隅

第一章

新冠病毒感染危急重症

病例 1　新冠病毒感染(重型)合并高渗性昏迷及曲霉菌肺炎

　　新冠病毒感染在全球范围内流行。在持续的大流行趋势中,新冠病毒感染影响着各类人群,有基础疾病的患者更易出现危急重症,而新冠病毒感染同样也可能引发一些新的疾病。研究发现,与非糖尿病患者相比,糖尿病患者在感染新冠病毒后更容易发生炎症风暴,病情恶化迅速,发病率和病死率均较高[1]。同样,由于新冠病毒可以结合血管紧张素转换酶 2(ACE2)受体,它可能会导致糖代谢的多态性改变,使新冠病毒感染患者比非感染者有更高的急性糖尿病发病率[2]。由于部分患者的基础疾病,以及收治传染病患者专科医院的特定环境,使部分新冠病毒感染患者的诊治非常复杂且极具挑战性。由于新冠病毒感染引起的严重免疫反应和淋巴细胞耗竭,以及治疗中呼吸机和抗菌药物的使用,抗菌药物耐药性的增加等因素对新冠病毒感染大流行的现状构成了附带损害,使患者可能会出现所谓的"超级真菌感染"。研究表明,重症监护室(ICU)中曲霉菌肺炎的累积发生率为 1.0%～39.1%,多发生在 ICU 入院后 5～13 日(四分位数范围),且有着很高的病死率[3,4]。本案例是国家新冠中医医疗救治专家组参与救治的一例青少年女性患者,其新冠病毒感染病情复杂,合并曲霉菌肺炎以及新发 1 型糖尿病伴高血糖高渗综合征(HHS)昏迷,通过中西医结合治疗救治成功,现将其病程进展及讨论意见进行总结,期望为临床诊治此类新冠病毒感染危重患者提供思路借鉴。

一、病例概述

谭某,女,15岁,未婚。

入院时间：2022年10月22日。

主诉：突发意识不清6日,新冠核酸阳性6日。

现病史：患者母亲代述患者12日夜间于当地方舱医院隔离时出现发热,具体体温不详,无咳嗽、咳痰、咽痛、流涕、腹泻等症状,患者服药(具体不详)后体温有所下降,13日出现纳差不适,进食后恶心、呕吐,未予重视,14日至15日上述症状未缓解,16日凌晨患者出现胸闷、气憋,意识不清、呼之不应、两目向上凝视,查血糖＞30 mmol/L,方舱医院予"醋酸泼尼松片"口服(具体用量不详),效果不佳,故收入院,入院时患者意识不清,小便失禁。血气分析示：代谢性酸中毒并呼吸性碱中毒,同时发现血糖高,诊断为：1型糖尿病、糖尿病酮症酸中毒昏迷、高渗状态、代谢性酸中毒并呼吸性碱中毒,急性肾功能不全。予降糖、纠酸等对症治疗。急查头颅CT：横窦、直窦及矢状窦内密度增高；胸部CT提示：① 咽后壁软组织间隙及颈部气管、食道(颈段至胸段)周围至胸廓入口、纵隔内(心脏及大血管周围)多处积气；② 右肺中下叶(支气管血管束周围)及左肺门部分气管血管束周围、左侧叶间裂区多处积气。18日起给予Paxlovid(奈玛特韦150 mg/利托那韦100 mg)每12 h 1次,口服。19日行胸部CT提示：① 两肺感染性病变伴多处肺实变(考虑合并肺水肿),结合临床不排除新冠病毒感染肺炎改变；② 左右气管及部分支气管变窄,胸廓入口及纵隔内少量积气,较前片对比大部分吸收；③ 右侧胸腔少量积液。予美罗培南1 g,每8 h 1次,静脉滴注抗感染治疗,20日行气管插管接有创呼吸机辅助通气。住院期间仍有发热,体温最高39℃,持续意识障碍,22日由负压120转入我院,以"新冠病毒感染"收入我科。刻下症见：意识障碍,发热,无咳嗽,咳痰,腹泻,留置导尿,大便未解。

既往史：平素体健,否认糖尿病病史及其他病史。患者已接种新冠疫苗2针。

家族史：无糖尿病家族史。

查体：患者呈镇静状态,气管插管接有创呼吸机辅助通气,双侧瞳孔等大等圆,对光反射灵敏,肌张力正常,四肢肌力查体不合作,双侧Babinski征(±)。

实验室检查。血常规：红细胞$3.08×10^{12}$/L↓,白细胞$7.19×10^9$/L,血红蛋白94 g↓,淋巴细胞数$0.36×10^9$/L↓。肝功能：总蛋白41.48 g/L↓,白蛋白27 g/L↓,谷草转氨酶49 U/L↑,β_2微球蛋白4.77 mg/L↑；肾功能：尿素17.19 mmol/L↑,肌酐304 μmol/L↑；葡萄糖14.85 mmol/L↑；肌酸激酶2 148.57 U/L↑；乳酸脱氢酶504.76 U/L↑；血脂：总胆固醇1.48 mmol/L↓；血清铁5.52 μmol/L↓,转铁蛋白0.75 g/L↓。凝血功能：纤维蛋白原含量6.43 g/L↑,D-二聚体8.01 mg/L↑,纤维蛋白原降解产物12.92 mg/L↑,抗凝血酶72.30%↓；C反应蛋白129.93 mg/L↑；B型钠尿肽139.70 pg/ml↑；肌红蛋白2 438.90 ng/ml↑,降钙素原2.20 ng/ml↑,肌钙蛋白

I 0.05 μg/L;新冠抗体 IgM 0.68,新冠抗体 IgG 110.85↑;红细胞沉降率 55.00 mm/h↑;血淀粉酶 437.00 U/L↑;*ORF1ab* 基因(+)Ct：35.16,N 基因(+)Ct：31.65;尿常规：尿葡萄糖(++),尿隐血(+++)。

辅助检查。头颅 CT：头颅未见明显异常;胸部 CT：两肺斑片、小结节及树芽征并散在渗出,两下肺支气管管壁增厚,考虑新冠病毒感染合并其他,建议完善实验室相关检查,除外结核感染。腹部 CT：上、下腹及盆腔未见明显异常。床旁 DR：① 两肺弥漫渗出性病变;② 气管插管术后,中心静脉、上消化道置管术后(图 3-1-1)。胸部常规超声：左侧胸腔积液(微量),右侧胸腔未见积液。双下肢动静脉超声检查未见异常。心脏彩超：心内结构及血流动力学未见异常。腹部彩超：副脾,餐后胆囊,胆总管未见增宽,双肾实质回声略增强,余未见异常。

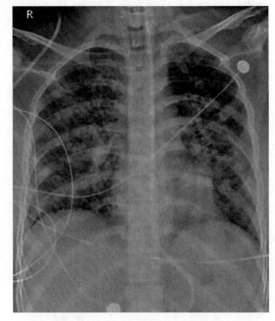

图 3-1-1　患者 10 月 24 日胸片

二、入院诊断

1. 中医诊断　① 疫病(气阴不足、湿毒内蕴);② 昏迷(脱证)。
2. 西医诊断　① 新型冠状病毒肺炎(危重型);② 1 型糖尿病;③ 糖尿病性酮症酸中毒并昏迷;④ 急性肾功能不全;⑤ 代谢性脑病?

三、诊断依据及鉴别诊断

患者青少年,女性,以"突发意识不清 6 日,新冠核酸阳性 6 日"为主诉入院,症状表现为发热、胸闷、气憋、意识不清等;胸部 CT 示：两肺斑片、小结节及树芽征并散在渗出,两下肺支气管管壁增厚,考虑新冠病毒感染合并其他;新冠病毒核酸阳性。该患者 2022 年 10 月 19 日胸部 CT 提示两肺感染性病变伴多处肺实变,同时有新冠病毒感染流行病学史,以及发热、气憋的临床表现,新冠病毒核酸阳性,后续胸部 CT 有进展,两肺斑片、小结节及树芽征并散在渗出,两下肺支气管管壁增厚,结合血气分析,可以明确新冠病毒感染(危重型)诊断。该患者无其他病毒性、细菌性肺炎的流行病学史,结合患者病史、临床症状及影像学特点,考虑新冠病毒感染(危重型)同时合并糖尿病性酮症酸中毒并昏迷。

西医鉴别诊断

1. 细菌性肺炎　细菌性肺炎患者多起病急骤,发冷寒战,高热,胸痛,呼吸困难,咳嗽,咯血,咯铁锈色痰或痰中带血;病变部位语颤增强,叩呈浊音,可闻及管性呼吸音及啰音;白细胞总数及中性粒细胞增高。X线检查肺部有斑片状阴影,葡萄球菌肺炎、肺炎克雷白杆菌肺炎常可有空洞形成。该患者症状、体征及检查结果与上述不符,故暂不考虑该诊断。

2. 社区获得性肺炎　其常见病原体有肺炎链球菌、流感嗜血杆菌、克雷白杆菌、金黄色葡萄球菌、卡他莫拉菌、军团菌、结核分枝杆菌感染等,结合临床症状,同时辅以病原学为主的实验室检查可支持临床明确诊断。

3. 真菌感染性肺炎　见于免疫功能低下的人群,或者是存在长期使用广谱抗菌药物等危险因素,包括念珠菌、隐球菌病、毛霉菌病、曲霉菌等感染的肺炎,通常痰液或肺泡灌洗液真菌检查和血液抗体检查可提示相应的病原体,活检病理或组织培养结果可明确诊断。

4. 肺结核　肺结核多有全身中毒症状,可见午后低热、盗汗、疲乏、体重减轻等症状,痰找抗酸阳性,痰或肺泡灌洗液 Gene - Xpert 阳性或 TB - DNA 阳性或结核菌培养阳性,一般抗菌治疗无效,可结合患者肺部影像学与痰培养、痰涂片结果进行鉴别。

5. 其他病毒性肺炎　包括流感病毒肺炎、腺病毒肺炎、巨细胞病毒性肺炎、SARS 病毒肺炎、MERS 病毒肺炎等,需要结合流行病学史和病毒相关检测以明确临床诊断。

四、病例讨论前诊疗过程

1. 肺部感染治疗　入院后完善相关检查,患者新冠病毒抗体 IgM 显著升高,白细胞、中性细胞、中性细胞比率升高,淋巴细胞比率降低,CT 示两肺感染性病变伴多处肺实变,两肺斑片、小结节及树芽征并散在渗出,两下肺支气管管壁增厚,考虑新冠病毒感染合并其他,入院后给予注射用美罗培南 1 g,每 8 h 1 次,抗感染(10 月 22 日至 10 月 23 日);胸腺法新 1.6 mg,每日 1 次,调节免疫。后患者 10 月 23 日及 10 月 24 日两次测量核酸均显示阴性。考虑患者肺结核与结核性脑病的可能,予以诊断性治疗:异烟肼 0.3 g,静脉滴注,每日 1 次;利福平 0.3 g,静脉滴注,每日 1 次;异烟肼 0.1 g,雾化吸入,每日 1 次,抗结核治疗(10 月 24 日至 10 月 27 日)。10 月 26 日核菌涂片:未发现抗酸杆菌。患者 10 月 26 日痰涂片、支气管灌洗液培养示有烟曲霉生长,予卡泊芬净 50 mg,每日 1 次,伏立康唑 0.2 g,每 12 h 1 次静脉滴注,联合用两性霉素 B 雾化抗真菌治疗。11 月 2 日因患者肌酐较前升高,停卡泊芬净、伏立康唑,改为硫酸艾沙康唑 1 支,静脉滴注,每 8 h 1 次(48 h 后改为 1 支静脉滴注,每 12 h 1 次)抗真菌治疗。并且始终予以经口气管插管接有创呼吸机辅助通气治疗,呼吸机模式为 V - A/C 模式,PEEP 6 cmH$_2$O,氧浓度 60%,反复行支气管镜下吸痰、灌洗治疗。经治疗后患者白细胞较前降低(如图 3 - 1 - 2),10 月 29 日真菌培养阴性,11月5日复查CT示两肺感染伴支气管管壁增厚,左肺及右肺下叶病灶有所吸收。

2. 其他疾病治疗　10月22日起予患者40 U胰岛素泵入控制血糖,血糖控制情况如下图(图3-1-2)。10月30日起予美托洛尔15 mg泵入,每日2次;比索洛尔5 mg,口服,每日1次,控制心率。

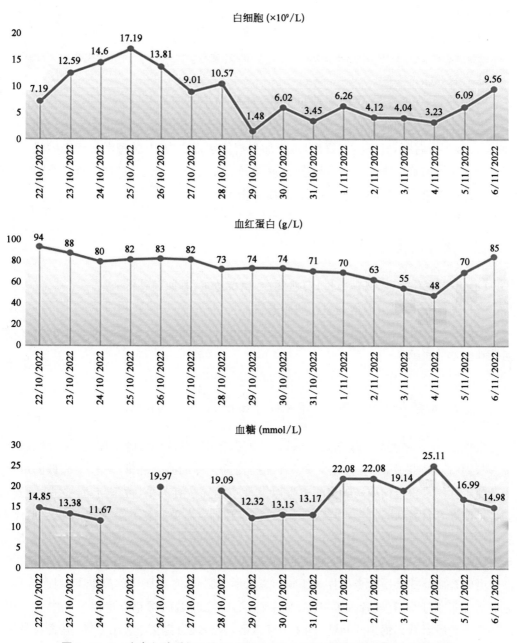

图3-1-2　患者入院后(10月22日至11月6日)白细胞、血红蛋白、血糖变化

3. 营养支持　患者营养状态不佳,予人血白蛋白 10 g,静脉输液,每日 1 次,补充白蛋白,共 14 日,予肠内营养乳剂(TPF)1 500 ml 鼻饲营养支持,维持水电解质酸碱平衡。11月 4 日给予红细胞悬液 4.5 个单位纠正贫血,改善供氧。

4. 中医辨证及治疗　国家中医专家组参与查房,查患者神志清,舌暗红,苔白滑,脉沉细数,辨证为气阴不足、湿毒内蕴。予四妙勇安汤、当归补血汤合麻杏甘石汤加减,具体药物如下:

当　归 15 g	金银花 30 g	玄　参 15 g	甘　草 10 g
黄　芪 30 g	黄　芩 15 g	麻　黄 8 g	杏　仁 15 g
连　翘 30 g			

3 剂,水煎,每日 1 剂,早晚分服(11 月 4 日至 11 月 6 日)。

方用四妙勇安汤清热解毒,金银花甘寒入心,善于清热解毒,故重用为主药,当归活血散瘀,玄参泻火解毒,甘草清解百毒,可以加强清热解毒之力,改善患者的感染症状,又合用麻杏甘石汤加减以改善患者肺部感染,麻黄开宣肺气、开腠解表以散邪,杏仁降肺气,同时合用大剂量黄芪以扶助正气,达到祛邪而不伤正之效。

五、诊疗难点

(1) 患者青年女性,既往体健,突然昏迷,病情危重,其原因是什么?

(2) 患者持续发热,因何而致? 如何退热?

(3) 患者血糖控制不佳,始终在 10～20 mmol/L 之间波动,影响肺部感染的治疗,如何控制患者的血糖?

六、疑难病例讨论(2022 年 11 月 6 日)

张立山(北京中医药大学东直门医院):该患者 15 岁,学生,既往体健,突发疾病,明确诊断为新冠病毒感染(危重型),以及有证据支持合并烟曲霉感染,一直予抗真菌治疗。患者神志问题是否与糖尿病酮症酸中毒以及肾功能异常有关系,考虑与急性发病继发有关。目前患者营养状况较差,血红蛋白、白蛋白均偏低,血糖控制不佳,神志尚可。形体偏胖,脉沉细数,舌苔不厚,舌偏暗红,因气管插管影响判断具体舌象。糖尿病病史存在既往未发现的可能,中医辨证考虑气阴不足、湿毒内蕴,夹有血瘀,因此,中药方予四妙勇安汤合当归补血汤并合用麻杏石甘汤加减。患者形体肥胖,考虑属于黄芪体质,因而当顾及正虚与邪实两方面,有学者报道黄芪、金银花、当归在新冠病毒感染重症患者中的应用。此外考虑到患者肺部感染的问题,可使用麻杏剂,有药理研究文献显示玄参、麻杏石甘、金银花、连翘类方药对于曲霉菌、真菌有效,因此予患者上述方剂。

丁政平(新疆阿克陶县人民医院):患者入院之时出现了昏迷,我考虑这是否与处理方案有关系。如果是酮症酸中毒的患者,血糖很高,医生如果在不了解治疗方案的情况下,直接给予胰岛素会导致患者的渗透压急剧下降,引起脑水肿,加剧患者的昏迷症状。在这种情况下,应该予以先补液再注射胰岛素,反之会使昏迷加重。

齐文升(中国中医科学院广安门医院):患者是昏迷先出现,然后入院。患者刚被送至阿克苏传染病医院的时候,曾测过糖化血红蛋白为 9 点多(具体不详),治疗以后一直处于昏迷状态,肾功能没有改善,强化胰岛素治疗血糖最低降至 11 mmol/L。但由于在疫情期间,定点医院不能测糖化血红蛋白。

丁政平(新疆阿克陶县人民医院):患者糖化血红蛋白 9% 说明最近 3 个月她的血糖处于比较高的状态,空腹血糖 >7.0 mmol/L 可以诊断为糖尿病,患者到阿克苏入院时候,血糖已经高到测不出来,估计超过 30 mmol/L,如果血糖比较高的话,有可能是出现了糖尿病的另一急性并发症,即高渗高血糖综合征。

弋中涛(新疆医科大学第八附属医院):当时已诊断高渗,现患者意识清楚。当下困难主要集中在肺部感染,需继续气管插管辅助通气,患者体温 37℃ 多,肾功能指标曾经一度降低,但随后又恢复了一些,贫血、低蛋白,蛋白尿(±),尿糖(++),面部浮肿,下肢无明显水肿,小便量正常,出入量基本平衡。

仝小林(中国中医科学院广安门医院):当前辨证论证思路、处方用药可行,首先要控制她肺部的严重感染。在肾功能衰竭方面,根据经验,对急性肾功能衰竭患者用桃核承气汤加上水蛭粉有效,方剂中已经有黄芪,黄芪与水蛭治疗急性肾功能衰竭效果佳。大便虽然正常,亦可加用少量通腑的药。如果患者肾脏超声无异常,还是考虑为急性肾功能衰竭,一旦用桃核承气汤通腑之后,能够改善该患者肾的血流灌注,对改善急性肾功能衰竭以及目前患者高凝状态的效果不错。因此建议用 6 g 的水蛭粉冲服,并用生黄芪、桃仁等改善肾脏功能,经胃管注入。

专家组查房辨证为气阴不足证,但是患者苔白、水滑,舌质暗红,患者阴伤明显吗? 是个热毒之象吗? 一般我们在治疗急性热病的时候,如果真正是由热毒引起,例如暴发性流脑引起的急性肾功能衰竭或者流行性出血,为高热状态,或是伤寒论中太阳进入到阳明阶段,又或是从温病角度来讲,由卫分进入到气分,这是真正的热毒,治疗上要用到清热解毒、凉血、通腑等治法。根据患者真实的舌象情况,若是阳热,由气分到营分,甚至血分,需要以清气凉营为原则,再考虑保护肾脏,改善症状等;若是偏于阴证,苔白,黏腻苔、腐腻苔,属邪伏膜原证,它们的治疗思路是不同的,见舌苔腐腻,浊腐苔,当用达原饮法。首先需辨别阴阳,如果确有热毒,但阳气已经衰微了,要用益气温阳的药,在此基础上清热解毒。

齐文升(中国中医科学院广安门医院):现在面诊患者见其脸色黄,面部浮肿,合并血分热毒伤阴,导致气血两亏。但因患者插管,口中黏液多,无法看清舌象,整体看来患者热象不重。

张立山(北京中医药大学东直门医院):患者属正虚邪恋,脉沉细略数,颜面虚浮偏胖,舌质稍暗红,舌苔无法观察,考虑尚未到明显阴证阶段,但也没有高热到营分的表现,没有明显的咳嗽、咳痰，从舌脉上来看，有阳热也有气虚的表现，因此针对患者气血虚的表现选用了当归补血汤，又加用清热解毒药来处理。

仝小林（中国中医科学院广安门医院）：同意按正虚邪恋的思路制定治疗方案。患者已用西药降糖但仍控制不理想，血糖波动在 $10\sim20$ mmol/L，加之正虚邪恋的证型，建议加大黄连的剂量。黄连降糖作用非常明确，在治疗急性酮症酸中毒时我们曾单用黄连 120 g，使血糖很快降下来。我认为针对这位患者可以至少用到 $30\sim45$ g 黄连，甚至 60 g，并配上生姜，以防苦寒伤胃。患者如果证属热毒的话，黄连与干姜的配比用 6：1；如果热毒不重用 3：1；如果虚象为主用 1：1，30 g 黄连配 30 g 生姜起到快速降糖的作用而不伤胃。在肾衰竭方面，建议加用水蛭粉，加大黄芪的用量。患者现在可能是出现了多系统脏器的损害，不能单纯用 1 型糖尿病酮症酸中毒来解释，毕竟现在有肝功能损害、感染的问题。同时若患者的症状偏于气营分建议用赤芍；若气营分症状表现不明显，建议用少量茵陈或者五味子，可快速降低肝功能相关指标，若转氨酶高 1 倍左右，用 15 g 五味子，若是 2 倍以上，则五味子加至 30 g，既可以敛气敛阴，又可以降低转氨酶。此外，适当加用一点通腑药，如 9 g 左右的大黄，活血通腑，因肺与大肠相表里，对于缓解肺的炎症、改善肾脏的血供、降低肌酐也有益。

吴永钧（新疆克拉玛依市人民医院）：新冠病毒感染以免疫反应为主，产生多脏器的免疫反应，所以患者肺上有渗出，后期有纤维增生。对于肺水肿，可用五苓散加减治疗太阳蓄水证。此外，患者高凝状态，可考虑用桂枝茯苓丸抗凝；蛋白偏低，体现正气虚，可以考虑用扶正养阴类的竹叶石膏汤。

李树涛（新疆医科大学）：我认为主要矛盾是肺部感染的问题，患者目前感染比较重，因为其降钙素原指标一直都偏高，不论是肾功能衰竭还是血糖偏高，感染都是主要因素，应该明确找到病原体，目前抗结核杆菌治疗，但是患者目前为止肺上的病灶并没有完全吸收，降钙素原指标未降低，说明感染仍持续存在。若找到病原体，将感染完全控制住，患者的血糖高、肾功能衰竭等问题就会慢慢解决。

贾松霖（新疆医科大学第八附属医院）：考虑患者总体应属阴证，患者持续发热，体温大致在 38℃ 左右，但是病例里没有提供患者是否有汗。从本次新冠病毒感染患者的临床表现来看，多为发热无汗，且是夜间发热，所以从这个方面来看，邪气一般在阴，病在太阴，手太阴肺与足太阴脾，因为患者的血糖和淀粉酶增高，都归属于足太阴脾。糖尿病在中医角度属于消渴病，一直在补白蛋白，但是患者蛋白消耗得比较快，而小便的出入量是基本平衡的，所以其蛋白消耗也在太阴的范畴。并且是由太阴直接传入少阴，从而影响到心神，因此患者神志不清，造成脑缺氧或者昏迷。这个病例初看像脑炎类疾病，但因为患者渗出过多，肾衰代谢有问题，是正气虚、气化不足的缘故，与少阴肾水有关，因此我考虑这个病例主要是太阴和少阴的问题。同时，患者 D-二聚体比较高，说明患者有瘀血，处方应加活血化瘀类药物。

李交（上海中医药大学附属龙华医院）：患者最初的诊断并不是新冠病毒导致的严重肺部感染，患者最初的 CT 并没有严重的肺部病变，最初应该是酮症酸中毒，支持的证据是 CT 显示有纵隔多发气肿。在糖尿病酮症酸中毒里,有一部分患者会并发纵隔气肿,这是常见的,治疗之后气肿会自行吸收,因此支持患者诊断为酮症酸中毒伴昏迷。这可能是以患者糖尿病为基础,由于新冠病毒感染之后,饮食的改变而诱发,最初没有严重的肺部细菌感染。但由于酮症的昏迷,有创呼吸机引起了一个呼吸机相关性的肺部感染,伴随血象的下降,包括血红蛋白、血小板、白细胞等,这很可能与患者用了有骨髓抑制作用的美罗培南有关,且停药之后患者的血象在慢慢恢复,这说明是碳青霉烯类的美罗培南的副作用导致的骨髓抑制。并且,患者的感染其实没有得到控制,因为呼吸机相关性的肺炎,有许多耐药菌,美罗培南针对阴性菌的效果很好,但是针对阳性球菌的效果是偏差的,患者感染不止一个细菌,可能还有真菌的感染,我认为这都与呼吸机有关,当然与患者本身的体质偏差也有关系。长期的糖尿病患者,体型偏胖,中医称之为正气不足,属痰湿体质。现在针对感染使用的是注射用哌拉西林钠他唑巴坦钠,呼吸机相关肺炎多为多重耐药,可能对哌拉西林钠他唑巴坦钠耐药。患者新冠病毒感染现在相当于已愈,建议通过宏基因测序以确定病原体,针对性使用更有效的抗菌素控制感染,若能将插管拔掉,用无创呼吸机代替更好,不然感染不容易控制。中西医结合,已经使用西医的抗菌治疗,相当于已经有了攻伐的手段。中医方面同意仝院士所讲的正虚邪恋,正虚在前,因而扶正很重要,又因为患者舌暗,中医的处方应该是扶正祛邪,再加一些活血药物。患者是一个呼吸机相关性肺炎,脓毒症带来的多器官功能衰竭,包括肾功能的衰竭,患者淀粉酶升高并不是胰腺的问题,因淀粉酶的代谢有 20%～30% 是经过肾脏代谢,肾功能不全患者,淀粉酶会轻度地升高在一个比较稳定的范围,而不会持续升高。中医的治疗就是在西医治疗的基础上以扶正为主,辅以祛邪,再配伍活血药。

仝小林(中国中医科学院广安门医院):对于疾病的判断,有从伤寒判断的,也有从温病、温疫判断的,从三焦辨证的,都有各自的道理。患者发病早期最为关键,如果是太阳起病,那患者就可能走六经这一条路线,如果开始是卫分起病,就是卫气营血的过程。这个患者起病的情况只有发热,没有呼吸道相关症状,如咳嗽咳痰、咽痛咽痒等;有无恶寒、肌肉酸痛等,没有提供相关信息。患者目前已发病半月余,符合正虚邪恋,还需请一线医生再根据临床的实际情况,中医和西医一同治疗,而且要把西医相关的治疗因素,包括抗生素的一些应用,也要考虑进去,所以中医的辨证在这种综合复杂治疗的时候也会产生变化,要结合临床实际,做出判断,察色按脉,先别阴阳。综合考虑制定治疗方案,以益气、活血、利水、宣肺、通腑为总原则,是否温阳尚需结合临床情况及时调整。

七、随诊记录

患者入院以来完善相关辅助检查,针对肺部弥漫性病变:先后予以诊断性抗结核治疗(10 月 24 日至 10 月 27 日异烟肼 0.3 g 静脉滴注每日 1 次,利福平 0.3 g 静脉滴注每日 1 次,异烟肼 0.1 g 雾化吸入每日 1 次)、抗感染(11 月 11 日至 11 月 14 日注射用头孢哌酮钠舒巴坦钠 3 g 静脉滴注每 8 h 1 次,10 月 29 日至 11 月 5 日以及 11 月 5 日至 11 月 26 日注射用哌拉西林钠他唑巴坦钠 4.5 g 静脉滴注每 6 h 1 次)、抗真菌治疗(10 月 24 日至 10 月 27 日卡泊芬净 50 mg 静脉滴注每日 1 次,10 月 24 日至 11 月 2 日艾沙康唑 200 mg 静脉滴注每日 1 次,10 月 27 日至 11 月 2 日伏立康咪 0.2 g 静脉滴注每 12 h 1 次,10 月 29 日至 11 月 14 日两性霉素 B 5 mg 雾化吸入每 12 h 1 次)。针对呼吸衰竭、气管造口状态、气管食管瘘:经气管切开处接呼吸机机械通气治疗(CPAP 模式,氧浓度 45%,PS12,PEEP5,静息状态指脉氧饱和度 96%)。11 月 10 日给予胃镜下鼻空肠营养管,避免经口胃管给予食物及药物,经鼻空肠营养管给予鼻饲注食及鼻饲注药,反复行支气管镜下吸痰、灌洗治疗,并于瘘口远端套入气管插管并用气囊封闭气道,促进气管食管瘘愈合,监测呼吸力学指标调整呼吸机参数,逐步加强康复锻炼,加强气切护理,11 月 21 日行胃镜下胃造口术经此处间断胃肠减压,定期复查肺部影像学检查评估肺部情况。针对糖尿病、代谢性碱中毒、贫血:监测血糖,血气分析,给予胰岛素泵持续泵入控制血糖,精氨酸 10 g 静脉滴注纠正代谢性碱中毒及输注红细胞纠正贫血对症治疗。

八、病情转归

10 月 23 日和 10 月 24 日患者连续两次新冠病毒核酸检测阴性(间隔大于 24 h),根据《新型冠状病毒肺炎诊疗方案(试行第九版)》,经专家组研判考虑已达到解除隔离标准,新冠病毒感染已治愈。患者长期发热、肾功能损害、贫血、两肺弥漫性病变,经抗感染、抗真菌治疗,炎症指标及肺部炎症均有所改善,但体温未恢复正常,仍有中度发热,不排除结缔组织病(血管炎、韦格纳肉芽肿),完善结缔组织病系列检查(ANCA 阳性 1:100,R052 阳性),肺泡灌洗液宏基因测序(鲍曼不动杆菌、奇异变形杆菌序列数较高)。目前患者较前好转,状态稳定,经国家队专家组讨论后。于 2022 年 12 月 2 日转往黄码医院完善结缔组织病相关检查进一步明确诊断并治疗。

九、按语

重症新冠病毒感染患者合并侵袭性肺曲霉病(CAPA)病例于 2020 年早期在中国首先报道,随后在不同地区疫情集中暴发期间相继报道。重症新冠病毒感染患者罹患 CAPA 的发病率为 7.1%～15.1%,其中中国入住 ICU 的新冠病毒感染患者处于中高水平的发病率。重症新冠病毒感染患者继发 CAPA 不容忽视,并且伴随着高病死率。本病例系青少年,存在以下 CAPA 的危险因素:① 重症新冠病毒感染;② 1 型糖尿病;③ 近期接受糖皮质激素治疗。Simon Feys 等对 CAPA 和 IAPA(流感合并侵袭性肺曲霉病)之间的异同进行比较时发现:重症患者中,IAPA 发病率(20%～30%)略高于 CAPA(15%);CAPA 患者入住 ICU 到发病时间(3～9 日)略晚于 IAPA 患者(<72 h);CAPA

患者更多表现为气道侵袭(如细支气管炎);而 IAPA 血管侵袭发生率更高,对应血清 GM 阳性率更高;CAPA 和 IAPA 均伴随着高病死率(约 50%)。本病例在病程中动态复查肺 CT 提示:两肺斑片、小结节及树芽征并散在渗出,两下肺支气管管壁增厚,呈现肺炎合并细支气管炎改变,符合 CAPA 气道侵袭的改变,也不能排除结核气道病变,鉴于新疆是结核高发地区,本病例在前期处理中首先考虑的是结核气道侵袭,并给予了诊断性抗痨治疗。值得庆幸的是患者早期的痰和肺泡灌洗液培养提示有烟曲霉生长,因而及时调整了治疗方案,停用诊断性抗痨治疗,改予抗曲霉的目标治疗,及时的、针对性的抗曲霉治疗是治疗成功至关重要的一个环节。

国家中医专家组参与查房时,患者神志清,舌暗红,苔白滑,脉沉细数,辨证为气阴不足、湿毒内蕴,予四妙勇安汤合当归补血汤、麻杏甘石汤加减。从病程而言,患者已逐渐转入恢复期,正虚邪恋的基本病机是可以达成共识的。从舌暗红、苔白滑的舌象来看,湿毒内蕴,闭郁气机仍较严重,单用麻黄杏仁宣肺化湿,似有化湿之力不足之嫌,若加薏苡仁,取麻杏薏甘汤之义,化湿之力更著,可能较麻杏石甘汤更贴合病机。

仝小林总结,病患年芳十五,形体偏胖,今秋染寒湿疫毒,并罹患消渴厥、曲霉菌感染,症见昏迷不醒、发热、小便失禁,给予气管插管有创呼吸机辅助呼吸、抗感染治疗半月余,现患者脏腑功能虚衰,糖毒、湿毒之邪仍存,治以扶正为主,泻实兼顾。仝小林提出要把西医相关的治疗因素考虑进去,包括有创呼吸机的使用、抗菌药物的应用等,因为中医的辨证在这种综合复杂治疗的时候也会受到影响,同时引导我们积极做能够治疗危重症的现代中医。重在结合临床实际,做出准确判断,"察色按脉,先别阴阳"。并提出以益气、活血、利水、宣肺、通腑为总原则,则又做到原则性和灵活性的有机统一。

参考文献

[1] Guo,W,et al. Diabetes is a risk factor for the progression and prognosis of COVID-19[J]. Diabetes Metab Res Rev,2020,36(7):e3319.

[2] Rubino,F,et al. New-Onset Diabetes in Covid-19[J]. N Engl J Med,2020,383(8):789-790.

[3] Salmanton-García,J,et al. COVID-19-Associated Pulmonary Aspergillosis,March-August 2020 [J]. Emerg Infect Dis,2021,27(4):1077-1086.

[4] Bretagne,S,et al. COVID-19-Associated Pulmonary Aspergillosis,Fungemia,and Pneumocystosis in the Intensive Care Unit:a Retrospective Multicenter Observational Cohort during the First French Pandemic Wave[J]. Microbiol Spectr,2021,9(2):e0113821.

新冠病毒感染(危重型)老年合并急性脑梗死

老年人或有基础疾病合并症的人群(心脏、呼吸系统疾病等)为新冠病毒感染易感人群,临床症状较为明显,容易进一步发展为重症肺炎、急性呼吸窘迫综合征甚至多器官功能衰竭。老年新冠病毒感染病例重症率和病死率均与年龄和基础性疾病有较大关系,积极控制原发病对改善预后具有重要意义[1]。血栓事件是新冠病毒感染的潜在破坏性并发症,虽然不如静脉血栓栓塞常见,但在新冠病毒感染队列中近3%的患者报告了动脉血栓形成[2]。新冠病毒感染常见的血栓并发症包括肺栓塞、脑梗死或静脉血栓栓塞;较少见的是急性心肌损伤、肾动脉血栓形成和肠系膜缺血[3]。凝血功能异常,特别是D-二聚体水平升高,被认为是新冠病毒感染患者的关键特征,并与预后不良相关。本案例是国家新冠感染中医医疗救治专家组参与救治的1例新冠病毒感染(危重型)老年患者合并急性脑梗死,患者基础病较多,D-二聚体非常高,治疗难度大。对中西医专家的讨论意见进行整理,期望为临床诊断,中医药治疗提供参考。

一、病例概述

曹某,男,73岁,汉族。

入院时间:2022年11月3日。

主诉:干咳气喘半月,加重伴右侧肢体无力2日。

现病史:患者15日前因偶感风寒出现干咳,略感胸闷气喘,但逐渐加重,因症状较轻遂未予以重视;2日前出现间断发热,自测最高体温38℃(11月1日),活动耐力下降,乏力,病程中出现呕吐,呕吐物为胃内容物,因上述症状加重并出现右侧肢体活动无力,肌力0级,遂由家属送至我院急诊门诊就诊,脑部CT诊断左侧额顶叶急性脑梗死,胸部CT示:双肺多发渗出实变,急诊完善新型冠状病毒核酸检测提示阳性,急诊以"新型冠状病毒肺炎""急性脑梗死"收治入院;病程中患者嗜睡状态,精神欠振,发热气促,干咳,口干,咽痛,肌肉酸痛,乏力明显,双下肢轻度浮肿。饮食及睡眠差,小便黄,大便干,舌暗淡,少津,脉数。患者入院舌象、面容、胸部CT影像如下(图3-2-1)。

既往史:既往高血压病史20年,早餐前口服氯沙坦钾氢氯噻嗪片25 mg;冠心病病史,陈旧性下壁心肌梗死,既往行冠状动脉支架植入术,植入支架6枚,目前予硫酸氢氯吡格雷片75 mg口服每日1次,阿司匹林肠溶片100 mg口服每日1次,阿托伐他汀钙片

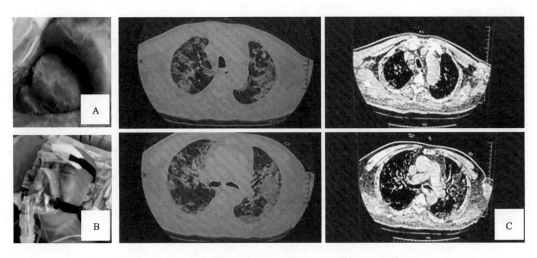

图 3-2-1　患者入院舌象(A)、面容(B)及胸部 CT 影像(C)

10 mg 口服每晚 1 次,尼可地尔片 5 mg 口服每日 1 次;2 型糖尿病病史,予门冬胰岛素 30 注射液早 22 IU 晚 18 IU 皮下注射,盐酸二甲双胍片(格华止)0.5 g 三餐时服用,阿卡波糖片 50 mg 三餐前服用,格列美脲片(亚莫利)2 mg 早餐前服用,血糖控制可。

个人史:长期吸烟饮酒史(具体不详)。

体格检查:体温 37.5℃,呼吸 23 次/分,脉搏 116 次/分,血压 153/111 mmHg,血氧饱和度 87% ～ 90%(吸氧)。无创呼吸机支持(11 月 6 日):ST 模式,吸气压力 17.0 cmH_2O,呼气压力 6.0 cmH_2O;

专科检查:右侧肌力 0 级,左侧肌力正常。

实验室检查。患者无创通气下血气分析(11 月 6 日):PaO_2 70.3 mmHg,$PaCO_2$ 24.2 mmHg。肝肾功能:谷丙转氨酶和谷草转氨酶正常,白蛋白 33.81 g/L,肌酐 121.4 μmol/L↑,内生肌酐清除率:45 ml/min;NT-proBNP 17 815.00 pg/ml↑;心肌酶(急诊):肌酸激酶 485.20 U/L↑、肌酸激酶同工酶 176.65 U/L、乳酸脱氢酶 708.00 U/L↑;血清肌钙蛋白 T+肌红蛋白:肌钙蛋白 T 0.468 0 ng/ml↑、肌红蛋白 584.80 ng/ml;尿液分析:酮体 2+/LP↑;炎症指标变化见表 3-2-1,患者入院后新冠病毒核酸及抗体情况见表 3-2-2。

表 3-2-1　炎症指标变化

日　期	白细胞 (×10⁹/L)	中性粒细胞 (×10⁹/L)	淋巴细胞(%) (×10⁹/L)	C 反应蛋白 (mg/L)	血红蛋白 (g/L)	降钙素原 (ng/ml)	D-二聚体 (mg/L)
正常值	3.5～9.5	1.8～6.3	1.1～3.3	0～5	115～150	<0.5	0～1.5
11 月 3 日	3.09	2.71	0.27(8.7%)	267.2	125	0.41	66.62
11 月 4 日	4.3	3.75	0.4(9.2%)		126	0.98	61.73
11 月 6 日	4.56	3.72	0.48(9.3%)	195.6	123	0.45	32.11

表 3-2-2   患者新冠病毒核酸及抗体情况

日　期	部　位	*ORF1ab* 基因	*N* 基因	IgM	IgG
正常值		阴性(≥35)	阴性(≥35)	0~10 Au/ml	0~10 Au/ml
11月4日	咽	32	31	+	+
11月6日	鼻	31	30		

辅助检查：心脏彩超示：① 左心增大；② 左室壁运动异常；③ 主动脉硬化、瓣钙化、窦部增宽；④ 二尖瓣反流(少-中量)；⑤ 左心功能减低；EF 40%。

二、入院诊断

1. 中医诊断　疫病(疫毒夹燥)；中风(中脏腑)。

2. 西医诊断　① 新冠病毒感染(危重型)；② 急性呼吸衰竭(Ⅰ型)；③ 脑梗死急性期，卒中相关性肺炎；④ 冠心病，冠状动脉支架植入后状态Ⅱ度Ⅰ型房室传导阻滞，心功能Ⅳ级；⑤ 陈旧性下壁心肌梗死；⑥ 2型糖尿病；⑦ 糖尿病肾病；⑧ 高血压3级，很高危。

三、诊断依据与鉴别诊断

患者以"干咳气喘半月，加重伴右侧肢体无力2日"为主诉入院，新型冠状病毒核酸检测提示阳性，肺CT示：双肺多发渗出实变，脑CT示：左侧额顶叶急性脑梗死。患者入院时急性呼吸衰竭(Ⅰ型)，血氧饱和度87%~90%(吸氧)，无创呼吸机辅助呼吸，结合患者临床表现与实验室检查，新冠病毒感染(危重型)和急性脑梗死诊断明确。

(一) 西医鉴别诊断

1. 新冠病毒感染相关肺炎需要和卒中相关性肺炎、坠积性肺炎、其他病毒性肺炎等相鉴别

(1) 卒中相关性肺炎：非机械通气的卒中患者在发病7日内新出现的肺炎。其发病群体为卒中后患者，与卒中后机体功能障碍有极为密切的关系；而感染治疗的炎症反应是加剧卒中后脑损伤的重要因素。卒中相关性肺炎特指发生于卒中后的患者，且无论是否入住医院，入院者可能发病时间更早(可在48 h内)，发病时间窗较窄(仅为卒中发病7日内)。

(2) 坠积性肺炎：长期卧床患者，出现发热、气促、咳嗽、咳痰等症状，或缘由呼吸困难症状加重，肺部有啰音。呈现混合细菌感染的特征，实验室检查可见明显的白细胞增多，中性粒细胞比例增高，肺部影像学检查病灶多集中在肺下叶。结合病程、临床症状、病原学为主的实验室检查及影像学检查可支持临床明确诊断。

（3）吸入性肺炎：患者有将口腔食物残留、胃内容物或口腔分泌物误吸进肺部的病史，或有管饲患者在管饲过程中有一次性摄入食物过多或过快，引发恶心呕吐、呛咳导致误吸的情况，肺部影像学检查可见右肺下叶病变影。结合患者病史和影像学检查可明确临床诊断。

（4）其他病毒性肺炎：包括流感病毒肺炎，腺病毒肺炎、巨细胞病毒性肺炎、SRAS病毒肺炎、MERS病毒肺炎等，需要结合流行病学史和病毒相关检测以指导临床诊断。

2. 脑梗死需要和脑出血、脑栓塞等相鉴别

（1）脑出血：发病更急，数分钟或数小时内出现神经系统局灶定位症状和体征，常有头痛、呕吐等颅内压增高症状及不同程度的意识障碍，血压增高明显。但大面积脑梗死和脑出血，轻型脑出血与一般脑血栓形成症状相似。可行头颅CT以鉴别。

（2）脑栓塞：起病急骤，数秒钟或数分钟内症状达到高峰，常有心脏病史，特别是心房纤颤、细菌性心内膜炎、心肌梗死或其他栓子来源时应考虑脑栓塞。

该患者2022年11月3日检测胸部CT显示：双肺多发渗出实变。患者无误吸史，影像学改变也是多发实变，结合实验室检测未见混合细菌感染的证据，无其他病毒性肺炎的流行病学史，实验室检查未见新冠病毒以外其他病毒感染的证据，可以排除坠积性肺炎、吸入性肺炎、卒中后肺炎、其他病毒性肺炎的情况，结合临床症状和以上实验室检查，可明确新冠病毒感染（危重型）诊断。考虑患者合并急性脑梗死，入院治疗时尚处于急性加重期，还需特别关注急性脑梗死的进展情况，可检测头颅核磁共振＋弥散加权成像，来指导医生进行后续临床决策。

本病例最初即表现出严重的新冠病毒感染和急性脑梗死表现，患者新冠病毒感染和急性脑梗死之间的因果关系仍有待探讨。急性脑梗死是新冠病毒感染的一种罕见的肺外表现，很少有病例报道。目前新冠病毒感染相关脑梗死的机制仍未阐明。据推测，新冠病毒感染可能会破坏血管内皮的完整性，并通过引发炎症反应来破坏凝血和抗凝之间的平衡，这可能导致高凝和血栓形成[4]。

（二）中医鉴别诊断

1. 疫病需要风温、肺痿等相鉴别

（1）风温：风温初期表现为发热恶寒、咳嗽、胸痛、气急等，病邪在气分，多在1周内可痊愈，若失治误治，症状加重，仍发热、咳吐浊痰者，可考虑为肺痈。

（2）肺痿：病程较长而发展缓慢，患者素体虚弱，形体瘦削，咳唾痰沫，患有肺系疾病日久，失治误治，迁延不愈，可最终转化为肺痿。

（3）肺痨：肺痨是由于痨虫入侵所致的传染性慢性虚弱性疾病，有咳嗽、咯血、潮热、盗汗、身体逐渐消瘦等明显全身性表现。

2. 中风需要与厥证、痫证等相鉴别

（1）厥证也有突然昏仆、不省人事之表现，一般而言，厥证神昏时间短暂，发作时常伴

有四肢逆冷,移时多可自行苏醒,醒后无半身不遂、口眼歪斜、言语不利等表现。

(2)痫证发作时起病急骤,突然昏仆倒地,与中风相似。但痫证为阵发性神志异常的疾病,卒发仆地时常口中作声,如猪羊啼叫,四肢频抽而口吐白沫;中风则仆地无声,一般无四肢抽搐及口吐涎沫的表现。痫证之神昏多为时短暂,移时可自行苏醒,醒后一如常人,但可再发;中风患者昏仆倒地,其神昏症状严重,持续时间长,难以自行苏醒,需及时治疗方可逐渐清醒。中风多伴有半身不遂、口眼歪斜等症,亦与痫证不同。

与普通肺部疾病相比,新冠病毒感染具有传染性和流行性,结合患者症状、体征,中医诊断为疫病,证属疫毒夹燥证。患者感染疫毒,并发中风,病例较罕见,患者外感疫毒之邪,内里热瘀互结,由于正气虚弱不能抵御疫毒之邪由表入里并最后中脏腑。

四、治疗方案

(一)西医治疗

(1)每日俯卧位 12 h。

(2)无创呼吸机辅助通气。

(3)伊诺肝素钠注射液,0.4 ml 皮下注射每 12 h 1 次。

(4)胸腺法新 1.6 mg 皮下注射每周 2 次。

(5)单硝酸异山梨酯注射液 40 mg 微量泵入。

(6)尼可地尔 5 mg 每日 3 次口服。

(7)阿托伐他汀钙片 20 每晚 1 次口服。

(8)硫酸氢氯吡格雷片 75 mg 每晚 1 次口服。

(9)冻干重组人脑利纳肽 0.5 mg 持续泵入。

(10)甘舒霖 R-重组人胰岛素注射液微量泵皮下注射。

(二)中医治疗

患者嗜睡状态,精神欠振,发热气促,干咳,口干,咽痛,肌肉酸痛,乏力明显,饮食及睡眠差,小便黄,大便干,舌暗少津,脉数。中药以宣肺润燥、清瘟通络之法治疗,处方如下:

麻　黄 6 g	杏　仁 10 g	柴　胡 12 g	沙　参 12 g
麦　冬 15 g	玄　参 15 g	白　芷 10 g	羌　活 15 g
升　麻 6 g	桑　叶 15 g	黄　芩 10 g	生石膏 20 g

3 剂,水煎,每日 1 剂,早晚分服。

辨证组方分析:患者感染疫毒,气促干咳、口干,舌苔少津均为肺燥之象,初诊辨证为疫毒夹燥,故用麻杏石甘汤合沙参麦冬汤加减,共奏宣肺润燥、清瘟通络之功,同时加用玄参、桑叶清肺润燥,补养阴液。

五、诊疗难点

患者高龄,新冠病毒感染(危重型)合并急性脑梗死,呼吸衰竭(Ⅰ型),既往基础疾病较多,有冠心病、陈旧性下壁心肌梗死、心功能不全、糖尿病肾病等病史。另外病程较长,错过抗病毒药物最佳使用时机,加之急性脑梗死、肾功能不全等,D-二聚体非常高,因此治疗难度大,预后极差。

患者高龄,肝肾阴虚,虚火妄动,加之外感疫毒之邪,由于正气虚弱不能抵御疫毒之邪由表入里并最后中脏腑,主要在肺、心(脑)、肾等。治疗既要顾忌气血,又要祛邪外出,处方用药顾忌太多。

六、疑难病例讨论(2022 年 11 月 7 日)

方继良(中国中医科学院广安门医院):影像学提示患者无胸腔积液,双肺弥漫性实变,磨玻璃样病变不明显,左肺大片实变和渗出,斑片影明显,诊断为新冠病毒感染危重型。主要考虑脑卒中相关性肺炎与坠积性肺炎相鉴别。

宋珏娴(首都医科大学宣武医院):该患者 11 月 1 日发病,至 11 月 7 日仍处于脑梗死的急性期。目前患者舌润,略有回缩,提示患者体有湿,建议用活血药,如银杏注射液。"双抗"药物建议使用 21 日。目前患者为脑梗死第 7 日,处于水肿高峰期,需要关注脑梗死功能恢复,治疗可加用修复神经元类药物,同时需加用清热利湿消肿的药物。

李风森(新疆医科大学附属中医医院):患者 78 岁高龄,新冠病毒感染合并脑梗死、糖尿病、心功能不全。胸部 CT 提示,病变面积比较大,局部有少许纤维化在逐渐吸收,提示患者病程较长。同意目前的诊疗方案,治疗需关注防治误吸。患者舌体胖大,舌质干,大便秘结,腑气不通,建议加用益气养阴、通腑泄热类药物,考虑患者脑梗死仍在急性期,可适当加用活血类药物。

雷烨(陕西中医药大学第二附属医院):患者血糖较高,尿酮体(＋＋)。目前处于半昏迷状态,不能自主进食,考虑酮体来源为血糖过高,或进食不良,能量摄取不够产生,对脑、心、肾的恢复影响较大,需要尽快消除酮体。患者目前使用甘舒霖 R-重组人胰岛素注射液,建议更换为门冬胰岛素,即速效胰岛素。另外,从中医角度上看,患者舌体蜷缩,符合脑中风之后表现,易发生痰或痰液窒息,患者目前方药以针对中焦和上焦为主,需加强宣肺通腑泻浊,使浊邪痰湿有排出途径。

宋斌(遵义医科大学第三附属医院):目前该患者的治疗比较棘手,新冠病毒感染及急性脑血管的病变都比较危重。属于中医的中风中脏腑,该患者"内闭"比较明显,神志不清、嗜睡,可加强开窍醒神、化痰祛瘀治疗。患者舌质暗,舌体回缩,需考虑脱的危险。建议治疗新冠病毒感染和目前中风中脏腑结合起来考虑,可使用温开类药物,如苏合香丸,如发热则用凉开,如至宝丹。整体治疗过程中需注意固本防脱,生脉注射液、参附注射液均可酌情使用。

齐文升(中国中医科学院广安门医院):患者处于新冠病毒感染恢复阶段并伴有严重脑血管病,D-二聚体极高,考虑是由大面积脑梗死引起,从舌象、张口舌蜷缩等情况看,还需要重视脑梗死方面的治疗。患者心功能差,左室射血分数 40%,下肢肿,NT-proBNP 高,静息心率 140 次/分,需重视心功能情况。治疗方面,该患者重点应注意急性脑梗死的治疗。宣白承气方符合患者目前病证,亦可选用星蒌承气汤。

张立山(北京中医药大学东直门医院):患者近期发热,病程 20 余日,不排除复感可能。影像学方面,从象思维来讲,弥漫性病变为湿证的特点,肺部病灶逐渐变实,则为痰证表象,同意宣白承气类方药的应用。患者大便偏干,方中瓜蒌、杏仁、石膏可通腑泄热。患者近期症见发热、身痛、盗汗,汗出而喘无大热为表证未解可合用麻杏石甘汤。方中麻黄宣肺平喘兼顾外感,同时麻黄"破癥坚积聚",对脑血管病有益。历代医家有很多用续命汤来治疗急性脑血管病的病案,且麻黄用量较大,所以可适当增加麻黄用量。

仝小林(中国中医科学院广安门医院):患者高龄,合并有急性脑梗死、高血压、糖尿病、糖尿病肾病,体胖,面红浮肿。该患者糖尿病病史比较长,伤阴耗气,该类患者外感之后,更易快速伤阴,尤其是伤细胞内液,不仅是细胞外,细胞内液也在伤,治疗当以益气养阴、通腑泻热为原则,结合患者脑梗死的急性期,更需益气养阴、化痰通腑,综上建议使用新加黄龙汤加减。生地、西洋参益气养阴,大黄和芒硝通腑泻热,亦可使用大剂量火麻仁润肠通便。增液汤里的玄参、麦冬养阴生津,补阳还五汤里当归尾、地龙化痰通络。在新加黄龙基础上,加黄芪、水蛭补气通络,再加上地龙活血通络。另外方中川黄连、赤芍,具备较好的降糖功效。

患者目前嗜睡,现在暂不考虑使用至宝丹一类的开窍药,如病情继续加重,痰热内闭心包方可使用。总体而言以益气养阴、通腑泻热为主。大黄、芒硝当减量使用,亦可用麻仁、当归通便。

七、仝小林处方及方解

生黄芪 30 g	太子参 30 g	生　地 30 g	麦　冬 30 g
全地龙 15 g	赤　芍 30 g	当　归 15 g	知　母 9 g
川黄连 9 g	玄　参 15 g	火麻仁 60 g	水　蛭 6 g(分冲)
生　姜 15 g			

治法:益气养阴,通腑泻热逐瘀。

方解:患者乏力明显,干咳气促,咽痛,舌蜷缩少津,属气阴大虚的症状表现,面色红,小便黄,大便干,口干,舌质暗红明显,脉数为热瘀互结的症状表现,患者正虚邪实,气阴亏虚为主,热瘀互结为辅,故治法为益气养阴、通腑泻热逐瘀,综合考虑选用新加黄龙汤加减。方中黄芪、当归补益气血以扶正；同时在原方所含增液汤（生地、麦冬、玄参）方基础上加入太子参 30 g 以大补气阴；患者心脑血管基础病多且久，合并糖尿病肾病，舌质暗红，瘀象明显，久病入络，故用水蛭、地龙等动物药以活血通络，其中地龙活血化痰通络，兼能清热利尿消肿；水蛭为治疗血瘀特别是肾部血瘀的靶药，配伍赤芍则在活血的同时兼能清热凉血；此外患者有糖尿病肾病病史，血糖控制不佳，赤芍、知母、黄连也是仝小林治疗糖尿病瘀热互结时常用的降糖药对，配伍使用苦酸制甜，既能化瘀清热改善患者症状，亦能"打靶"辅助控制患者血糖；水蛭配伍黄芪益气通络，可减轻肾损害，保护肾脏，延缓肾衰竭进展，仝小林应用水蛭粉时常用 3～6 g 分冲，不入煎剂以免水蛭素破坏，临床未出现明显不良事件，临床应用时需根据患者情况审慎使用；患者便干，小便黄，阳明腑实，考虑患者高龄正虚明显，未选峻下的大黄、芒硝，用大剂量 60 g 火麻仁配伍当归以润下通便。全方共奏益气养阴、通腑泻热逐瘀之功。

八、病情转归

2022 年 11 月 8 日患者处于自主呼吸消失，深昏迷状态，患者家属拒绝插管、心肺复苏、电除颤等有创抢救，予强心纠酸升压等抢救，患者于 2022 年 11 月 8 日，抢救无效宣布临床死亡，未服中药。

九、按语

本案为老年患者，基础疾病多，合并新冠病毒感染的同时出现急性脑梗死，抢救治疗过程中出现很多矛盾之处，此为本案难点。

患者明确诊断为新冠病毒感染（危重型），发热的同时复又并发脑梗死，这可能与脑血管基础较差，加之新冠病毒感染损害血管内皮形成血栓，以及炎症介质的堆积造成急性脑梗死，因此也可以解释此类患者 D-二聚体持续升高的原因。同时由于发热不退，除了新冠病毒感染的原因以外，需与卒中相关性肺炎（吸入性肺炎或坠积性肺炎）相鉴别，治疗过程中除了新冠病毒感染的治疗以外，护理则非常重要，以避免误吸、反流等。

患者感染新冠病毒近半个月，错过抗病毒药物使用的最佳时机，加之患者脑梗死仍处于急性期，伴有冠心病、糖尿病肾病等基础疾病。既有肝肾阴虚，气血运行不畅，瘀血痹阻脉络，加之外感疫毒之邪，以至于肺卫为邪所伤，脑脉闭阻或血溢脉外。因此治疗既要顾护气血，又要祛邪外出，处方用药顾忌太多。经国家新型冠状病毒肺炎中医医疗救治专家组讨论，患者表现为气阴大伤，同时腑气不通，热瘀互结，应扶正通腑，邪正合治。综合考虑后拟用新加黄龙汤加减治疗。因正气久耗，阴阳俱疲，热毒内壅，扰乱心神，用新加黄龙汤加减以益气养阴，通腑泄热，兼以活血通络。但遗憾的是患者出现昏迷后家属拒绝继续抢救治疗，虽未能服用中药，但对于病例的辨证分析和用药思路是非常值得借鉴的。

参考文献

［1］　王文华,范威,潘静静,等.老年新型冠状病毒肺炎流行病学及临床特征［J］.中国老年学杂志,2022,42(14)：3446－3448.

［2］　Rigual R，Ruiz-Ares G，Rodriguez-Pardo J，et al. Concurrent cerebral，splenic，and renal infarction in a patient with COVID-19 infection［J］. Neurologist，2022，27(3)：143－146.

［3］　Capaccione KM，Leb JS，D'souza B，et al. Acute myocardial infarction secondary to COVID-19 infection：A case report and review of the literature［J］. Clin Imaging，2021，72：178－182.

［4］　Zhou B，She J，Wang Y，et al. A case of coronavirus disease 2019 with concomitant acute cerebral infarction and deep vein thrombosis［J］. Front Neurol，2020，11：296.

新冠病毒感染(危重型)合并昏迷

新冠病毒感染患者初始症状多为发热、乏力和干咳,并逐渐出现呼吸困难等严重表现。多数患者预后良好,少数患者由于高龄、基础病等因素病情进展快,甚则出现昏迷、呼吸窘迫综合征等危重情况。气管插管机械通气(endotracheal intubation and mechanical ventilation, ETI-MV)是 ICU 患者生命支持的重要手段之一,目前已被广泛应用于临床治疗当中[1]。研究表明,重型或危重型新冠病毒感染患者双肺浸润性阴影形态变化大,病情进展迅速,建议早期对其实施 ETI-MV[2],同时尽早祛除患者的原发病因,评估脱机指征并尝试脱机。在新冠病毒感染危重症的前提下,如何使患者脱离昏迷状态,恢复神志,尽早实现脱机自主呼吸,值得我们深入学习及研究。本案例是国家新冠中医医疗救治专家组参与救治的 1 例危重型新冠病毒感染合并昏迷并进行机械通气患者,通过中西医结合治疗病情好转,现将其病程进展及讨论意见进行整理,期望为临床诊治此类患者提供思路借鉴。

一、病例概述

孟某某,女,89 岁。

入院时间:2022 年 11 月 10 日。

主诉:气喘、气憋、呼吸困难 25 日。

现病史:患者家属诉 10 月 17 日患者核酸异常,出现发热,体温 38.5℃,咳嗽,咳黄黏痰,自行口服中药及连花清瘟胶囊(具体用药及用法不详),体温降至正常,逐渐出现气喘气憋,呼吸困难,并逐渐加重,10 月 24 日推送至红码医院,考虑重症肺炎,立即进行气管插管,呼吸机辅助通气,其间给予对症治疗,具体治疗患者家属表述不详。10 月 31 日转黄码医院重症医学科继续治疗,其间诊断为重症肺炎、呼吸衰竭、低蛋白血症、肝功能不全,但具体治疗患者家属仍表述不详。11 月 3 日出现深度昏迷,11 月 10 日由家人联系转入呼吸与危重医学科继续治疗。刻下症见:患者深昏迷,头面部、颈部、周身重度浮肿,气管插管,有创呼吸机辅助通气,鼻饲饮食,口腔内及气管内可吸出大量泡沫样分泌物,留置导尿,大便情况不详。舌象无法观察,脉象右脉沉弱无力,左脉略弦。

既往史:否认高血压、冠心病、糖尿病、慢性肺部疾病。否认肝炎、伤寒、结核等传染病病史,否认手术外伤、输血史。患者已接种新冠疫苗 2 针。其他预防接种史不详。

过敏史:否认药物以及食物过敏史。

个人史：否认吸烟、饮酒等不良嗜好。

家族史：父母已逝，原因不详，兄弟姐妹 3 人，否认家族遗传病病史。

体格检查：神志昏迷，面色苍白无华，发育正常，营养不良。体温 36.5℃，脉搏 120 次/分，气管插管机械通气，血压 156/77 mmHg。

专科检查：患者深昏迷，GSC：3 分，口唇发绀，咽部无法检查，双肺听诊呼吸音粗，可闻及散在痰鸣音，心律不齐，心音强弱不等，心脏各膜听诊区未闻及明显病理性杂音，腹软，墨菲氏征（-），剑突下无压痛，无反跳痛，颜面、四肢重度浮肿，生理反射存在，病理反射未引出。呼吸机模式：PCV，吸气压力 16 cmH$_2$O，PEEP：8 cmH$_2$O，呼吸频率：16 次/分，血氧饱和度：85%（氧浓度 100%）。

实验室检查。2022 年 11 月 10 日血常规：白细胞 6.16×10^9/L、淋巴细胞 0.39×10^9/L↓、血红蛋白 71 g/L↓，C 反应蛋白 83.80 mg/L↑；降钙素原 0.19 ng/ml；血气分析：pH 7.120↓，PaCO$_2$ 108 mmHg，PaO$_2$ 145 mmHg↑，HCO$_3^-$ 34.3 mmol/L↑，BE 3 mmol/L，Lac 1 mmol/L，SaO$_2$ 100%，氧合指数 145；肾功能：尿素 5.9 mmol/L，肌酐 36 μmol/L↓，尿酸 66 μmol/L↑；肝功能：总蛋白 52.7 g/L↓，白蛋白 31.9 g/L↓，谷丙转氨酶 70 U/L↑，谷草转氨酶 58 U/L↑，葡萄糖 8.4 mmol/L↑；心肌梗死三项：肌红蛋白 139.43 ng/mL↑，B 型利钠肽 342.8 pg/mL↑；离子系列：钾 4.42 mmol/L，钠 132.0 μmol/L↓，氯 97.0 mmol/L↓，钙 1.84 mmol/L↓；凝血功能：D-二聚体 2.68 μg/ml↑，纤维蛋白原浓度 5.48 g/L↑。新型冠状病毒核酸检测：阴性。传染病八项：乙型肝炎表面抗体测定（定量）48.22 mIU/ml↑，乙型肝炎 e 抗体测定（定量）0.31 PEIU/ml↑，乙型肝炎核心抗体测定（定量）76.92 PRIL/ml↑。

辅助检查。心电图：房颤伴快速心室率，非特异性 ST-T 异常。胸片：10 月 31 日双肺可见弥漫性渗出，肺门清晰，右肺感染较左侧重（图 3-3-1A）；11 月 7 日明显加重，右

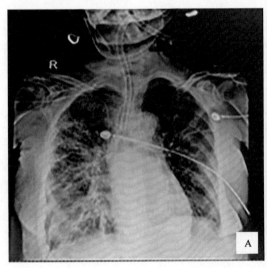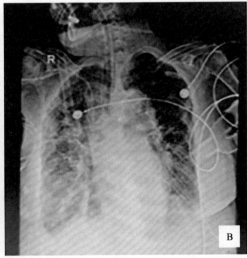

图 3-3-1　胸片影像（A. 10 月 31 日；B. 11 月 7 日）

侧肋膈角消失,渗出明显增多(图 3 - 3 - 1B)。

二、入院诊断

1. 中医诊断　　① 疫病(内闭外脱);② 厥证。

2. 西医诊断　　① 新冠病毒感染(危重型),Ⅱ型呼吸衰竭,呼吸性酸中毒;② 低蛋白血症;③ 肝功能不全;④ 心律失常,心房颤动,心功能不全Ⅲ级(NYHA 分级);⑤ 低钠血症;⑥ 深昏迷。

三、诊断依据及鉴别诊断

患者以"气喘、气憋、呼吸困难 25 日"为主诉入院 20 余日前新型冠状病毒核酸异常,胸片提示肺炎,目前呼吸机辅助通气,结合患者临床表现与实验室检查,"新冠病毒感染(危重型)"和"Ⅱ型呼吸衰竭 呼吸性酸中毒"等诊断明确。

(一) 西医鉴别诊断

1. 肺孢子菌肺炎(PCP)　　肺孢子菌肺炎为感染肺孢子菌所致,多因免疫功能缺陷或免疫力低下而发病,多见于 AIDS 患者,病原体检查和血清学检查对确诊有重要意义,典型胸部 CT 可有斑片、磨玻璃样、弥漫性间质改变。

2. 社区获得性肺炎　　其常见病原体有肺炎链球菌、流感嗜血杆菌、克雷白杆菌、金黄色葡萄球菌、卡他莫拉菌、军团菌、结核分枝杆菌感染等,结合临床症状,同时辅以病原学为主的实验室检查可支持临床明确诊断。

3. 其他病毒性肺炎　　包括流感病毒肺炎、腺病毒肺炎、巨细胞病毒性肺炎、SRAS 病毒肺炎、MERS 病毒肺炎等,需要结合流行病学史和病毒相关检测以指导临床诊断。

(二) 中医鉴别诊断

1. 风温　　风温初期表现为发热恶寒、咳嗽、胸痛、气急等,病邪在气分,多在 1 周内可痊愈,若失治误治,症状加重,仍发热,咳吐浊痰者,可考虑为肺痈。

2. 肺痿　　病程较长而发展缓慢,患者素体虚弱,形体瘦削,咳唾痰沫,患有肺系疾病日久,失治误治,迁延不愈,可最终转化为肺痿。

3. 肺痨　　肺痨是由于痨虫入侵所致的传染性慢性虚弱性疾病,有咳嗽、咯血、潮热、盗汗、身体逐渐消瘦等明显全身性表现。

与普通肺部疾病相比,新冠病毒感染具有传染性和流行性,结合患者症状、体征,中医诊断为疫病,证属疫毒闭肺。

四、治疗方案

（一）西医治疗

（1）脱水治疗：考虑水中毒，考虑脑水肿造成昏迷，考虑脑水肿造成昏迷；肺水过多，气道分泌物增多，导致肺脏的换气和呼气障碍，影响氧的供给，造成氧饱和下降。补液量限制在 1 500～2 000 ml 左右，呋塞米 20 mg 静推，后续呋塞米 100 mg 持续泵入。

（2）提升胶体渗透压，维持血压：人血白蛋白 20 g 静脉滴注每日 1 次，去甲肾上腺素根据千克体重维持血压在 120～130/70～80 mmHg。

（3）抗凝，预防血栓：低分子肝素钠 4 250 IU 皮下注射每 12 h 1 次。

（4）抗感染：哌拉西林他唑巴坦 4.5 g 静脉滴注每 8 h 1 次。

（5）控制心室率：艾司洛尔 0.5 g 持续泵入，维持心率在 100 次/分左右。

（6）肠内营养联合肠外营养支持。

（二）中医辨证及治疗

患者舌象无法观察，脉诊右脉沉弱无力，考虑元气不足；左脉略弦，据刻下症及相关检查可悉，考虑水饮内停，痰湿闭肺，加之喘脱，为内闭外脱证。患者心率增快，考虑为气脱，行张锡纯之升陷大法以固脱。另有血不利则为水，故活血通络，兼化痰降浊以开闭。故治法以益气利水、活血通络、化痰降浊为主，具体方药如下：

人　参 20 g	代赭石 15 g	生黄芪 120 g	地　龙 6 g
当　归 10 g	茯苓皮 30 g	大腹皮 30 g	泽　泻 30 g
木　通 10 g	厚　朴 20 g	陈　皮 20 g	木　香 20 g
土鳖虫 6 g	桃　仁 6 g	车前子 30 g^包	葶苈子 30 g

3 剂，水煎，每日 1 剂，早晚分服（11 月 12 日至 11 月 14 日）。

辨证处方分析：方中以人参大补元气，救气分之脱，代赭石引人参补益之力下行，引气归元；重用生黄芪，增强益气之效；予茯苓皮、大腹皮、泽泻、车前子、葶苈子等利湿药物，改善水肿情况；益气利水同时活血通络，加入土鳖虫、当归、桃仁、地龙等；厚朴、陈皮、木香理气化痰降浊以开闭。全方共奏益气利水、活血通络、化痰降浊之功。

在未使用大黄的情况下，患者于鼻饲中药第二日夜间解大量宿便。

二诊：舌象无法观察，脉诊右脉沉无力，左脉弦，治法同前，加大补气药物力量。具体方药调整如下：

人　参 30 g	代赭石 15 g	生黄芪 150 g	地　龙 6 g
当　归 10 g	茯苓皮 30 g	大腹皮 30 g	泽　泻 30 g
木　通 10 g	厚　朴 20 g	陈　皮 20 g	木　香 20 g

土鳖虫 6 g　　　　桃　仁 10 g　　　　车前子 30 g^包　　　　葶苈子 30 g

3 剂,水煎,每日 1 剂,早晚分服(11 月 15 日至 11 月 17 日)。

辨证处方分析:二诊在原方基础上,加大人参、生黄芪的剂量,将桃仁剂量增加至 10 g,增强其益气活血之功,改善气脱,恢复肌力。

五、入院后病情变化情况

患者 11 月 12 日至 11 月 15 日出入量及血压心率监测如图 3 - 3 - 2 所示,血气监测如表 3 - 3 - 1 所示。11 月 13 日夜间解大量宿便。11 月 14 日患者意识逐渐恢复,可睁眼,周身浮肿减轻。11 月 14 日复查,血常规:白细胞 9.2×10⁹/L、淋巴细胞 0.79×10⁹/L、血红蛋白 89 g/L,C 反应蛋白 19.88 mg/L,降钙素原 0.25 ng/ml,肾功能:尿素 7.9 mmol/L,肌酐 52 μmol/L,肝功能:白蛋白 35.1 g/L,余未见明显异常;离子系列:钾 4.14 mmol/L,钠 138.0 μmol/L,余未见明显异常。B 型利钠肽 463.4 pg/ml。新型冠状病毒核酸检测:阴性。

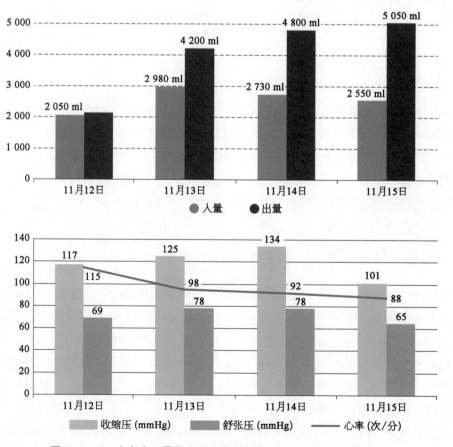

图 3 - 3 - 2　患者出入量及血压心率监测(11 月 12 日至 11 月 15 日)

表 3-3-1 11 月 12 日至 11 月 15 日血气分析情况

日　期	PH	PaCO₂ (mmHg)	PaO₂ (mmHg)	BE (mmol/L)	Lac (mmol/L)	氧浓度 (%)	氧合指数
正常值	7.35~7.45	35~48	83~108	−2~3	1.0~1.4		400~500
11 月 12 日	7.602	22.7	67	1	2.2	70	95
11 月 13 日	7.610	26.4	82	5	1.93	55	149
11 月 14 日	7.563	31.8	102	7	2.71	55	185
11 月 15 日	7.558	37.2	76	11	1.78	45	168

11 月 16 日床旁支气管镜：将气管插管向外移出 2 cm，左肺支气管管腔内可见大量黏痰及痰栓，反复抽吸。左肺下叶支气管黏膜水肿明显，管腔狭窄，右肺支气管黏膜水肿，各支气管管腔内未见新生物。心电图提示心律转窦，心率约为 80 次/分。呼吸机的氧浓度调整至 40%~45%，明显下降，正压 12 cmH₂O，PEEP：6 cmH₂O。压力支持的参数都在下降，氧饱和在 99% 左右。

目前西医治疗：① 除了初始定的治疗方案外，加强四肢功能锻炼，加强拍背排痰，加强了气道湿化及吸痰。② 逐步增加肠内营养支持。③ 计划自主呼吸试验，根据病情脱机拔管。

六、诊疗难点

（1）患者以气管插管 15 日、意识不清 7 日入科。该患者经治疗后，目前意识转清，可自主睁眼，肌力仍差，寻找合适的时机脱机拔管是此次诊疗难点。

（2）患者入院时深昏迷，颜面、周身重度浮肿，气管插管，呼吸机辅助呼吸，气管内、口腔内大量泡沫分泌物。舌象无法观察，脉诊右脉沉无力，左脉弦，治法补气利水，活血通络，目前加大补气药物剂量，还需要确认后续的中医辨证论治。

七、疑难病例讨论（2022 年 11 月 16 日）

姚树坤（中日友好医院）：该患者高龄女性，诊断新冠病毒感染危重型。10 月 30 日胸片提示右中下肺炎症明显，左下肺可见炎症，左上肺尚可。11 月 7 日胸片提示，肺内炎症加重，双侧少量胸腔积液，肋膈角模糊。血气分析提示严重呼吸性酸中毒，pH 7.1~7.2，二氧化碳的分压高至 108，碱剩余很低，乳酸不高，考虑由二氧化碳潴留造成，该患者存在严重通气功能障碍。支气管镜发现大量痰栓，双下肺呼吸道阻塞严重，主要由于昏迷后，呼吸道内分泌物不能自主排出导致。

该患者高龄，在感染新冠病毒后，易合并细菌感染，尤其昏迷后，易发生吸入性肺炎、坠积性肺炎，目前抗生素使用合理、及时。另外需明确患者中度贫血的原因，该患者无心脑血管疾病史,但是入院时肝功能较差,且伴有贫血和低白蛋白血症,不排除慢性肝病可能。慢性肝病的人平时没有肝病的症状,甚至到了肝硬化失代偿期的时候,肝功能依然是正常的,也没有肝脏病的太多症状。在考虑病毒性肝病的同时不能忽略代谢障碍性肝病的可能。关于拔管的时机,第一需要意识清醒,第二能够咳嗽,自主排痰或辅助排痰,才有可能脱机拔管,不宜过早。

中医治疗方面,方中以补气药为主,人参、黄芪用量较大,益气利水同时活血通络,使用土鳖虫、当归、地龙等活血通络的药。黄芪可增大用量至 250 g,单用黄芪对急性心衰也有较好疗效。代赭石剂量偏小,建议起始用量为 30～40 g,代赭石作为矿石,小剂量可能难达疗效。还可加用旋覆花,用旋覆代赭汤,既有化痰又有降逆通腑的作用,还可考虑加用瓜蒌等化痰药,消除痰栓促进恢复。本次用药合理有效,尤其是对水肿,随着体液负平衡,患者的症状减轻,肺功能逐渐改善。

李风森(新疆医科大学附属中医医院):该患者西医治疗方面,机械通气、营养维护以及对感染的控制较好,中药益气活血、通络利水,中西结合救治比较成功。后续脱机、神经系统恢复、避免再次插管以及后续康复问题,为本次治疗难点。建议完善肺部及脑部 CT检查,加强营养。中药健脾益气,恢复脾胃功能,对营养摄取有较大帮助。

颜芳(广东省中医院):该患者脱机还需要谨慎,目前精神状态不佳,支气管镜下痰栓较多。脱机最关键不是单纯看血气指标,还需关注患者基础状态,如气道中痰的情况,能否自主咳嗽,精神状态,患者自主拔管的意愿。可考虑晨间的突击锻炼。例如早晨短时断开呼吸机,给予高流量的吸氧,观察维持时长、心率及血氧变化趋势。

中医辨治方面,患者痰栓较多,如排便不畅,需注意元气衰退,是否存在阳明不降,浊邪未除。该患者高龄,新冠病毒感染,有创呼吸辅助通气,倦卧,结合脉象,符合破格救心汤使用指征,可考虑使用。化痰方面,危重状态,涉及肺炎、呼吸衰竭的患者,建议使用大剂量生半夏,对痰栓清除有益。如半夏效果也不佳,可肺肠同治,从阳明走,使浊邪从下而出,改善情况。

仝小林(中国中医科学院广安门医院):该患者 89 岁,瘦小,重症肺炎和呼吸衰竭,抢救效果好,已临近脱机指征,神志情况改善。总目前患者处于寒湿疫闭、脱之间,或者说内闭外脱。内闭属痰湿闭肺。外脱为喘脱,阳气的虚脱。中医治疗方面建议效不更方,在此基础上,可考虑适当加强对内闭的治疗,即使大便已经通畅,从内闭来看,逐邪勿拘结粪,用宣白承气,大黄、瓜蒌、杏仁之类。整体治疗来看,可益气温阳,活血利水,行气健脾化痰,再加通腑,疗效更佳。可考虑小破格,如干姜、附子、山茱萸,小剂量使用,每味 30 g。在益气的基础上,加强温阳固脱。在开闭方面,可以考虑宣白承气。可加大地龙用量至15～30 g,以除痰栓。

八、随诊记录

该患者症见发热,咳嗽,咳痰,咳黄黏痰,后因肺衰,给予气管插管,呼吸机辅助呼吸。

入院时昏迷不醒,现可自主睁眼,肌力仍差,头面、颈部和周身浮肿明显,气管和口腔内可见大量痰涎,舌象未能观察,脉象右脉沉无力,左脉弦。全小林拟方3剂,以益气温阳、活血利水、行气健脾化痰、通腑为法,在原方方义的基础上,拟破格子龙宣白承气汤加味,具体药物为:

红 参30 g	制附子30 g	干 姜30 g	生黄芪60 g
山茱萸30 g	生大黄9 g	瓜蒌皮15 g	杏 仁9 g
陈 皮15 g	葶苈子30 g	地 龙30 g	桃 仁15 g
茯 苓120 g	泽 泻30 g	大腹皮15 g	

3剂,水煎,每日1剂,早晚分服。

辨证组方分析:在原方基础上,加强开闭固脱之功。其中,人参改为红参,与生黄芪共奏益气之功;干姜、附子、山茱萸,在益气的基础上,加强温阳和固脱之力;逐邪勿拘结粪,以宣白承气中大黄、瓜蒌、杏仁通腑;陈皮健脾理气,燥湿化痰,同时加大地龙用量,以其活血化痰通络之效解决痰栓;保留原方中茯苓、泽泻、大腹皮,加大茯苓用量,合葶苈子,增强利水以消水肿。全方共奏益气温阳、活血利水、行气健脾化痰、通腑之功。

监测患者血气分析、血常规及炎症指标变化结果如表3-3-2及3-3-3所示。11月17日生化检测及电解质离子结果回报:尿素14.3 mmol/L↑,肌酐50 μmol/L↓,尿酸106 μmol/L↓,总蛋白57.2 g/L↓,白蛋白37.2 g/L↓;肝功能及电解质正常。

表3-3-2   11月16日至11月19日血气分析情况

日　期	PH	PaCO$_2$ (mmHg)	PaO$_2$ (mmHg)	BE (mmol/L)	Lac (mmol/L)	氧浓度 (%)	氧合指数
正常值	7.35~7.45	35~48	83~108	−2~3	1.0~1.4		400~500
11月16日	7.568	33.2	145	8	1.93		263
11月17日	7.573	30.5	109	6	1.96	55	242
11月18日	7.578	31.7	107	8	1.54	55	348
11月19日	7.584	28.5	143	5	2.72	70	317

表3-3-3   血常规及炎症指标变化

时　间	白细胞 (×10^9/L)	中性粒细胞 (×10^9/L)	单核细胞 (×10^9/L)	血红蛋白 (g/L)	血小板 (×10^9/L)	C反应蛋白 (mg/L)	降钙素原 (ng/ml)	D-二聚体 (μg/ml)
正常值	3.5~9.5	1.8~6.3	0.1~0.6	115~150	125~350	0~5	<0.5	0~0.5
11月17日	17.52	15.04	1.04	72	515	30.8		1.68
11月19日	17.85	16.2	0.77	58	335	21.38	0.37	

九、病情转归

服用中药 3 剂，西医治疗方案同前。11 月 20 日，患者病情变化不大，意识较前差，气管镜结束后间断低热，体温波动在 38℃左右，呼吸机模式：PSV，吸气压力 14 cmH$_2$O，呼气压力 8 cmH$_2$O，氧浓度 45%，脉象右脉基本上难以触及，左脉较前变弱，大便每日 1～2 次，正常鼻饲，每日肠内营养 500～750 cal(1 cal≈0.004 19 kJ)，总体状态比会诊时要差，利尿剂每日 80～100 mg，下肢消肿较慢，11 月 21 日家属要求拔除气管插管，患者 11 月 22 日死亡。

十、按语

该例患者老年女性，否认既往慢性病史，此次急性起病，临床主要表现为发热伴进行性呼吸困难，新冠病毒核酸检测阳性，胸部影像表现为双肺多发磨玻璃斑片、实变影，由于新冠病毒感染导致急性肺损伤继而出现 ARDS，同时并发心脏、肝脏损伤，氧合指数＜150 并及时进行了气管插管机械通气，且全面评估心脏、肾脏、肝脏、凝血等多系统功能进行综合救治，包括原发病治疗(抗病毒药物的使用、恢复期血浆的输注)、抗炎及免疫(激素、免疫抑制剂的使用)、抗感染、抗凝、营养支持等治疗。

中西医结合治疗并重，采用中医辨证论治。老年高龄，肺脾气虚或肺肾不足，气阴两虚，复又外感疫毒之邪，而致气机升降失常，急则治标，故治法以益气利水、活血通络、化痰降浊为主，同时考虑水饮内停，痰湿闭肺，加之喘脱，为内闭外脱证，行张锡纯之升陷大法以固脱，加大补气药物力量。经治疗后，该患者一般状况及意识状况有所好转，治疗有效。其内有痰湿闭肺，外有阳气虚脱，在原方方义的基础上，以小破格合宣白承气加味，加强开闭固脱之功。诸药合用，药证相应而疗效显著。后患者家属放弃治疗，加之久病重病患者脏腑虚损，正气耗竭，以至内闭外脱而亡。

重症危重症病毒性肺炎的呼吸支持治疗是一切治疗的基础，及时并合理地给予呼吸支持能够为后续治疗以及患者自身免疫功能恢复赢得时间。气管插管的时机在新冠病毒感染重型-危重型患者的综合治疗中十分关键。越来越多的临床数据表明，新冠病毒感染危重型患者建议尽早气管插管机械通气。同时，在新冠病毒感染患者中，在合并其他病原体感染时，其组织损伤机制还值得我们思考。综上，有关新冠病毒感染病理生理、临床表现、治疗策略、临床转归还需要更多的观察和研究数据。另外，老年患者往往正气不足，脏腑虚损，气血失畅，感染疫疠邪气后病情多复杂，在祛邪的同时，应注意保护正气。

参考文献

［1］　康蒙,李婧文,万秋风,等.病毒性肺炎所致急性呼吸窘迫综合征患者选择行气管插管机械通气的影响因素[J].中华危重病急救医学,2022,34(6)：586－591.

［2］　Vera M，Kattan E，Born P，et al．Intubation timing as determinant of outcome in patients with acute respiratory distress syndrome by SARS -CoV-2 infection［J］．J Crit Care，2021，65：164－169.

作为连续三年奋战在抗疫一线的中医药专家,仝小林最早把新冠病毒感染定性为"寒湿疫",并提出寒湿致瘀、寒湿入营、瘀热内生、瘀热入营[1]是寒湿疫发展过程中的特殊证候,是寒湿疫辨治中的特色所在。"寒湿入营"多见于寒湿疫危重症,其中"瘀血"是营血分证的重要病变之一[2],D-二聚体是入营动血的重要生物标志物[3],临床表现多见于新冠病毒感染后出现D-二聚体居高不下,全身多脏器继发血栓等入营动血的征象,病情凶险,预后极差。多项研究表明,此次新冠病毒感染尤其是重症患者多存在血管功能障碍、血栓形成和免疫失调的复杂情况[4-7],从西医学角度进一步佐证了"入营动血"是"寒湿疫"疾病发展中的重要环节。本案例患者既往有心脏基础疾病史,此次因新冠病毒起病,发展为重症新冠病毒感染。患者起病后全程不发热,中医辨证属阴证,为寒湿瘀之态,病程中逐渐显现D-二聚体升高及瘀血形成等入营动血的征象,最终临床表现为典型的"寒湿入营":心衰、肺栓塞及全身多发血栓、黄疸、休克等危重症。"寒湿入营"首见于《濒湖脉学》:"涩缘血少或伤精,反胃亡阳汗雨淋;寒湿入营为血痹,女人非孕即无经[8]",即言涩脉可见于寒湿入营一证。新冠病毒感染部分患者伤阳贯穿疾病全程,寒湿入营乃疾病发展至后期心、脾、肾三脏阳虚所致。肾阳不足,脾阳衰微,水谷不化,内生寒湿之邪,外受寒湿之戾气,内外相引,病深不解,内陷营分,心阳不足则不能温化营分之邪,肾阳不足则寒湿之邪不能自小便而走,脾阳衰微则寒湿之邪不能从大便而泻,客邪得以停留,邪深难解,遂病情胶结。本篇通过该病例对寒湿疫中"寒湿入营"的因机证治做深入的分析,为诊治此类疾病提供思路和借鉴。

一、病例概述

王某,女,59岁,汉族。

入院时间:2022年11月8日。

主诉:胸闷、气憋1月,加重伴咳嗽、浮肿、少尿3日。

现病史:患者近1月出现胸闷、气短、气憋,伴面部浮肿、四肢轻度浮肿,自行口服药物治疗(具体不详),症状反复。近3日上述症状加重,胸闷、喘憋不适,不能平卧,伴咳嗽、咳痰,为粉红色泡沫痰,四肢及颜面重度浮肿,少尿,就诊私人诊所静脉滴注药物(药名不详),症状未见缓解,因核酸检测阳性,急诊以"新冠病毒肺炎"收治入院。入院症见:胸闷、心慌明显,不能平卧,咳嗽,咳痰,痰中带血,无发热,乏力,四肢及颜面部重度肿胀,尿少,昨日 400 mL/24 h,饮食量少,夜寐欠安,大便未解。

既往史:5 年前当地医院诊断"心衰",未规律服药;未接种新冠疫苗。

个人史、婚育史、家族史无特殊。

查体:体温 36.4℃,呼吸 19 次/分,脉搏 78 次/分,血压 98/73 mmHg,吸氧状态下指脉氧 97%。神志清,精神差,形体偏胖,双肺呼吸音粗,双肺可闻及湿性啰音,心律齐,二尖瓣及三尖瓣听诊区可闻及心脏杂音,腹软,无压痛及反跳痛,肝区无叩痛,颜面、四肢重度水肿。舌质红,苔薄白,脉弦滑。

实验室检查:患者炎症指标变化及凝血情况检测如表 3-4-1 及表 3-4-2 所示。

表 3-4-1　炎症指标变化情况

日　期	白细胞 ($\times10^9$/L)	中性粒细胞 ($\times10^9$/L)	淋巴细胞 ($\times10^9$/L)	C 反应蛋白 (g/L)	血红蛋白 (g/L)	降钙素原 (%)
正常值	3.5~9.5	1.8~6.3	1.1~3.2	<10	115~150	0.10~0.50
11 月 8 日	12.59	10.62	1.24	159.4	117	1.38
11 月 9 日	10.3	8.88	0.91	167.8	110	
11 月 11 日	15.7	14.62	0.76		127	
11 月 12 日	10.38	8.77	1.33	78.1	113	
11 月 15 日	8.83	7.33	1.03	56.6	109	

表 3-4-2　凝血指标变化情况

日　期	凝血酶原时间 (s)	凝血酶原活动度 (%)	国际标准化 比值	活化部分凝血 活酶时间(s)	D-二聚体 (μg/ml)
正常值	10~14	80~150	0.8~1.5	24~39	0~1
11 月 9 日	15.6	61.6	1.3	30.5	20.86
11 月 10 日	20.6	39.6	1.73	39.9	20.52
11 月 11 日	27.9	26	2.38	43.4	14.4
11 月 12 日	23.9	32	2.02	48.9	7.76
11 月 16 日	50.7	12.6	4.42	48.9	8.96
11 月 19 日	38.8	18.4	3.17	44.1	17.76

辅助检查。胸部 CT(图 3-4-1):① 右肺中叶、双肺下叶散在片状磨玻璃实变,考虑新冠病毒感染,肺泡癌不除外;② 心脏增大,心包、双侧胸腔、叶间少量积液,双侧胸壁皮下、肌间隙少量积液,提示心衰。心电图:① 窦性心动过速;② 完全性左束支传导阻带;③ ST-T 异常。腹部彩超:肝实质回声增粗,慢性胆囊炎并胆泥形成。心脏彩超:① 左室增大,双房轻大左室壁运动异常;② 主动脉硬化;③ 二尖瓣反流(中量)、三尖瓣反流(中-大量)提示肺动脉压增高(中度,肺动脉压 56 mmHg);④ 左心功能减低(EF 值为

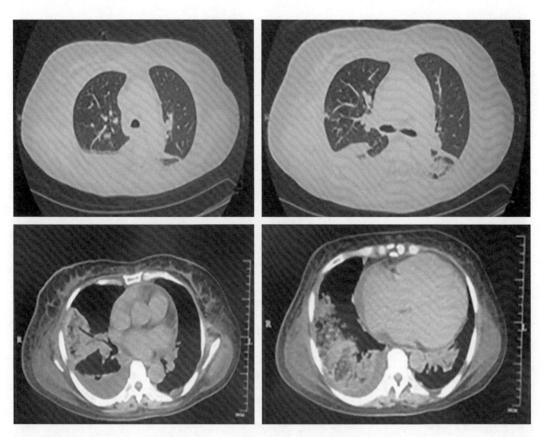

图 3-4-1　患者 2022 年 11 月 8 日胸部 CT

37%)。上肢血管彩超：右侧腋下静脉、肱静脉血栓形成。

二、入院诊断

1. 中医诊断　疫病(气阴两虚证)。

2. 西医诊断　① 新冠病毒感染(中型)；② 心脏瓣膜病，二尖瓣关闭不全，三尖瓣关闭不全；③ 心功能 Ⅳ 级(NYHA 分级)；④ 急性心力衰竭失代偿期；⑤ 双肺渗出实变待查，肺泡癌？ ⑥ 右上肢静脉血栓形成；⑦ 蛋白质-能量营养不良。

三、入院治疗

(1) 间断侧卧位(俯卧位不能耐受)，鼻导管吸氧。

(2) 心脏基础治疗：螺内酯、呋塞米、新活素、沙库巴曲缬沙坦钠片、美托洛尔缓释片口服。

(3) 低分子肝素钠 0.4 ml，每 12 h 1 次，皮下注射。

(4) 氨溴索口服、布地奈德混悬液＋异丙托溴铵溶液雾化。

（5）头孢哌酮钠舒巴坦钠 3 g 每 12 h 1 次静脉滴注。

（6）静脉营养＋人血白蛋白 10 g，每日 1 次，静脉滴注。

（7）参麦宁肺合剂口服，药物如下：

| 太子参 9 g | 麦　冬 9 g | 防　风 9 g | 炒栀子 9 g |
| 黄　芩 9 g | 北柴胡 6 g | 炒白扁豆 9 g | 广藿香 6 g |

3 剂，水煎，每日 1 剂，早晚分服。

辨证处方分析：患者湿浊久蕴，耗气伤阴，结合当地用药经验予参麦宁肺 1 号方口服。方中太子参、麦冬益气养阴；柴胡疏肝解热；防风、黄芩、炒栀子清热利湿；炒白扁豆健脾和中化湿；广藿香芳香化浊除湿；全方共奏益气养阴、清热化湿之功。

四、病情变化

（1）症状未改善：胸闷、气憋，咳嗽、咳痰，浮肿，无咯血、尿血、便血。

（2）抗凝治疗，11 月 16 日复查凝血：凝血酶原时间 50 s↑，凝血酶原活动度 12.6%↓，国际标准化比值 4.42↑，D-二聚体 8.96 mg/L，停头孢哌酮舒巴坦、低分子肝素钠。

（3）心电监护仪：心率：123 次/分，血压：89/54 mmHg，休克，多巴胺泵入。

（4）肺动脉 CTA（图 3-4-2）：① 左肺上叶前段、尖后段、左下肺动脉及右肺下叶后

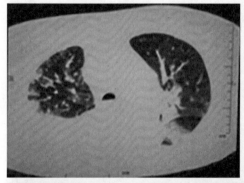
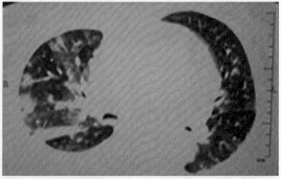
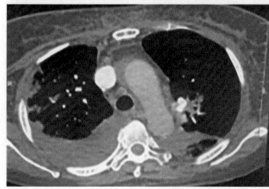
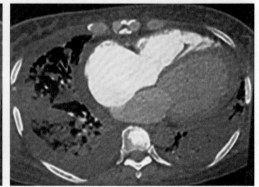

图 3-4-2　患者 2022 年 11 月 19 日肺动脉 CTA

基底段肺动脉栓塞;② 双肺多发渗出实变,符合新冠病毒感染;③ 心脏增大,心包及双侧胸腔积液伴胸壁皮下水肿,提示心衰。

（5）转入 10A 病区亚重症治疗。

五、转入 ICU 情况

症状:患者左侧卧位,胸闷、气喘,翻身则气喘明显,咳嗽,咳黄黏痰、量少、咳吐不利,未咯血,乏力,纳差。

查体:体温 36.5℃,呼吸 23 次/分,脉搏 108 次/分,血压 88/52 mmHg（多巴胺 5 ml/h 泵入）;指脉氧 97%;嗜睡状,双侧瞳孔 2 mm,对光反射灵敏,贫血貌,巩膜、全身轻度黄染,双肺呼吸音粗,双肺可闻及湿性啰音,心律齐,二尖瓣及三尖瓣听诊区可闻及心脏杂音,腹软,无压痛及反跳痛,肝区无叩痛,全身重度水肿。右下肢深静脉置管。舌淡红,苔薄白,脉数细弱。

辅助检查。心电图:① 窦性心动过速;② 肢联低电压;③ 完全性左束支传导阻滞;④ ST-T 异常。床旁超声心动图:① 全心增大;② 左室壁运动异常主动脉硬化;③ 二尖瓣反流（中量）、三尖瓣反流（大量）;④ 肺动脉增宽、提示肺动脉压增高（轻度,肺动脉压 31 mmHg）;⑤ 心包积液（少量）;⑥ 左心功能减低（EF 值 29%）。血管超声:① 右下肢股总动、静脉敷料覆盖无法探查;② 右下肢股浅、腘、胫后静脉血栓形成;③ 左下肢股总动脉、双下肢股浅动脉、腘动脉、胫后动脉粥样硬化;④ 左下肢股总静脉、股浅静脉、腘静脉、胫后静脉血流通畅,未见明显阻塞;⑤ 左小腿肌间静脉血栓形成。

实验室检验:炎症指标变化情况如表 3-4-3 所示。动脉血气分析（非吸氧状态下）:轻度低氧血症,PaO_2 73.40 ↓,SaO_2 94.30%。肿瘤标志物:CEA 12 μg/L（参考值＜4）,CA125 100 U/ml（参考值＜35）,CA199 49 kU/L（参考值＜35）,CA50 30 U/L（参考值＜25）。

表 3-4-3　炎症指标变化情况

时　间	白细胞 （×10⁹/L）	中性粒细胞 （×10⁹/L）	淋巴细胞 （×10⁹/L）	C反应蛋白 （g/L）	血红蛋白 （g/L）	降钙素原 （%）
正常值	3.5~9.5	1.8~6.3	1.1~3.2	＜10	115~150	0.10~0.50
11月19日	10.34	8.63	1.12	31.5	107	0.14
11月20日	9.84	7.99	1.21	35.5	110	0.14
11月21日	10.51	8.98	0.93	41.8	104	0.19
11月22日	10.23	8.88	0.87	47.8	104	0.13

补充诊断：急性肺血栓栓塞症（高危组）；低血容量性休克；双下肢静脉血栓形成；黄疸待查-梗阻性黄疸？

六、入院治疗

新冠病毒感染治疗方面，予俯卧位通气，鼻导管吸氧 2～3 L/min，静脉营养、人血白蛋白静脉滴注，参麦宁肺合剂口服。胸部 CT 提示：病灶较前进展，右肺中叶、双肺下叶散在片状磨玻璃实变，考虑新冠病毒感染，肺泡癌不除外；肿瘤标志物、风湿免疫相关检查结果待回报；已告知家属，待病情允许再行进一步检查。

肺栓塞、静脉血栓治疗方面，患者呼吸困难，血流动力学不稳定，B 型利钠肽偏高，心彩超提示肺动脉高压（31 mmHg，入院时 56 mmHg），结合肺动脉 CTA 检查，补充诊断：急性肺血栓栓塞症（高危组）；患者急性肺栓塞（高危组），原计划予以溶栓治疗，但溶栓治疗存在出血高风险，在反复交代病情后，家属商议后签字拒绝溶栓治疗，故予肝素钠针 1.6 ml，按 2.7 ml/h 的速度泵入，奥美拉唑静脉滴注预防应激性溃疡出血；肝素钠泵入 4 h 后，复查凝血酶原时间延长，国际标准化比值升高，患者咯血痰 3 次，约 3 ml，停肝素钠泵入，停药后患者未咯血痰。20 日、21 日、22 日连续监测凝血功能，根据凝血指标的变化（表 3-4-4）调整治疗方案：20 日予低分子肝素钠 0.2 ml，每 12 h 1 次，皮下注射，奥美拉唑静脉滴注；21 日予利伐沙班片 15 mg，每 12 h 1 次口服，奥美拉唑静脉滴注；22 日调整治疗为利伐沙班片 15 mg，每日 1 次，口服，奥美拉唑静脉滴注。

表 3-4-4　凝血指标变化情况

日　　期	凝血酶原时间(s)	凝血酶原活动度(%)	国际标准化比值	活化部分凝血活酶时间(s)	D-二聚体(μg/ml)
正常值	10～14	80～150	0.8～1.5	24～39	0～1
11 月 19 日(1)	38.8	18.4	3.17	44.1	17.76
11 月 19 日(2)	49.7	12.9	4.33	42.2	15.95
11 月 20 日	35.8	19	3.08	41.8	15.41
11 月 21 日	18	48.6	1.51	40.6	14.95
11 月 22 日	32.6	21.3	2.79	42.4	13.2

心脏瓣膜病、心功能不全治疗方面，予去乙酰毛花苷注射液 0.2 ml，每日 2 次，静脉注射，多巴酚丁胺注射液 5 ml/h 持续泵入，入量多，出量少，间断用呋塞米利尿。出入量情况如表 3-4-5 所示。

表 3-4-5 出入量情况

出入量	11月20日	11月21日	11月22日
总入量(ml)	2 358.4	3 073.4	2 843
总出量(ml)	1 600	900	2 400

黄疸治疗方面,患者巩膜、全身轻度黄染,尿液深褐色,胆红素增高,肝功能及胆红素指标变化情况如表 3-4-6 所示。肝胆胰脾双肾彩超检查示:肝脂肪浸润,胆囊稍大,胆囊炎,胆泥沉积。肝病科会诊后,予注射用谷胱甘肽、注射用丁二磺酸腺苷蛋氨酸静脉滴注,维生素 K_1 注射液肌内注射,新鲜冰冻血浆输注(20 日 170 ml,21 日 180 ml),患者无法平卧,且需要血管活性药物泵入,未能完善腹部 CT 检查(普外科会诊)。

表 3-4-6 肝功能及胆红素指标变化情况

日　期	谷丙转氨酶 (U/L)	谷草转氨酶 (U/L)	谷丙/谷草	总胆红素 (μmol/L)	间接胆红素 (μmol/L)	直接胆红素 (μmol/L)
正常值	0~35	14~36		3~22	0~19	0~5
11月19日	32	44.97	0.71	93.7	21.3	38.3
11月20日	32	44.28	0.72	108.7	26.3	51.3
11月21日	31.88	36.22	0.88	109.7	32.6	44.3
11月22日	27	31.77	0.85	83.7	30.2	20.1

休克治疗方面,患者转入时,血压偏低,考虑饮食差、进食量少,因心衰使用利尿剂,且肺栓塞为亚段栓塞,非主干栓塞,指脉氧未明显下降,考虑非肺栓塞引起休克,故暂考虑为低血容量性休克。持续多巴胺泵入、静脉营养、蛋白、输血治疗。患者意识不清,补液治疗后意识转清,考虑与休克有关;休克纠正后,未额外静脉补液以避免负荷过量。

七、病例特点总结

(1) 临床表现以胸闷、气喘、全身浮肿、纳食差为主,无发热。咳嗽,咳痰不重,偶有痰中带血,汗出正常,大便正常。

(2) 既往有心脏瓣膜病、心功能不全病史。

(3) 凝血:活化部分凝血活酶时间、凝血酶原时间、国际标准化比值、D-二聚体增高;肌钙蛋白、NT-proBNP 增高;肝功能:总胆红素、间接胆红素增高;血小板指标正常,纤维蛋白原正常;四肢 PI 以及毛细血管出行时间暂未完善。

(4) 乳酸 3.36 mmol/L(正常值 0.7~2.1 mmol/L)。

（5）肺动脉CTA：① 左肺上叶前段、尖后段、左下肺动脉及右肺下叶后基底段肺动脉栓塞；② 双肺多发渗出实变，符合新冠病毒感染，肺泡癌不除外。

（6）血管彩超示：右侧腋下静脉、肱静脉血栓形成，双下肢深静脉血栓形成。

（7）超声心动图示：全心增大，二尖瓣中量反流、三尖瓣大量反流，肺动脉压增高，2022年11月8日肺动脉收缩压为56 mmHg，2022年11月19日肺动脉收缩压为31 mmHg，2022年11月8日心脏左室射血分数（EF）值为37％，2022年11月19日EF值为29％。

（8）2022年11月24日，患者脉象滑数，舌暗淡、舌体胖大略有齿痕，舌底瘀滞，舌苔淡黄厚腐腻（图3-4-3）。

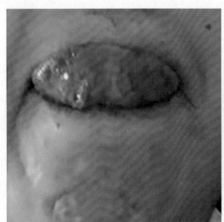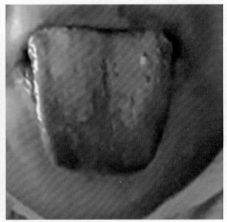

图3-4-3　患者2022年11月24日舌象

八、诊疗难点

（1）该患者肺栓塞诊断明确，病史中合并血流动力学不稳，采用sPESI进行早期死亡风险分层为高危组。患者在治疗期间出现休克症状，但肺动脉CTA表现为SSPE（亚段肺栓塞），且低流量吸氧下指尖血氧饱和度能达到96％～98％，结合既往病史中有严重心脏疾病，基础心功能差。那么这个患者所表现出的休克症状，是以肺栓塞为主因，还是心功能不全所致？

（2）该患者肺部CTA影像学表现为SSPE（即5级及以下肺动脉血管的栓塞），在此基础上合并深静脉血栓，为抗凝治疗的指征。在抗凝治疗过程中先后应用普通肝素、低分子肝素、利伐沙班，但反复监测凝血指标不达标，且抗凝血酶Ⅲ一直在低值28.2％左右，那么这个患者的抗凝活性减低是否与之有关？后续抗凝方案该如何调整？

（3）患者肺部影像学暂不除外恶性肿瘤，在此情况下，抗凝方案、治疗剂量以及治疗时间又将如何调整？

（4）中年女性，基础疾病严重，合并新冠病毒感染后，病情复杂且生命体征不稳定。由于该患者感受寒湿疫邪，起病后全程不发热，中医辨证属阴证，且有全身多脏器继发血栓等入营动血的征象，为典型"寒湿入营"表现。本病例将如何针对"寒湿入营"进行综合辨证论治？

九、疑难病例讨论（2022年11月24日）

李风森（新疆医科大学附属中医医院）：患者为中年女性，有基础心脏瓣膜病，心功能不全，肺部、肝脏疾病，伴凝血功能异常以及低蛋白等，曾一度休克。该患者病情确实比较复杂，属高危重症。就目前的诊断和治疗方面进行讨论。

方继良（中国中医科学院广安门医院）：患者第一次胸部CT提示：上肺尖尚可，下肺存在明显实变，有片状、三角形实变影，呈段和叶分布的实变和磨玻璃影，有叶间积液，双侧有胸水，部分有包裹。右侧较左侧重。主要是下肺的问题，实变为主，也有肺泡癌隐匿在实变里面可能。纵隔锁骨淋巴结无肿大，双侧腋窝有脂肪间水肿。心脏较大，有少量心包积液，提示心衰。患者第二次肺部CT提示：肺窗，左肺、右上肺实变、胸水增多，以右侧明显。左下、右下、右中，大片的实变为主，而渗出、磨玻璃影明显减少。肺部实变有明显的进展。纵膈窗：胸水明显增多，双侧有斑片，大血管正常，肺动脉小血管右边远端较多，左边少一些。肺栓塞有可能是特别细小的、远端的。胸水、影斑片、心包积液均明显增多，肺门增大不明显。故整体影响提示疾病有进展，肺栓塞可能是远端的细小的栓子，中级以上血管未发现栓塞的明显征象，同时有心衰引起的肺水肿的可能性。

王建安（浙江大学医学院附属第二医院）：该患者虽然肿瘤指标升高3倍，但个人更倾向于首先考虑新冠病毒感染。急性左心衰可能是在原来慢性心衰的基础上急性发作，也可能因本次新冠病毒感染治疗时补液所诱发。完全性左束支传导阻滞，可能为心衰的结果，也可能是导致心衰的原因。患者左右心室收缩不同步，在没有液体负荷的情况下，不太容易表现出来，一旦有液体负荷，心功能不全就很容易表现出来。既往有心衰病史，未规律服药，左束支传导阻滞也可能由于冠状动脉长期缺血，加之感染和补液而诱发。此外，患者二三尖瓣关闭不全非瓣膜本身问题，而是心脏扩大导致的功能性二尖瓣关闭不全。三尖瓣关闭不全可以继发于肺动脉高压，但此例肺动脉高压不高，因此也是心脏扩大引发，我们叫作FM2。最后，根据患者血氧饱和度及抗凝后凝血指标情况，应该存在肺栓塞。

建议：第一，肺动脉栓塞合并深静脉血栓，暂不考虑溶栓，下肢深静脉血栓易脱落，溶栓后可堵塞肺动脉主干及其分支，故本病例适应抗凝。第二，容量指标检测非常重要。该患者左心室舒末前后径57 mm，但射血分数很低，容量管理是该病例的核心问题，除了NTpro-BNP以外，可以观察心脏超声，特别是下腔静脉的宽度以及是否与呼吸周期有关，此外除了必要的静脉用药以外，鼻胃营养或者鼻肠营养会安全很多。而且静脉补液要根据容量指标,例如 B 型利钠肽、下腔静脉的宽度、小便的情况来进行调节。患者低钾、低钠,利尿剂可考虑加托伐普坦,每日 1/2～1 片。此外,评估是否可以做冠脉 CT 以了解冠脉是否存在严重病变。患者在全肺弥散性渗出的基础上出现右侧胸水,建议放置引流管尽量引流,以利于血氧的改善。抗凝可以小剂量用利伐沙班,现在是 15 mg,如果有明显的 PT 延长,但深静脉血栓还在,可以改用 10 mg 或者更小剂量,然后再来观察一些指标。此外,心理的调节以及睡眠对心功能的改善会有很大的帮助。瓣膜本身目前没有处理的必要。

段军(中日友好医院):该患者最主要问题是两个,一是基础心脏疾病,二是新冠病毒感染带来的继发重症,例如血栓。

该患者有明确的心脏基础疾病,瓣膜问题由心脏扩大继发,然后反流导致了左心源性的肺动脉高压。患者左心收缩功能差,需考虑两个问题:第一是基础心脏超声,5 年前出现过心衰时的左心大小以及 EF 值和左室每搏量(SV)值;第二,近期例如 1 年或者半年前心脏超声射血分数是否有问题,是否存在 1 个 SV 太低的心源性休克。这种情况原因有很多种,但病毒比较少,更多的是由细菌感染、脓毒症、心肌病引发。因此要区分是既往存在,还是本次新冠病毒感染继发心脏收缩功能下降导致 SV 下降。SV 下降后通过心率来代偿不够,可能出现阻力增加来提升血压。因此建议可以监测患者的灌注指数,直接脉压波动指数会偏低,毛细血管充盈时间会偏低,周围灌注会偏少,乳酸会增加,此时患者会出现心源性休克,而不应该诊断为低血容量性休克。第二,该患者左室收缩功能明显下降,SV 明显降低,舒张功能降低,左房压高,容量管理特别要注意,很容易引发肺水肿。第三,该患者肺动脉压由 50 mmHg 降到了 30 mmHg,有两种可能,其一患者右心收缩恢复,溶栓起效,左心得到了灌注,此时如果冠脉没有问题,SV 就能增加,但该患者没有增加,因此一定要关注右心的收缩功能减低。其二,在左心衰的情况下出现右心衰,虽然氧合还能勉强维持,但右心衰的其他症状会更典型,全身水肿、胸水、肝损害、黄疸、肠胀气、消化功能不全等,右心衰还会导致患者肾淤血、全身淤血,因此建议把右心功能的指标再监测一下。此外,患者尿量是由大剂量利尿剂来维持的,而她的周围灌注已出现问题,不建议通过强烈的交感应激来保持血压。该患者肺栓塞肯定存在,如果分组应属中高危组,需要关注。最后,该患者容量管理很重要,目前需要完善超声监测,包括腔静脉的监测、左房压的监测、射血分数 FV 的监测。

另外,血栓方面,患者使用肝素以后部分活化凝血活酶时间无太多变化,但凝血酶原时间延长,可能与注射用头孢哌酮钠舒巴坦钠使用有关,亦可能与右心衰导致的肝损伤有关。建议用达比加群,同时监测吸收效果。目前患者 BMI 较高,存在低分子肝素使用不足,抗凝血酶Ⅲ明显下降,低分子肝素效能明显降低,建议补充底物,比如说血浆。

该患者最关键的问题一个是心脏基础的问题,另外一个是血栓的问题。该患者血栓负荷非常重,一直没有下降,抗凝血酶Ⅲ 28,太低,所以一直在生成血栓,不光是下肢,还包括盆腔、内脏,后来导致肺栓塞。增加后期管理的难度。

　　白长川(大连市中医医院)：从中医角度谈谈。第一个是水肿。水肿分阴水、阳水,该患者阴水、阳水都有,总体治疗原则是发汗、利小便。汗法当中不能缺少麻黄,但该患者心率较快,心源性禁用麻黄。

　　第二,黄疸。该患者胆汁分泌不足,属虚黄。黄疸总的治疗原则为诸病黄家当利小便,水肿也需利小便。因此,二者治疗具有统一性。此外,如肾功能好,还以利小便为主,如果肾脏功能不好,用大剂量利尿剂的情况下,小便仍不多,可考虑从大便分泄。

　　第三,心衰。左心衰五苓散效果好,尤其伴有低钠血症,五苓散温阳利水,同时还有发汗的功效。张仲景在《金匮要略》已明确提出,叶天士也强调利小便。并提到通阳不在温而在利小便。只需通利小便,使阳气运行,心衰以及心肾阳虚的症状就能够得到缓解。正如小柴胡汤,"上焦得通,津液得下,胃气因和,身濈然汗出而解",因此利尿的同时只要气机顺畅也会出汗,不发汗而出汗。

　　最后是血栓。张仲景提出"血不利则为水"。意为机体有瘀血,自然要有水肿。张仲景用当归芍药散活血利水。《神农本草经》明确提出白芍有利水的作用,能够治疗血痹。外证身体不仁,如风痹状,黄芪桂枝五物汤主之。黄芪桂枝五汤就是用来治疗血痹的,也能改善血栓。

　　仝小林(中国中医科学院广安门医院)：该患者舌暗淡、舌体胖大略有齿痕,舌底瘀滞,舌苔淡黄厚腐腻,反映了患者湿痰浊瘀的状态。"察色按脉,先别阴阳。"总体来看,患者属典型阴证,虚实夹杂,尤其是肺部湿、痰、瘀非常明显。参麦宁肺一号方是从益气养阴角度来治疗的,方中用麦冬、太子参主要是考虑到气阴两虚,但该患者阴虚不明显,气虚典型。中医特别强调气血水的问题,气、血、水中以气最为核心,病位以心、肺为关键。新冠病毒感染的特点是邪伏膜原,偏于寒湿之邪。从该患者发病全过程来看,开始无发热,后出现感染,发热仍不明显,因此处于邪伏膜原。邪伏膜原发于二阴,特别是手太阴肺,肺影响既往基础病,所以导致患者心脏情况比较严重。心衰导致后面的一些肝损害,肾脏也有一定程度的损害。另外,从整体用药的情况来看,前方剂量太小,很难取效。尤其以水肿为核心突出表现,在面部、下肢都是高度水肿的情况下,剂量是治疗取效的关键。抓住患者水肿和气、血、水失衡的病机,以及湿、痰、瘀的状态,治疗首先是要调动原动力。患者休克,要温阳和回阳,同时益气活血利水,让机体整个动起来。中医通腑与活血,不但可以排出水分,还可以使毒素的吸收减少,使整个气机转起来。对于肺部的湿、痰、瘀,要通络化痰,让气、血、水周流,特别是腹部,把膈肌沉降下来,给肺部留有充分的空间,让炎症能够快速吸收。赞同虚黄的诊断,总胆红素高了 5 倍,对于肝脏的损害是非常严重的,要补气利胆。抓住核心矛盾,从郁、闭、脱、虚几个阶段考虑,患者为内闭外脱证,可以用破格子龙宣白承气汤加减治疗,主要治法是温阳益气利水,化痰活血通络。生晒参 30 g、制附片 30 g,为参附和四逆的方子,也是李可的小破格。我赞同白长川老师五苓散的建议,但首先还是要益气,除了用人参益气以外,还用生黄芪 120 g、桂枝 30 g、茯苓 300 g。因为现在用呋塞米利尿,如果去掉利尿剂,要用大剂量茯苓,心衰、水肿时茯苓可以用到 600 g,另外再加泽泻 30 g、葶苈子 30 g、地龙 15 g。破格子龙中"子"就是葶苈子,能够泻肺利水,宣畅气机;"龙"是地龙,可以起到化痰和通络的作用。茵陈 120 g、赤芍 60 g、生大黄 15 g、杏仁 9 g、全瓜蒌 30 g、桃仁 15 g。破格子龙宣白承气汤合五苓散,加上茵陈和赤芍以及大黄快速降胆红素。宣白承气,一方面宣肺,一方面通腑活血,通腑也能够帮助排出水分。方中大剂量人参和黄芪扶正,所以无惧腹泻之虞,另外患者每日在输液,对这种心肾阳虚、阳虚水泛的水肿剂量要大一些,先用 3 剂药,注意观察水肿、心衰、痰瘀以及黄疸的情况,随时调方。

十、随诊记录

➤ 2022 年 11 月 25 日

患者左侧卧位,胸闷、气短,活动后气喘,偶有咳嗽,咳白黏痰,咳痰不利,乏力,纳少,寐欠安,留置导尿,尿管可见深褐色尿液,大便未解。体温 36.3℃,脉搏 119 次/分,血压 126/71 mmHg,吸氧 2 L/min 下指脉氧饱和度 95%。舌暗淡、舌体胖大略有齿痕,舌底瘀滞,舌苔淡黄厚腐腻。辨证为寒湿入营血、邪伏膜原证。治以温阳益气、通腑化痰、活血利水。予破格子龙宣白承气汤合五苓散、茵陈蒿汤加减,药物如下:

生晒参 30 g	制附片 30 g	干　姜 30 g	生黄芪 120 g
桂　枝 30 g	茯　苓 300 g	泽　泻 30 g	葶苈子 30 g
地　龙 15 g	茵　陈 120 g	赤　芍 60 g	生大黄 15 g
杏　仁 9 g	全瓜蒌 30 g	桃　仁 15 g	

3 剂,水煎,每日 1 剂,早晚分服(11 月 25 日至 11 月 27 日)。

辨证组方分析:患者舌暗淡、舌体胖大略有齿痕,舌底瘀滞,舌苔淡黄厚腐腻,为湿痰浊瘀的状态。此外,胸闷、气喘、全身浮肿、纳食差,无发热,结合舌脉,整体辨证属阴证,虚实夹杂,以气虚为主,治疗的核心在于恢复全身气血水的正常周流。故以温阳益气利水、化痰活血通络为治疗原则,予破格子龙宣白承气汤合五苓散、茵陈蒿汤加减。仝小林认为重剂起沉疴,中医药救治危重症剂量是取效的关键。方中生晒参、制附片、干姜、桂枝用至 30 g,以温阳回阳;临床中救治心衰水肿患者,仝小林用茯苓可用到 600 g,效如桴鼓,本方中茯苓用至 300 g,合方中 120 g 生黄芪,以益气活血利水;患者心脾肾阳虚,阳虚水泛,全身高度水肿,大剂量茯苓合方中桂枝、泽泻,取五苓散之意,以温阳化气利水;茵陈用至 120 g,合方中生大黄取茵陈蒿汤之意,以利胆退黄;赤芍用至 60 g,合方中茵陈、生大黄,以快速降胆红素、保护肝功能;患者少尿、全身高度水肿,方中除使用大剂量利水药之外,生大黄用至 15 g 以通腑活血,使水分从大便而出,并减少毒素的吸收,因方中用了大剂量人参和黄芪扶正,故无利水伤正之虞。

➤ 2022 年 11 月 28 日

患者半卧位,精神面貌以及全身疲软状态明显好转,食纳较前好转,已能自主翻身。

体温 36.6℃,呼吸 21 次/分,脉搏 96 次/分,血压 117/86 mmHg,指尖血氧饱和度 96%（8 L/min 吸氧流量）。多巴胺已撤药,留多巴酚丁胺,血压 130/80 mmHg 左右;患者 11 月 26 日早上全身浮肿减轻(入出量 2 130/1 050 ml),今晨全身浮肿加重,到颜面浮肿(入出量 2 109/1 100 ml)。大便近 3 日干结,腹部 CT 提示:胆囊无梗阻,肠腔大量粪团,昨日灌肠结少量干结大便。胸腹盆 CT 提示:① 符合新冠病毒感染(重症),伴双侧胸腔积液,较前明显进展;② 心脏增大,心包少量积液,少量腹水,躯干水肿,提示心衰;③ 胆囊炎;④ 左肾囊肿;⑤ 右侧股静脉-髂静脉置管。患者脉象细,舌象如图 3-4-4 左所示。

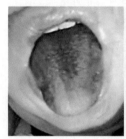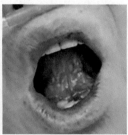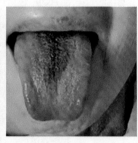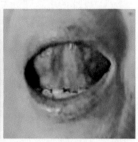

图 3-4-4　患者舌象变化
左:2022 年 11 月 28 日;右:2022 年 12 月 1 日

中医治以温阳益气、通腑化痰、活血利水。患者全身疲软状态明显好转,故上方去桂枝,生黄芪减至 45 g;2022 年 11 月 27 日查:总胆红素 58.30 μmol/L,间接胆红素 13.30 μmol/L,直接胆红素 8.60 μmol/L,较用药前有明显下降,故茵陈减至 60 g,赤芍减至 45 g;杏仁减至 9 g,加五味子 15 g,以敛肺止咳平喘;地龙、生大黄增至 30 g,以加强通络活血通腑之功;并辅以车前子 30 g、芒硝 15 g、厚朴 15 g,从二便分泄水湿。煎服法同上。

➢ **2022 年 12 月 1 日**

患者精神可、胃口较前明显好转,浮肿明显减轻,可坐起,静息心率 70~85 次/分,翻身活动 130 次/分,血压 120/80 mmHg。入出量 1 800/4 300 ml。未灌肠,自解成形软便 2 次。肝功能好转。舌象如图 3-4-4 右所示。

十一、病情转归

患者家属一直拒绝转重症监护,拒绝插管,核酸转阴后拒绝转黄码医院。经治疗症状有所改善,核酸多次复测阴性,12 月 2 日由疫情指挥部联系转黄码医院。

十二、按语

此病例为心力衰竭的基础上,复又感染新冠病毒后出现胸闷、气憋、浮肿、少尿症状而就医。患者病情复杂凶险,诊治过程中难点重重,需要综合考量调整,才能做到步步为营。

首先该患者既往有心脏疾患,在本次遭受新冠病毒感染以及后续出现的"炎性风暴"等多重因素打击下,入院时即存在全心衰竭以及血栓因素,在诊治过程中又出现休克、血栓进展以及黄疸等明显右心衰竭征象,诊治过程可谓是险象迭生。由于存在右心衰竭因素,液体复苏过程中,又需要多种监测手段如下腔静脉变异度、pro-BNP、尿量等进行精确的容量管理;另外,在抗凝治疗中,由于该患者存在 BMI 高、血栓负荷重以及肝素抵抗等因素,如何把握好有效抗凝以及确保安全性之间的平衡点,均是本例的诊治重点及难点。

本病患者倦怠乏力,四肢及颜面部重度肿胀,尿少,舌暗淡,舌体胖大略有齿痕,舌底瘀滞,舌苔淡黄、厚腐腻。辨证为寒湿入营血、邪伏膜原证,治以温阳益气、通腑化痰、活血利水。予破格子龙宣白承气汤合五苓散、茵陈蒿汤加减治疗。本例患者符合《金匮要略》水气病,而水气病涵盖气乱血水的病程,即由气分病致血分瘀,血分瘀致水分肿,水分肿则气分更病的恶性循环过程。因此本病治疗的关键在于如何打破这一恶性循环链。新型冠状病毒的特点是邪寒湿之邪伏膜于膜原。邪伏膜原,发于二阴,手太阴肺经首当其冲。整体辨证属寒湿入营证,虚实夹杂,以气虚为主,治疗的核心在于恢复全身气、血、水的正常周流。采用《金匮要略》"开鬼门"之法,治疗原则上重以治气,分阶段辅以温阳益气利水、化痰活血通络。故予破格子龙宣白承气汤合五苓散、茵陈蒿汤加减的中西医结合治疗,病情逐渐减轻,患者全身浮肿明显减轻,可下床活动,咳嗽气喘等症明显减轻,核酸阴性后转至黄码医院继续原发疾病治疗。该患者的救治成功得益于多角度系统的中西医携手诊治。

参考文献

[1] 鲍婷婷,杨映映,黄飞剑,等.论寒湿疫之瘀热入营[J].中医杂志,2021,62(8):645-649.

[2] 李金华.热入营血与弥漫性血管内凝血[J].中医杂志,1997(2):118.

[3] 雷洁蕾.卫气营血辨证与 ICU 脓毒症患者止凝功能障碍的相关性探讨[D].广州中医药大学,2015.

[4] Leisman DE, Deutschman CS, Legrand M. Facing COVID-19 in the ICU: vascular dysfunction, thrombosis, and dysregulated inflammation[J]. Intensive Care Med. 2020, 46(6): 1105-1108.

[5] Varga Z, Flammer AJ, Steiger P, et al. Endothelial cell infection and endotheliitis in COVID-19[J]. Lancet. 2020, 395(10234): 1417-1418.

[6] Ackermann M, Verleden SE, Kuehnel M, et al. Pulmonary Vascular Endothelialitis, Thrombosis, and Angiogenesis in Covid-19[J]. N Engl J Med. 2020, 383(2): 120-128.

[7] Goshua G, Pine AB, Meizlish ML, et al. Endotheliopathy in COVID-19-associated coagulopathy: evidence from a single-centre, cross-sectional study[J]. Lancet Haematol. 2020, 7(8): e575-e582.

[8] 李时珍.濒湖脉学·奇经八脉考·脉诀考证[M].北京:人民卫生出版社,1956.

第二章

器官移植合并新冠病毒感染

病例 5　心脏移植合并新冠病毒感染(重型)

成人心脏移植术后中位生存期约为 12.5 年,且女性生存期长于男性,而更长期的生存患者较为罕见[1]。由于长期的免疫抑制治疗和其他临床合并症,实体器官移植受者可能与新冠病毒感染的不良预后等有关。一项 Meta 分析结果提示[2],实体器官移植受者合并新冠病毒感染的全病死率为 18.6%,而来自其他文献综述报道表明此类患者的病死率在 13%～30%[3]。其中,心脏移植受者合并新冠病毒感染的病死率更是可达 25%～33.3%,显著高于肾移植和肝移植[4,5]。相较于普通人群,实体器官移植受者属于新冠病毒感染不良预后高风险人群,具有更高的重症化率和病死率。但发生重症化和高病死率的原因是免疫抑制剂的使用还是其他合并症因素,有待更多的研究予以明确。本案是国家新冠救治专家组采取中西医结合治疗手段,成功救治的 1 例长期生存心脏移植患者合并新冠病毒感染(危重型),患者心脏移植术后近 20 年,感染后出现多器官损伤冲击,经中西医结合救治后逐渐康复,临床症状体征以及影像学等指标均见好转,实为罕见。现将其病程进展及讨论意见进行整理,并对其心功能评估及用药经验进行总结,以期为临床诊治此类患者提供借鉴思路。

一、病例概述

李某,男,58 岁。

主诉：心脏移植术后 19 年,咳嗽伴咳痰、流涕 15 日。

现病史：患者因扩张性心肌病恶化进展至终末期于 2003 年 3 月 4 日,行同种异体心脏移植术,术后长期口服免疫抑制剂。具体方案：环孢素 A 75 mg,每日 2 次;吗替麦考酚酯胶囊 500 mg,每日 2 次;醋酸泼尼松 5 mg,每日 1 次。2006 年首次出现排异反应,左室射血分数(left ventricular ejection fraction, LVEF)降低至 50%,经强心、抗排异治疗后恢复良好。2021 年 8 月因心衰再次入院,LVEF 40%,肺动脉压增高至 40 mmHg,监测环孢素血药浓度为 147 ng/ml,冠脉 CT 示双侧冠状动脉明显的钙化斑块,无明显狭窄,无双房增大,未行心肌活检及冠脉造影,经纠正心衰治疗后症状明显缓解。2022 年初复查心脏超声,LVEF 52%,肺动脉高压,估测 38 mmHg。

2022 年 10 月 23 日患者无明显诱因出现咳嗽咳痰,痰色黄,流涕,恶心,纳差,伴全身乏力、肌肉酸痛不适,检测新冠病毒核酸阳性,新冠病毒抗体 IgG/IgM(-)。后症状逐渐加重,2022 年 11 月 6 日收入院,入院时指尖血氧饱和度 93%(未吸氧),完善相关检验检查。胸部 CT(图 3-5-1)结果：① 两肺多发斑片、团片状磨玻璃影;② 心脏移植术后改变,心影增大,心包增厚,肺动脉干增宽,主动脉管壁及冠脉走行区多发钙斑;③ 右侧胸腔少量积液。2022 年 11 月 7 日呼吸道感染病原抗体全部阴性(-);EB 病毒阴性(-);套式病毒抗体：风疹病毒 IgG 抗体 29.689(正常 0～10)AU/ml,巨细胞病毒 IgG 抗体 >1 000.00(正常 0～14)AU/ml,单纯疱疹病毒 1 型 IgG 502.268(正常 0～19)AU/ml。血清真菌 D 葡聚糖检测阴性(-)。2022 年 11 月 7 日心肌标记物：超敏肌钙蛋白 I 0.054 ng/ml,肌钙蛋白 T 0.053 ng/ml,B 型利钠肽 2 011 pg/ml。2022 年 11 月 8 日粪便常规：隐血(+),为黄色软便,无黑便。明确诊断为新冠病毒感染(危重型)。治疗上予连花清瘟胶囊抗病毒,宣肺止嗽合剂镇咳,配合吸氧、拍背化痰等对症治疗。结合患者心脏移植术后近 20 年病史,因患者长期口服免疫抑制剂,治疗上予头孢哌酮舒巴坦静脉滴注抗感染,予阿兹夫定抗病毒治疗。

经治疗后患者胸闷、憋气未见明显缓解,食欲欠佳,电解质离子紊乱。2022 年 11 月 10 日患者病情进一步加重,出现高热伴严重胸闷、气促,肾功能恶化[肌酐 312.8 μmol/L,估算肾小球滤过率 19.22 ml/(min·1.73 m^2)],出现高钾血症合并代谢性酸中毒,遂停用阿兹夫定。心电图(ECG)：心房扑动,左前分支阻滞,ST-T 波轻度改变。心脏超声：左房内径 54 mm,右房内径 68 mm×53 mm,右室内径 20 mm,肺动脉内径 26 mm,左室后壁厚度 10 mm,LVEF(估测)50%。

2022 年 11 月 11 日转入 ICU,复查胸部 CT(图 3-5-1)："病毒性肺炎较 2022 年 11 月 6 日进展,左侧新发胸腔积液";感染指标(白细胞、中性粒细胞、淋巴细胞、C 反应蛋白、白介素-6、降钙素原、红细胞沉降率)明显恶化;血气分析(面罩吸氧浓度 FiO$_2$ 35%)：pH 7.38,PaCO$_2$ 22 mmHg,PaO$_2$ 73 mmHg,Lac 0.65,HCO$_3^-$ 13 mmol/L;氧合指数(P/F) 208 mmHg;凝血测定：纤维蛋白原 4.58 g/L,D-二聚体 0.243 mg/L。双下肢血管超声：左下肢肌间隙静脉血栓形成,双下肢动脉板块形成。胸腹腔超声：右侧胸腔积液 26 mm;

腹部超声未见明显异常;痰涂片真菌阴性(一);血培养(一);尿培养(一);Coombs'试验(直接抗人球蛋白试验 DAT):阳性(十);间接抗人球蛋白试验 TAT:阴性(一);心肌标记物:超敏肌钙蛋白I 0.221 ng/ml,肌钙蛋白 T 0.97 ng/ml,B 型利钠肽 3 956.5 pg/ml。

经国家医疗组重症专家指导,停口服免疫抑制剂,改予甲泼尼龙 40 mg,每日 1 次静脉滴注,并予高流量吸氧(35%～40%,流速 35 L/min)、俯卧位通气、吸痰引流改善通气状态,抗生素升级为美罗培南抗感染,予新活素联合沙库巴曲缬沙坦保证脏器灌注,低分子肝素 4 250 U,每日 1 次,皮下注射,预防性抗凝,控制液体容量等。

2022 年 11 月 13 日检测随机环孢素 A 药物浓度为 91.4 ng/ml(停用 2 日)。2022 年 11 月 15 日复查胸腔超声:右侧胸水 28 mm,左侧新发 15 mm。2022 年 11 月 16 日尿常规:"尿蛋白(十),尿隐血(十)",尿液淡黄色,无肉眼血尿。调整治疗方案后体温及感染指标下降,体温 36.5～36.8℃,呼吸 15～17 次/min,脉搏 70～94 次/min,血压 120/65 mmHg(停用血管活性药),指尖血氧饱和度 99%～100%(高流量吸氧 35%,流速 35 L/min),氧合指数波动在 366～452 mmHg 之间。2022 年 11 月 17 日再次复查胸部 CT(图 3-5-1):较 2022 年 11 月 11 日,双肺磨玻璃影明显吸收减少,右肺下叶新发条片状实变。2022 年 11 月 17 日复查胸腔超声:右侧胸水增至 30 mm,左侧消失。2022 年 11 月 17 日复查双下肢血管超声提示下肢肌间隙静脉血栓消失。复查便常规:隐血(十),为黄色软便,无黑便。血液生化:估算肾小球滤过率 25.06 ml/(min·1.73 m²),肌酐 240 μmol/L,尿素氮 23.37 mmol/L,肝功能正常。乳酸脱氢酶前期逐渐升高,经治疗后下降。

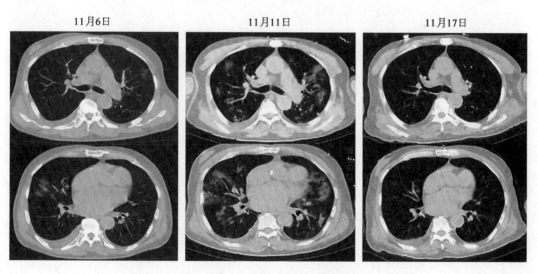

图 3-5-1 患者胸部 CT 影像变化

2022 年 11 月 18 日心肌标记物:超敏肌钙蛋白Ⅰ 0.121 ng/ml,肌钙蛋白 T 0.065 ng/ml,B 型利钠肽 2 343 pg/ml,NT-proBNP 17 274 pg/ml。加用 Paxlovid 150 mg/100 mg,每日 1 次,输注丙种球蛋白及新冠病毒感染康复者恢复期血浆后,复查新冠病毒双抗阳性。

经前期治疗后,患者目前症见:咳嗽,无咳痰,食欲减退,流质饮食,全身乏力,心慌、胸闷、气憋。目前间断脱氧状态下,指尖血氧饱和度可维持在98%～100%。大便量少,隔日1次,小便正常。舌质暗,苔白腻,脉沉滑。

既往史:患者既往健康状况一般,2021年2月,患者因面部肿瘤(鲍温病,1.5 cm×1.2 cm),行肿瘤切除,术后病理示鳞状细胞癌。慢性肾功能不全病史,具体不详,入院前基础血肌酐140 μmol/L。

流行病学史:未接种新冠疫苗。新冠病毒核酸Ct值波动(O基因25.54～33.46,N基因24.20～33.44)。

个人史:无抽烟、嗜酒等不良嗜好。家族史:无,配偶体健,育有一子体健。

体格检查:体温36.5℃,呼吸17次/分,脉搏76次/分,血压119/51 mmHg。

专科查体:发育正力型,营养良好,正常面容,安静表情,自主体位,神志清醒,检查合作。胸廓无畸形,胸骨正中见纵行手术瘢痕约20 cm,呼吸运动对称,肋间隙未见增宽或变窄,语颤对称,未及胸膜摩擦感,双肺呼吸音粗,未闻及干湿性啰音,心前区无隆起,心尖搏动正常,心前区无震颤,心浊音界不大,心律齐,各瓣膜听诊区未闻及杂音,双下肢无浮肿。

二、入院诊断

1. 中医诊断　寒湿疫(疫毒闭肺证)。

2. 西医诊断　① 新冠病毒感染(重型);② 肺部混合型感染,细菌性肺炎;③ 脓毒血症;④ 感染性休克;⑤ 心脏移植状态;⑥ 慢性心功能不全急性加重(NYHA Ⅲ～Ⅳ级);⑦ 慢性肾功能衰竭,失代偿期CKD3级;⑧ 急性肾损伤;⑨ 高钾血症。

三、诊断依据与鉴别诊断

患者以"心脏移植术后19年,咳嗽伴咳痰、流涕15日,咳嗽伴咳痰流涕15日,加重1日"为主诉入院,胸部CT示:两肺多发斑片、团片状磨玻璃影,新冠病毒核酸阳性。结合患者临床表现与实验室检查新冠病毒感染(重型)诊断明确。

(一) 西医鉴别诊断

1. 社区获得性肺炎　其常见病原体有肺炎链球菌、流感嗜血杆菌、克雷白杆菌、金黄色葡萄球菌、卡他莫拉菌、军团菌、结核分枝杆菌感染等,结合临床症状,同时辅以病原学为主的实验室检查可支持临床明确诊断。

2. 其他病毒性肺炎　包括流感病毒肺炎、腺病毒肺炎、巨细胞病毒性肺炎、SARS病毒肺炎、MERS病毒肺炎等,需要结合流行病学史和病毒相关检测以指导临床诊断。

3. 心功能不全　左侧心力衰竭的诊断依据为原有心脏病的体征和肺循环充血的表现,表现为不能平卧和呼吸困难,由于前向性排血减少出现四肢无力、头晕、活动后心慌、气促等。右侧心力衰竭的诊断依据为原有心脏病的体征和体循环淤血的表现,且患者大多有左侧心力衰竭的病史。从患者影像学结果来看,存在肺部淤血表现,表现为左心室最大面积、心脏肌肉厚度远远大于右心室,主动脉、肺静脉相应增宽,甚至全心增大等。结合既往心脏病史、临床表现及相关实验室检查以指导临床诊断。

该患者 2022 年 11 月 6 日入院时指尖血氧饱和度 93%,胸部 CT 表现为两肺多发斑片、团片状磨玻璃影;心脏移植术后改变,心影增大,心包增厚,肺动脉干增宽,主动脉管壁及冠脉走行区多发钙斑;右侧胸腔少量积液。从影像学表现来看,需要与社区获得性肺炎、流感病毒肺炎、腺病毒肺炎、SRAS 病毒肺炎等病毒性肺炎以及各种原因导致的心衰相鉴别。此患者实验室检查未查到社区获得性病原体证据,无其他病毒性肺炎的流行病学史,实验室检查不支持除新冠病毒以外其他病毒感染。患者有咳嗽、咳痰、流涕、纳差、乏力及全身肌肉酸痛等临床表现,新冠病毒核酸检测阳性,胸部 CT 提示两肺多发斑片、团片状磨玻璃影。结合患者氧合指数等结果,可以明确新冠病毒感染(危重型)诊断。

（二）中医鉴别诊断

1. 风温　风温初期表现为发热恶寒、咳嗽、胸痛、气急等,病邪在气分,多在 1 周内可痊愈,若失治误治,症状加重,仍发热,咳吐浊痰者,可考虑为肺痈。

2. 喘证　喘指气息而言,为呼吸气促困难,甚则张口抬肩,摇身撷肚,是多种急慢性疾病的一个症状。喘证可以兼有咳嗽,但主要以呼吸困难,甚至张口抬肩、鼻翼煽动、不能平卧为特征者,可考虑为喘证。

结合患者症状,中医诊断为寒湿疫,证属疫毒闭肺。

四、治疗方案

（一）西医治疗

包括抗病毒治疗,经鼻高流量湿化氧疗（HFNC）＋清醒俯卧位,加强气道管理;心功能及容量调整,保证脏器灌注,脏器支持,抗凝预防血栓发生;稳定离子内环境,营养支持。

（1）抗病毒治疗：Paxlovid（150 mg/100 mg,口服,11 月 18 日至 11 月 22 日）。

（2）抗感染治疗：美罗培南 0.5 g,每 12 h 1 次,静脉滴注（11 月 11 日至 11 月 19 日）。

（3）血管收缩药：已停用。

（4）化痰治疗：氨溴索 30 mg,每 12 h 1 次,静脉滴注。

（5）免疫治疗：甲泼尼龙 40 mg,每日 1 次,静脉滴注（11 月 11 日至 11 月 18 日）;丙种球蛋白 10 g,每日 1 次,静脉滴注（11 月 17 日至 11 月 29 日）;新冠病毒感染康复者恢复期血浆 300 ml,静脉滴注（11 月 19 日至 11 月 21 日）。

（6）抗凝治疗：低分子肝素钠 4 250 IU，每日 1 次，皮下注射。

（7）心衰用药：沙库巴曲缬沙坦 25 mg，每日 2 次，口服；人脑利钠肽 4.5 ml/h（疗程 5 日）持续泵入。

（二）中医治疗

《脾胃论》云："脾胃不足，不同余脏，无定体故也，其治肝、心、肺及肾有余不足，或补或泻，唯益脾胃之药为切。"患者长期罹患多种疾病，尤其以心脏移植术后多年，长期口服免疫排斥药物，正气积损既久。此次核酸又长时间不能转阴，疫毒袭肺，病情危重，如《脾胃论》所言，中医认为脾胃之盛衰对肝、心、肺、肾四脏皆有影响，脾胃之衰败，必导致他脏之气衰败，土旺则不受四时之邪。故本病的治疗当以顾护脾胃为先，以香砂六君丸加减化裁，培土兼治四脏。予香砂六君丸加减，具体方药如下：

黄　芪 30 g	党　参 20 g	桔　梗 9 g	砂　仁 6 g
麦　芽 30 g	茯　苓 20 g	法半夏 12 g	麸炒白术 15 g
炒山楂 15 g	陈　皮 6 g	木　香 6 g	广藿香 9 g
川贝母 10 g	炙甘草 10 g		

5 剂，水煎，每日 1 剂，早晚分服（2022 年 11 月 13 日至 2022 年 11 月 18 日）。

方解：患者外感寒湿疫毒，寒湿邪出膜原，发于太阴，阻遏肺气，故见咳嗽。发于足太阴脾经，关乎中焦，脾胃失司，运化乏源，可见食欲减退，流质饮食，全身乏力。方用香砂六君子健脾和胃、理气化痰、行气止痛，桔梗宣肺祛痰，促进肺气宣发之力，缓解咳嗽痰多、胸闷不畅等症状。患者久病于心，心气心阳不足，加之疫毒闭肺，扰乱心脏功能，故见心慌、胸闷、气憋。舌质暗，苔白腻（图 3-5-2），脉沉滑，可见感染寒湿疫毒以后，夹湿夹痰夹瘀之象，故加用藿香、川贝母祛湿化痰。

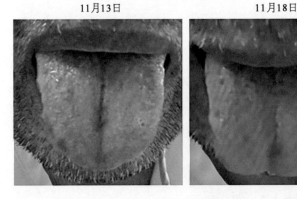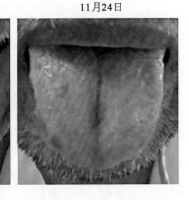

11月13日　　　　　　11月18日　　　　　　11月24日

图 3-5-2　患者舌象变化

二诊（2022 年 11 月 18 日）患者诉偶有口苦，咳嗽，少量白痰，食欲差较前改善，胸闷心慌较前好转，大便量少，软便，小便不畅，夜尿 2～3 次。舌暗胖苔薄黄腻（图 3-5-2），脉滑。

治法：通阳散结,活血化瘀。

处方：瓜蒌薤白半夏汤合桂枝茯苓丸加减,具体方药如下：

瓜 蒌 30 g	薤 白 10 g	法半夏 10 g	桂 枝 10 g
茯 苓 15 g	焯桃仁 15 g	牡丹皮 15 g	黄 芪 30 g
当 归 10 g	盐知母 10 g	北柴胡 10 g	黄 芩 10 g
桔 梗 10 g	党 参 10 g		

5剂,水煎服,每日2次。

方解：患者服用前方后脾胃功能改善,心肺功能好转。但仍有心慌胸闷,辨其舌脉,舌暗胖苔薄黄腻,脉滑,乃为寒湿侵袭后,伤及心阳肾阳,夹瘀夹痰,故用瓜蒌薤白半夏汤通阳散结、温补心阳,以桂枝茯苓丸祛瘀生新、活血化瘀。患者整体阳气不足,肺气尚未来复,故仍以黄芪、党参益气补虚,桔梗宣发肺气、化痰排脓。患者舌苔黄腻,为湿邪瘀滞、闭而不通致化热之象,故用药加牡丹皮、黄芩清利湿热。

五、诊疗难点

(1) 患者为实体器官移植受者,长期服用免疫抑制剂,出现新冠病毒感染以后疾病进展迅速。经与国家医疗组重症专家沟通,决定停用口服免疫抑制剂,改用激素联合中药复方等治疗。经积极抢救治疗,患者目前体温降至正常,肺部影像学提示肺部病变明显吸收,病情趋于稳定。目前患者停用免疫抑制药物已8日,核酸仍未转阴,后期免疫水平的评估、免疫抑制剂启用时间及免疫治疗方案如何调整?

(2) 患者咳嗽、咳痰,痰色黄,流涕,恶心,纳差,乏力,舌质暗,苔白腻,脉沉滑,辨证为脾胃亏虚、疫毒闭肺,治以益气健脾、祛湿化痰,已给香砂六君丸加减。后患者诉偶有口苦,咳嗽,少量白痰,食欲差较前改善,胸闷心慌较前好转,辨证为心肾阳虚、痰凝血瘀,治以温补心阳、肾阳,化痰祛瘀,给予瓜蒌薤白半夏汤合桂枝茯苓丸加减。目前患者病情稍有好转,但仍存在咳嗽、咳痰,舌暗胖苔薄黄腻,脉滑。目前仍需中医辨证施治。

六、疑难病例讨论(2022 年 11 月 18 日)

方继良(中国中医科学院广安门医院)：该患者11月6日(发病14天)第一次CT可见少量磨玻璃斑片影,相对较轻,其间病程进展较慢,属新冠病毒感染相关肺炎改变。11月11日(发病19天)CT影像可见明显的球状、片状磨玻璃影,合并实变、少量胸水。5日内病情进展迅速,发展为重症肺炎,并伴有重症肺炎的临床表现,与当时武汉最早一批患者影像改变相似。经积极治疗后,11月17日(发病24天)复查影像学可见大部分斑片影吸收,仅有少量剩余磨玻璃改变,剩余少量胸水,符合恢复期改变。

于波(哈尔滨医科大学第二附属医院)：我们曾经治疗过的心脏移植患者中术后生存期 20 年以上的有 3 人,最长 28 年。该心脏移植患者生存期将近 20 年,长期口服免疫抑制剂控制病情。此次患者感染新冠病毒近 1 月,经积极调整治疗方案,得到成功抢救。由于该患者为免疫抑制患者,免疫功能低下,病情进展迅速,很快演变为重症肺炎。但经抢救后病情明显好转,体温下降、胸部影像学磨玻璃影明显吸收,生命指征和心功能指标恢复良好。心脏移植后可出现心房增大,肺动脉增宽,继发肺动脉高压。从超声上看,患者心肌未见肥厚、水肿,只有轻微室壁运动不协调,其他未见明显异常。患者长期服用免疫抑制剂,脂代谢出现异常,因此既往冠脉 CT 结果显示动脉粥样硬化,早期对血压、血脂的控制极其重要。治疗后患者心肾功能好转,尿量恢复,心脏大小正常。肌钙蛋白略高,提示存在心脏损伤。损伤来源是否与免疫抑制剂的停用有关,是否应该恢复免疫抑制剂治疗有待进一步评估。

田海(哈尔滨医科大学第二附属医院)：心脏移植患者,术后免疫抑制剂常规使用吗替麦考酚酯、环孢素加激素三联方案。此患者感染新冠病毒经成功抢救后之所以长时间新冠病毒核酸未转阴,考虑和使用大量免疫抑制剂有关,故停用。该患者术后近 20 年,是否可以长时间停用免疫抑制剂,尚缺乏相关临床经验及高质量临床研究证据支持。目前患者生命体征平稳,临床症状改善,可考虑逐渐调整免疫抑制剂的使用,建议激素换成口服小剂量泼尼松。吗替麦考酚酯可以考虑从 1 片每日 2 次的小剂量开始服用。从移植免疫安全的角度,环孢素监测浓度应该维持在 100 ng/ml 以上,甚至 150 ng/ml 以上更安全。鉴于该患者涉及合并新冠病毒感染(重型)的因素,环孢素监测浓度可以适当放宽,目前检测的环孢素随机浓度为 91.4 ng/ml,较为合适。另外,当淋巴细胞总数能够维持一定的水平时,三联免疫抑制药物可逐渐使用。这样是否可以减轻心脏排异反应带来的损伤及改善心脏各项指标?因为目前仍然缺乏经验,建议在允许的前提下应用,并注意密切监测患者的各项指标。

霍勇(北京大学第一医院)：免疫问题是目前的主要矛盾,也是治疗关键。新冠病毒感染前期病程缓慢,11 月 10 日后明显加重,PCT 水平升高,可能还存在其他混合感染的因素。通气功能不仅影响肺脏,实际上对心功能也有很大影响。目前通过治疗,感染得到有效控制。此外,该患者既往有心脏功能减退的表现,通过药物得以控制。但一旦感染,心脏功能显然也处于临界状态,对心脏的影响是致命性的。从该患者整体表现来看,不像急性冠脉综合征。显然是感染或者缺氧对心肌造成损伤,所以可见肌钙蛋白升高,这种心肌损伤对长期心脏移植患者的存活也会有影响。所以,建议感染控制后,需要进一步对该患者的心脏功能进行评估,包括冠状动脉、肺血管、肺动脉压力、肺阻力等。并且,心脏功能评估在未来免疫抑制剂的治疗中也需要加强,综合评估对心脏移植患者的存活时间及预后同样具有重要的意义。建议在每次的评估中都检测超敏肌钙蛋白 T。只要涉及心脏移植的问题,超敏肌钙蛋白 T 的变化都是非常敏感的,且标准化比较容易。同时,定期监测 NTpro‐BNP,患者正在使用沙库巴曲缬沙坦钠片,此药对 BNP 的影响比较大。

　　用药方面,患者心功能已经得到有效改善。从目前来看,沙库巴曲缬沙坦钠片使用得当,建议患者在血压耐受及心功能稳定前提下适当加量,可增加到 50 mg 每日 2 次。在此基础上,建议适当使用小剂量 β 受体阻滞剂,对心脏有抑制作用,但移植心脏存在某些方面不敏感或者一定程度的自主神经不抑制等情况,所以患者的心率偏快,可见房颤、房扑心律。建议选用 1.25 mg 或 2.5 mg 每日 1 次的比索洛尔之类的高选择性药物,与沙库巴曲缬沙坦钠片调量错开用药时间。患者入院时存在高钾血症,使用螺内酯欠妥。患者在新冠病毒感染急性期的估算肾小球滤过率是 19%,恢复以后估算肾小球滤过率上升到 42%,肌酐也明显下降,对于长期治疗方案,恢复使用螺内酯是可行的。另外,在长期的治疗中,如果患者的肾功能恢复,有必要考虑使用钠-葡萄糖共转运蛋白 2 抑制剂。最后,使用药物过多或者过强西药治疗,可能出现比如感染不容易控制,或者抗体不容易产生等其他的问题,所以加强中药治疗干预是非常有必要的!

　　王广发(北京大学第一医院):这位新冠病毒感染患者病情最危急的阶段已经过去,后续主要是治疗方案的调整。首先,CT 影像提示患者肺部磨玻璃病变基本吸收,只遗留双侧少量胸腔积液。抗生素的使用指征尚不充分,可考虑停用。另外,关于新冠病毒感染的治疗,通常发病 5 日内使用 Paxlovid,这类新冠病毒感染长阳患者即使核酸阳性,也要考虑病毒是活病毒还是死病毒,可以进一步完善新冠病毒的培养,假如培养结果是阴性的,提示此时是死病毒,不具有传染性,可以考虑停用 Paxlovid。此外,该患者的 CD4+ T 淋巴细胞偏低,存在预防性肺孢子菌肺炎治疗的指征。第三,激素应用的理由。如果是针对新冠病毒感染治疗则不具备使用指征。如果是针对心脏移植,也不符合心脏移植的治疗要求。现在患者的环孢素水平相对较低,建议应及时加用环孢素治疗,以避免移植心脏排异的进一步损伤。不能等到出现特别明显的症状指征再去处理,那时就晚了。第四,肺动脉高压的问题,要考虑是心脏移植引起的,还是有肺栓塞所致? 该患者有预防性抗凝的指征,使用低分子肝素预防性抗凝即可。最后,针对这位患者的目前情况,及时的康复治疗也很关键。总的原则,简化用药,重点关注心脏维持问题。

　　仝小林(中国中医科学院广安门医院):从中医的角度来看,患者素体本虚,在新冠病毒感染以后,出现标实。从郁、闭、脱、虚四个阶段来讲,该患者目前处于疫毒闭肺阶段。假如病情继续恶化,会进入到喘脱的阶段。该患者在重度感染等多重打击下进入脱的阶段,经积极治疗,抢救成功。整体来看,虽然患者目前各方面明显好转,但仍然存在肺脾不足、心阳肾阳不足的问题。患者整体面色晦暗、虚浮,舌质暗淡,伴有齿痕,提示阳气不足,脾虚有湿,而且循环不佳,存在瘀血。舌苔淡黄,厚腐腻,证属痰浊壅滞。在这种情况下,中西医结合治疗可以起到重要作用。可使用瓜蒌薤白半夏汤行气解郁、通阳散结、祛痰宽胸,桂枝茯苓丸活血化瘀、温阳利水,上述用药在阴盛阳衰的情况下,稍显不足。所以我建议在此基础上,调整为参附汤合四逆汤加减,使用人参、附子、干姜回阳,瓜蒌、葶苈子、地龙化痰利水通络,采用生黄芪、大腹皮行气利水。该患者发病近一月尚未转阴,与免疫抑制剂和激素的应用有一定的关系,建议停用激素,温补阳气,用药上除了人参、黄芪,可加用淫羊藿温补肾阳,促进核酸快速转阴。

七、随诊记录

11月18日根据仝小林讨论意见修改处方,辨证为:心肾阳虚,治以回阳救逆、温助心肾、化痰通络,予破格子龙宣白承气汤加减,具体方药如下:

生晒参15 g	附 子30 g	干 姜30 g	全瓜蒌30 g
葶苈子30 g	地 龙30 g	大腹皮9 g	车前子30 g^包
淫羊藿15 g			

5剂,水煎,每日1剂,早晚分服(2022年11月18日至11月23日)。

方解:《素问·阴阳应象大论》曰:"阳盛则热,阴盛则寒。"仝小林认为新冠病毒感染属寒湿疫,以伤阳为主线,疫毒闭肺,直中太阴,湿邪为病,弥漫三焦,阻遏阳气;年老体弱、心肺痼疾、免疫低下、免疫缺陷之人,感受寒湿戾气,伤人尤重,极易至"闭"。寒湿戾气深入,邪气大盛,正气将脱。此期邪气闭塞于内,元气将脱于外,病情恶化,呼吸衰竭,终成喘脱危症。患者面色晦暗、虚浮,舌质暗淡胖大,伴有齿痕,舌苔淡黄,厚腐腻。仝小林考虑该患者为脾肺气虚、心肾阳虚之象,温阳之力恐尚不足,遂调整为破格子龙宣白承气汤加减。温阳助火,重在元阳命门,使心肾相交。心本乎肾,心阳与肾阳相互温煦,助人身之火。阳脱者,重用附子,配以干姜;气脱者,重用人参。参芪合用增加补气之力,瓜蒌、大腹皮、葶苈子、地龙行气化痰利水。地龙为血络瘀阻之靶药,新冠病毒感染患者常出现D-二聚体升高伴血栓问题,往往已是络瘀、络损,损亦在肺络、心络,用地龙取活血通络之法。考虑患者核酸长阳,停用免疫抑制剂的基础上,以益气温阳之法促进核酸快速转阴,除人参、黄芪外,加用淫羊藿温补肾阳,激发正气,排毒外出。诸药合用,使阳气充、寒湿散、瘀络通,共奏扶正祛邪之功。

八、病情转归

至2022年11月24日,患者核酸仍为阳性(+),但患者饮食可,大便通畅,黄色软便,无多汗,无发热、畏寒,舌淡胖苔微薄黄(图3-5-2),脉滑。2022年12月2日,患者核酸转阴,各项症状好转,病情平稳。因为患者属移植后患者,有关排异反应方面仍持续监测。

九、按语

本例心脏移植术后长期存活患者,平素使用免疫抑制剂,同时合并明确的慢性心肾功能不全等基础疾病,虽不幸染疫合并新冠病毒感染(危重型),然经中西医结合多方救治,终能化险为夷。其诊疗经历不可不谓惊心动魄,其结局不可不谓欣欣鼓舞!目前国内外对于长期生存心脏移植患者新冠病毒感染后的治疗和监测经验较少,免疫抗排斥方案的及时调整、以抗新冠病毒感染为主导的多种抗感染药物联合运用、心肾功能保护以及中医药的保驾护航,在整个治疗过程中发挥了重要的基石作用。

患者以"咳嗽伴咳痰流涕 15 日,加重 1 日"为主诉入院,胸部 CT 示:两肺多发斑片、团片状磨玻璃影,新冠病毒核酸阳性。需要与社区获得性肺炎以及包括流感病毒肺炎、腺病毒肺炎、巨细胞病毒性肺炎、SRAS 病毒肺炎、MERS 病毒肺炎在内的其他病毒性肺炎相鉴别。患者长期服用免疫抑制剂,此次感染新冠病毒,除了出现新冠病毒感染的典型特征以外,感染和缺氧也影响了心脏功能,使得心功能的弱平衡被打破,出现心衰肺淤血的特点,加之细菌性肺炎的叠加,新冠病毒感染与之交织在一起,诊断鉴别诊断更加困难。对于长期生存心脏移植受者合并新冠病毒感染(重型),同时合并脓毒血症等疾病,治疗上应暂停口服免疫抑制剂,予阿兹夫定抗病毒,头孢哌酮舒巴坦抗感染。针对咳嗽、咳痰,予宣肺止嗽合剂止咳化痰,配合吸氧、拍背化痰等。针对心衰,使用沙库巴曲缬沙坦钠、人脑利钠肽抗心衰治疗。本病例主要针对患者新冠病毒感染后停用免疫抑制药,出现免疫低表达,经积极治疗后病情好转,后期免疫水平的评估、免疫抑制剂启用时间及免疫治疗方案调整为本案的关键所在。

从中医视角看,患者以咳嗽咳痰、痰色黄、流涕为主症,伴恶心、纳差、乏力、全身肌肉酸痛不适等症,舌质暗,苔白腻,脉沉滑。患者素体心肾不足,水液代谢失常,瘀血痹阻。此次寒湿疫毒袭肺,邪出膜原,阻遏肺气,虽病位在肺,但累及于他脏,使得脾失健运,加之肾阳不足,水液运化失常,则水气凌心而致喘。因此先以香砂六君子汤健脾和胃、行气止痛,同时促进肺气之宣发。加之患者为心脏移植患者,可见胸闷气憋、心慌等症,素体心气心阳不足,夹湿夹瘀,使用瓜蒌薤白半夏汤合桂枝茯苓丸加减等以温阳化湿、活血化瘀。然恐温补心阳肾阳方面稍显不足,故全小林建议调整为破格子龙宣白承气汤加减,治以回阳救逆、温助心肾、化痰通络,临床收效较好。

该心脏移植患者生存期将近 20 年,长期口服免疫抑制剂控制病情,本就罕见,又并发新冠病毒感染,虽一度病危,但经中西医合治,病情好转。本案患者的治疗过程,是整合国内呼吸科、心脏血管外科、心内科、重症医学科和中医专家的宝贵临床经验和建议,对患者进行全面的多学科治疗,挽救患者生命,提高患者生存质量,乃是中西医结合救治新冠病毒感染危重症患者的又一次生动实践。

参考文献

[1] Khush KK, Cherikh WS, Chambers DC, et al. The international thoracic organ transplant registry of the international society for heart and lung transplantation: Thirty-sixth adult heart transplantation report-2019; focus theme: donor and recipient size match[J]. The Journal of Heart and Lung Transplantation: The Official Publication of the International Society for Heart

Transplantation，2019，38(10)：1056 - 1066.

[2]　Raja MA，Mendoza MA，Villavicencio A，et al. COVID-19 in solid organ transplant recipients：A systematic review and meta-analysis of current literature[J]. Transplantation Reviews (Orlando，Fla.)，2021，35(1)：100588.

[3]　Azzi Y，Bartash R，Scalea J，et al. COVID-19 and solid organ transplantation：A Review Article [J]. Transplantation，2021，105(1)：37 - 55.

[4]　Rivinius R，Kaya Z，Schramm R，et al. COVID-19 among heart transplant recipients in Germany：a multicenter survey[J]. Clinical Research in Cardiology：Official Journal of the German Cardiac Society，2020，109(12)：1531 - 1539.

[5]　Immohr MB，Ballazs C，Hettlich V，et al. Heart transplantation in the Era of corona virus disease 2019：Impact of the pandemic on donors，recipients and outcome[J]. Clinical Transplantation，2022：e14887.

肾脏移植合并新冠病毒感染(危重型)

随着新冠病毒感染全球大流行,接受慢性免疫抑制的肾移植受者已被认为是感染、并发症和感染相关死亡的高风险人群。前期大量研究已经有报道,诊断为新冠病毒感染的肾移植受者的数量显著高于普通人群,主要并发症如急性肾损伤和肾功能不全在肾移植受者中非常普遍。同时与普通人群相比,肾移植受者的病死率很高,尤其是在移植后的早期阶段。新冠病毒感染背景下,肾移植受体的管理对临床医生来说是一个艰巨的挑战,诸如对肾移植患者如何在免疫抑制剂使用与支持机体免疫抗病毒治疗中寻求平衡策略缺乏高质量的循证证据支持[1]。本案例是国家新冠中医医疗救治专家组参与救治的一例肾脏移植合并新冠病毒感染(危重型),通过中西医结合治疗安全有效,现将其病程进展及讨论意见进行整理,期望为临床诊治此类患者提供借鉴思路。

一、病例概述

王某,男,54 岁。

入院时间:2022 年 11 月 5 日。

主诉:间断发热 4 日。

现病史:患者入院前 4 日出现间断发热,体温最高 38.2℃,伴有咳嗽、咳痰、咽痛、胸闷、气短不适;痰为白色泡沫痰,伴有乏力、纳差不适加重,自述近 1 周不能进食,否认腹泻、肌肉酸痛。患者入院前 4 日出现间断发热,历史最高体温 38.2℃,伴有咳嗽、咳痰、咽痛、胸闷、气短等症状,痰为白色泡沫样,并自觉乏力、纳差加重,否认腹泻、肌肉酸痛等症状。

既往史:2007 年于新疆人民医院行肾活检穿刺术,诊断 IgA 肾病。2017 年诊断为慢性肾衰竭,尿毒症,并开始接受血液透析替代治疗,1 周 3 次。2021 年的 11 月 26 日在新疆人民医院行同种异体肾移植术,术后长期服用激素联合他克莫司+吗替麦考酚酯抗排斥治疗。术后的肌酐水平 180～190 μmol/L,他克莫司谷浓度 8～10 ng/ml,尿蛋白(一)。肾移植术后 1 年,因 BK 病毒感染,目前抗排斥方案:甲泼尼龙片每日 8 mg+环孢素早 75 mg/晚 50 mg+麦考酚钠肠溶片早 360 mg/晚 180 mg;高血压病史 10 余年,目前规律服用硝苯地平控释片 30 mg,每日 1 次,血压控制尚可。

个人史:无冶游史,无吸烟饮酒史。

流行病学史：无。

体格检查：体温 37.2℃，呼吸 22 次/分，脉搏 83 次/分，血压 135/89 mmHg。

专科检查：查体合作，皮肤黏膜轻度苍白，眼睑水肿，双肺呼吸音低，心率 83 次/分，律齐，腹软，移动性浊音（－），双下肢无水肿。

病情变化：（2022 年 11 月 8 日至 2022 年 11 月 16 日）患者病情无明显好转，逐渐加重，表现为氧饱和度进行性下降，面罩吸氧状态下氧饱和度 60%～70%，患者烦躁状态，心率快，端坐呼吸；炎性指标进行性升高、D-二聚体持续升高；影像学提示肺部病变明显加重；营养状况差，急诊转入呼吸 ICU。（2022 年 11 月 16 日至 2022 年 11 月 22 日）患者明显好转，目前面罩吸氧，氧饱和度均维持在 95% 以上；体温正常，生命体征平稳，24 h 出入量平衡；刻下：咳嗽、咳痰、气短症状明显好转，乏力、纳差明显好转，四肢轻微浮肿，睡眠可，大便每日 1～2 次，小便正常，小便夜间 3～4 次，舌质淡暗苔黄腻，脉滑数。

实验室检查。（2022 年 11 月 5 日）血常规：血红蛋白 96 g/L↓，淋巴细胞绝对值 0.13×10^9/L↓，C 反应蛋白 119 mg/L↑；血气分析：pH 7.363，$PaCO_2$ 24.5 mmHg↓，PaO_2 71.1 mmHg↓，SaO_2 94.7%↓；（2022 年 11 月 8 日）血气分析：pH 7.465，$PaCO_2$ 25 mmHg↓，PaO_2 45.225 mmHg↓，SaO_2 82.6%↓；凝血功能：D-二聚体 0.954 mg/L↑；B 型利钠肽 34.5 pg/ml↑；ORF1ab 基因 29.87；淋巴细胞亚群：$CD4^+$ 淋巴细胞计数 21 个，$CD8^+$ 淋巴细胞计数 85 个，$CD4^+$/$CD8^+$ 0.25；肝肾功能：人血白蛋白 26.9 mmol/L↓，肌酐 234 μmol/L↑；血清离子：钾 2.87 mmol/L↓，钙 1.91 mmol/L↓，磷 0.54 mmol/L↓，镁 0.59 mmol/L↓。（2022 年 11 月 8 日至 2022 年 11 月 16 日）血常规：血红蛋白呈进行性下降趋势最低达到 69 g/L↓；淋巴细胞计数呈现进行性上升达到 0.37×10^9/L↓，C 反应蛋白最高 166 mg/L↑；降钙素原高达 8.53 ng/ml↑。血气分析：无创呼吸机辅助，指氧饱和度＞90%。肝功能：人血白蛋白最低达到 25.4 mg/L↓。凝血功能：D-二聚体进行性上升达到 4.478 mg/L↑。感染指标筛查：血培养、尿培养未见异常；呼吸道病毒：嗜肺军团菌（弱阳性）；套式病毒、CMV-IgM、真菌 D-葡聚糖（－）、甲流、乙流病毒（－）；痰涂片：白假丝酵母菌。淋巴细胞亚群：$CD4^+$ 淋巴细胞计数 31 个、$CD8^+$ 淋巴细胞计数 60 个、$CD4^+$/$CD8^+$ 0.51。（2022 年 11 月 15 日）ORF1ab 基因 37.11。（2022 年 11 月 18 日）血常规：血红蛋白 138 g/L，淋巴细胞绝对值 1.75×10^9/L，降钙素原 0.07 ng/ml↑。肝肾功能：总蛋白 64.59 g/L↓，其余肌酐、电解质离子等恢复正常。血气分析：pH 7.406，$PaCO_2$ 45.4 mmHg↑，PaO_2 178 mmHg↑，SaO_2 100%。ORF1ab 基因（－）。新冠病毒 IgG 抗体 16.97↑、IgM 抗体 3.1↑。

辅助检查。（2022 年 11 月 6 日）胸部 CT：病变严重，大量的渗出以及磨玻璃样改变，提示病毒性肺炎（图 3-6-1）。（2022 年 11 月 8 日）移植肾彩超：移植肾动脉主干与髂外动脉吻合口处血流速度略快。移植肾动脉主干与髂外动脉吻合口处阻力指数正常范围。移植肾门动脉、叶间动脉血流速度、阻力指数正常范围。移植肾未见肾积水，肾周未见积液。（2022 年 11 月 16 日）胸部 CT 示：无明显好转，仍然可见大量渗出及磨玻璃样改变，以及病毒性肺炎影像学改变(图3-6-1)。(2022年11月20日)胸部CT:影像学示肺部渗出病变明显吸收和好转(图3-6-1)。

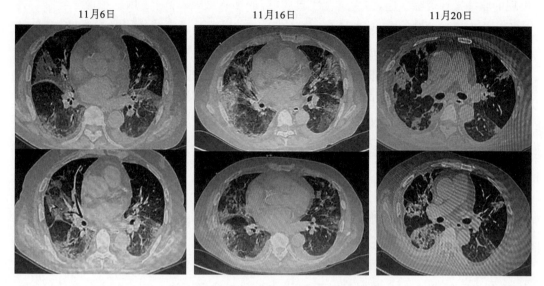

图3-6-1 患者胸部CT影像变化

二、入院诊断

1. **中医诊断** 疫病(疫毒闭肺证)。
2. **西医诊断** ① 新冠病毒感染(危重型);② 真菌感染性肺炎(待排);③ 机化性肺炎(待排);④ 肾移植状态,移植肾功能不全;⑤ 肾性贫血;⑥ 重度免疫功能缺陷;⑦ 高血压病。

三、诊断依据与鉴别诊断

患者以"间断发热4日"为主诉入院,症状为咳嗽、咳白色泡沫样痰、咽痛、胸闷、气短等症状,自觉乏力、纳差加重;双肺呼吸音低;影像学表现:胸部CT可见大量渗出及磨玻璃影变,提示病毒性肺炎;血常规(2022年11月5日):淋巴细胞绝对值0.13×10⁹/L↓,C反应蛋白119 mg/L↑,新冠病毒核酸阳性。

(一)西医鉴别诊断

1. **真菌感染性肺炎** 近年来,由于广谱抗生素、糖皮质激素、免疫抑制剂的广泛使用、器官移植的开展以及免疫缺陷疾病的增多等,肺真菌病有增多的趋势。由于其临床表现无特异性,诊断时必须综合考虑宿主因素、临床特征、微生物学检查和组织病理学资料,病理学诊断仍是诊断金标准。

2. 机化性肺炎　是非感染性的肺部炎症,是由于多种原因导致肺部损伤后,肺组织出现的非特异性炎症反应,多为亚急性起病,病程多在2~6个月之内。影像学特征:胸片为双侧弥漫性的肺泡影,复发性和游走的阴影较为多见;高分辨率CT(HRCT)可见肺斑片状肺泡腔内实变、磨玻璃影、小结节影和气管壁的增厚及扩张,尤其是肺下叶。

该患者为肾移植状态,长期口服免疫抑制剂,免疫力低下,为真菌性肺炎好发人群,2022年11月6日胸部CT回示大量渗出及磨玻璃影变,无特异性表现,可完善微生物检查、组织病理学检查以明确病情,进行鉴别;患者发热4日入院,为急性起病,且机化性肺炎的病程较长,故可鉴别。

(二) 中医鉴别诊断

1. 喘证　是以呼吸困难,甚则张口抬肩,鼻翼煽动,不能平卧等为主要临床特征的一种病证。严重者可由喘致脱出现喘脱之危重证候。

2. 支饮　支饮为饮停胸膈,虽然也可表现痰鸣气喘的症状,但多由慢性咳嗽经久不愈,逐渐加重而成咳喘,病势时轻时重,发作与间歇的界限不清,咳嗽、气喘为主,如《金匮要略·痰饮咳嗽病脉证并治》说:"咳逆倚息,短气不得卧,其形如肿,谓之支饮。"

与普通肺部疾病相比,新冠病毒感染具有传染性和流行性,加之患者肾移植病史,免疫缺陷,同时感染细菌与真菌,结合患者咳嗽,咳痰,气短,乏力,四肢轻微浮肿等症状,病情迁延不愈和既往病史,中医诊断为疫病,证属疫毒闭肺。

四、治疗方案

(一) 西医治疗

(1) 免疫治疗:11月6日甲泼尼龙注射液20 mg,每日1次,静脉滴注;11月8日改甲泼尼龙注射液40 mg,每日1次,静脉滴注;11月16日改甲泼尼龙片12 mg,每日1次,口服,免疫球蛋白10 g,每日1次,静脉滴注,停用环孢素和麦考酚钠肠溶片。

(2) 无创呼吸机辅助通气、俯卧位通气。

(3) 抗感染治疗:11月8日美罗培南注射液+莫西沙星注射液,11月12日调整为美罗培南注射液+阿奇霉素注射液。

(4) 营养支持治疗:人血白蛋白10 g,每日1次,静脉滴注+肠内营养对症治疗。

(5) 降压、纠正贫血、补钾、纠酸对症治疗。

(6) 新冠病毒感染治疗:Paxlovid(150 mg/100 mg),每12 h 1次,口服;阿兹夫定片3 mg,每日1次,口服。

(7) 抗凝治疗:低分子肝素4 000 IU,每日1次,皮下注射。

（二）中医治疗

中医四诊：患者咳嗽，咳痰，气短，乏力，四肢轻微浮肿，睡眠可，大便每日 1～2 次，小便正常，小便夜间 3～4 次，舌质淡暗苔黄腻，脉滑数。

中医辨证：疫病（疫毒闭肺证）。

治则：宣肺通腑，化痰通络。

方药：子龙宣白承气汤加减。

| 杏　仁 9 g | 全瓜蒌 30 g | 生大黄 9 g_后 | 葶苈子 30 g |
| 地　龙 30 g | 大腹皮 15 g | 生黄芪 45 g | 丹　参 15 g |

马鞭草 15 g

辨证组方分析：患者久病体虚，正气不足，故气虚乏力，肺气不足，痰不易咳出；肺为相傅之官，此时宣则不能使阳守于外，降则不能下引肾阳，故疫毒内闭，舌黄苔白且腻，诸病于内，必形于外，则见咳嗽、浮肿、边有齿痕。治疗当宣肺通腑、化痰通络。方以生黄芪、丹参、地龙益气活血通络，加瓜蒌、葶苈子、大腹皮行气化痰、利水通络；杏仁宣肺止咳；大黄通腑泄热；马鞭草活血散瘀、清热解毒，以其抗病毒之功，加速核酸转阴。

五、诊疗难点

（1）患者肾移植术后 1 年余，长期使用免疫抑制剂抗排斥反应治疗，此次感染新冠病毒后，停用免疫抑制剂 14 日，使用抗病毒及抗炎药物治疗，导致肾脏等多脏器代谢负荷加重，但患者病情较重，呈进行性加重，因此平衡用药剂量与降低药物对脏器的负荷是此次诊疗难点之一。

（2）患者肾移植术后合并肾功能不全，本应避免液体负荷过量及药物毒性对患者的影响。而如何规避中药本身对肾功能的影响，进一步改善患者预后，为此次诊疗难点之二。

（3）肾移植受者需常规使用免疫抑制剂，以抑制排斥反应，排斥反应机制复杂，在恢复期内如何规划使用免疫抑制剂，有效抑制排斥反应，同时减少副作用，为本次诊疗难点之三。

六、疑难病例讨论（2022 年 11 月 22 日）

姜鸿（新疆维吾尔自治区人民医院）：患者为中年男性，肾移植合并新冠病毒感染危重型，治疗初始给予常规治疗，后病情进行性加重，经过全力抢救和方案调整，现在病情趋于稳定。肾移植后整体免疫水平偏低。现阶段免疫制剂用量已相对较小，此次出现新冠病毒感染危重型合并肾移植术后，讨论目的：① 患者目前炎性指标下降，体温正常，提示抗炎治疗有效，指导下一步抗生素方案调整；② 患者目前免疫功能缺陷，营养状况差，在抗排斥与抗感染之间平衡点把握及监测指标的评价;③ 结合患者核酸情况,做下一步抗病毒方案调整。

方继良(中国中医科学院广安门医院):患者 11 月 6 日胸部 CT 示,肺部有大量的渗出以及磨玻璃样病变,边缘模糊,有少量胸水。以右肺为主,分布较广,处于进展期,还未见实变。11 月 16 日胸部 CT 示:实变加重,右肺从磨玻璃、斑片状渗出为主发展到以实变为主。双侧胸水增多,左肺较重。11 月 20 日胸部 CT 示:经过半个月的治疗,肺部以纤维网格状改变为主,磨玻璃样改变和实变已经明显减少,局限于中外沟且边缘较为清楚。胸水明显减少,判断已处于吸收期。

程金波(陆军军医大学第二附属医院):该重症患者肾功能不全,处于特殊的免疫状态。虽然新冠病毒感染已得到控制,但应警惕继发的细菌感染或其他合并症。在治疗过程中需考虑以下几点:① 肺部感染。首先可以排除肺孢子虫病,因为作为肾移植患者,长期使用激素及环孢素和霉酚酸酯类免疫抑制剂,如未预防性使用复方磺胺甲噁唑片(SMZ),发生肺孢子虫病的可能性很大。但从补充病史资料中,患者一直服用 SMZ,每日 1 片;且患者肺部影像学提示病变以肺野外带为主,这与肺孢子虫病的典型影像学表现不符合。其次患者有白色念珠菌感染,同时痰检中提示有军团菌,并使用了阿奇霉素及氟康唑,这些都是非常有效的治疗。值得注意的一点就是,在使用氟康唑前,及时停用钙磷酸酶抑制剂环孢素。因为氟康唑会提高钙调磷酸酶抑制剂(环孢素)血药浓度,有可能会加重移植肾损害,也会对 T 细胞免疫进一步抑制。② 低营养状态。始终难以纠正的低白蛋白血症,但尿蛋白阴性,提示蛋白不是从尿液中漏出去的。从中医角度解释,提示木衰而土败,是指肝脏生化能力不足,而脾运化失功,不能利用水谷精微,考虑低蛋白血症是由于机体吸收和合成的不足而导致。③ 肾功能损伤。目前已排除移植肾配型问题诱发的急性期排异反应;肾动脉狭窄造成的供血不足以及他克莫司会引发肾间质纤维化等三方面的原因,考虑还是新冠病毒感染诱发的全身炎症状态及营养不良。建议:① 他克莫司可能损伤胰岛 β 细胞,需完善糖耐量试验(OGTT),观察血糖的情况。② 白蛋白、丙种球蛋白输入,防止移植肾再次出现急性排异反应;③ SMZ 作为常规用药,每日 1 次,1 次 1 片或每日 2 次,1 次 1 片;④ 进一步明确患者肾脏纤维化及肾动脉变性情况。如果肾间质纤维化,以及肾小球内皮纤维化程度比较重,建议使用吗替麦考酚酯替代环孢素或者他克莫司。另可考虑将西罗莫司作为免疫抑制剂的备选药物,其具有对肾功能影响小,对血管内皮有益的优点。

李平(中日友好医院):该患者长期使用免疫抑制剂钙调磷酸酶抑制剂(环孢素)和吗替麦考酚酯等,导致免疫功能极度低下。根据 $CD4^+/CD8^+$ 的比值出现明显倒置的情况,即辅助 T 淋巴细胞 $CD4^+$ 降低,杀伤 $CD8^+$ T 细胞明显增高,此时停用免疫制剂,治疗恰当。中医药对肾功能的恢复有一定的作用,刚刚提到百令胶囊和金水宝胶囊,同样是免疫抑制剂,主要成分为人工冬虫夏草。根据刻下症状(乏力,有痰,痰难以咳出,四肢轻微浮肿,睡眠可,大便每日 1~2 次,小便日间正常,夜间 3~4 次,舌质淡暗苔黄腻,脉滑数),辨为湿热阻肺、痰凝血瘀。加之血浆白蛋白降低，考虑也有气阴不足的情况。治法清热利湿、活血化瘀，兼顾益气养阴。拟处方：滑石、杏仁、白豆蔻、薏苡仁、麻黄、厚朴（三仁汤加减清热利湿＋宣肺化痰）、醋鳖甲（软坚散结，配合低分子肝素治疗慢性肾炎-肾小球硬化）、太子参、生黄芪、山茱萸（益气养阴治疗免疫低下）、桑白皮、茯苓皮（利水消肿）、大黄炭（鞣质类物质，改善肾功能）。

刘宝利（首都医科大学附属北京中医医院）：肾脏移植患者肾功能损伤有两个慢性因素，第一是肾脏移植的慢性排异，第二是长期应用环孢素等药物引起肾小血管病变甚至缺血。该患者血肌酐从 283 $\mu mol/L$（11 月 5 日）降到了 176 $\mu mol/L$（11 月 15 日），说明治疗有效，且患者伴有急性肾功能改变，不考虑为肾前或肾后因素，应聚焦于肾性因素，最常见的是肾小球因素，而该患者没有蛋白尿，没有血尿，故排除肾小球引起的急性肾衰；其次是无明显少尿及血管炎表现，故排除肾小管坏死。考虑到该患者血肌酐的变化，推测可能是急性肾间质小管病变，原因如下：① 环孢素等药物应用；② 从患者的血气分析及对激素治疗的反应均提示为新冠病毒感染相关的肾间质小管病。

余祖江（郑州大学第一附属医院）：特殊患者（肾移植/肝移植后）病毒感染持续时间相对较长，达 15～20 日以上仍能得到成功治疗和控制的原因主要在于：① 免疫抑制剂能早期缓慢停用，使机体的免疫力随之增高，从而快速清除病毒。② 及时使用肝素。奥密克戎毒株进入细胞时需要辅助受体-肝素受体，肝素能发挥竞争性抑制作用，对治疗具有很大的价值。③ 将阿兹夫定换成 Paxlovid，在免疫力较差的人群中应用免疫抑制剂，Paxlovid 的效果优于阿兹夫定。④ 该患者符合病毒感染—肺磨玻璃样变—实变—细菌感染合并真菌感染的动态演变过程，通过及时使用阿奇霉素及氟康唑，快速控制感染，获得较好的临床疗效。⑤ 支持治疗及时，尤其是丙种球蛋白和白蛋白的使用，快速提高血糖血压。治疗建议：因患者免疫功能尚未完全恢复，可能继发细菌感染，建议补充复方磺胺甲噁唑片等，必要情况下可使用粒细胞集落刺激因子。

段军（中日友好医院）：患者在重症 ICU 里使用了几个法宝，包括抗凝、俯卧位、激素加丙球等，坚持度过免疫抑制最重的时期，包括新冠病毒侵袭后炎症进展合并细菌感染所导致肺磨玻璃样—渗出—实变—重症依赖等过程。现阶段免疫抑制剂停用已 2 周，淋巴细胞已经恢复了 $0.3 \times 10^9/L \sim 0.4 \times 10^9/L$ 水平。是否可以考虑在 10 mg 的甲泼尼龙基础上加用他克莫司等免疫抑制剂，同时关注肾功能和免疫状态（炎症细胞因子或 T 细胞亚群），只要不继续下降，可以在抗排异和抗感染之间做一个平衡。关于重症，现在肺功能没有完全恢复正常，仍然有纤维条索和网格改变，肺伴有牵张反射和慢性代偿。所以，此时如果呼吸浅快化，二氧化碳分压偏低，需注意新发感染，尤其是加上抗排异药（免疫抑制剂）后。要关注早期改变，比如呼吸急促，需辨别是新发感染还是本身肺部病变所导致。需要关注的感染包括细菌、真菌和病毒，故需借助细胞因子和淋巴细胞水平，以及肺部超声（早期感染可在超声下发现，无需频繁做 CT），便于早期调整抗排斥药物和指导患者是否需要俯卧位。

齐文升(中国中医科学院广安门医院)：患者为终末性肾病肾移植术后，与中医的久病及肾有相通之处。患者免疫功能下降可能与中医肾虚相关。提高免疫功能需从补肾入手，结合患者舌脉在知柏地黄方的基础上做加减，提高他的免疫功能和肾功能。

仝小林(中国中医科学院广安门医院)：该患者为长期 IgA 肾病诱发肾功能衰竭肾移植术后新冠病毒感染。病程中伴有细菌、军团菌、白色念珠菌等多种感染，疾病进展较快。新冠病毒感染并非仅局限于肺，也涉及脾胃。究其原因在于湿邪易聚于膜原，膜原上连于肺，下接脾胃，因此病邪易伤肺脾。经过 3 年治疗新冠病毒感染的经验，我们发现其规律性很强，主要分为早期、中期、重症晚期和恢复期四个阶段，中医学把其整个发病过程划分为郁、闭、脱、虚四个阶段。患者有免疫抑制剂(CNI/MMF)和激素(甲泼尼龙)使用史，导致重度免疫缺陷，在此背景下，感染新冠病毒，病位在肺，免疫力弱导致其疾病发展迅速，由"郁"至"闭"。

通过方继良对影像学的详细分析，结合中医理论，早期渗出提示湿聚，磨玻璃样病变考虑痰盛。而纤维网格病变、实变阶段则是痰瘀互结。

通过影像学特征，发现疾病发展迅速，病机由湿到痰到痰瘀互阻。最后由"闭"到"脱"。脱证的表现主要是呼吸困难。如果没有呼吸支持，显然将出现喘脱表现。因此，此患者经历了很明显的"郁""闭""脱"三个阶段，目前为内闭外脱阶段，所谓内闭主要是"湿""痰""瘀"互阻，夹杂化生之热，达到一定程度，就是内闭状态，主要表现为如无面罩吸氧，氧饱和度维持在 80% 左右，若不给予呼吸支持，患者会呼吸急促，心率加快，面色发绀。患者现阶段经过西医的整体治疗，包括免疫抑制剂的调整、使用激素、抗凝、营养支持等，已经从喘脱的危象中好转。现在主要需针对虚象进行调整，根据舌象来看，舌质暗淡，胖大齿痕，说明整体气血不足，伴有"湿""痰""瘀"互阻的表现。舌苔淡黄厚腐腻，也提示痰湿瘀阻兼有化生之热。需要注意，此热为标(伏)热，而非卫气营血辨证所说的气营两燔之大热。此淡黄厚腐腻之苔极易被误判为内有实热，而用一派清热解毒寒凉之药。患者本虚而标实，治则要扶正而祛邪，攻补兼施，气血水并治，宣肺通腑。还需注意，患者尽管大便每日 1～2 次，且没有干燥，但"逐邪勿拘结粪"(吴又可)，通腑可让肠道内的毒素减少，使邪气从肠道而出，促进肠道蠕动，改善血液循环，同时清空肠道，可使膈肌下沉，给肺留出空间以收缩舒张。若在喘脱阶段，可用四逆汤，参附汤加山茱萸，破格救心汤中的人参、附子、干姜之类。目前治疗靶方为子龙宣白承气汤，核心思路在于行气利湿、化痰散瘀、宣肺通腑。其中以生黄芪、丹参、地龙益气活血通络，加瓜蒌、葶苈子、大腹皮行气化痰、利水通络；杏仁宣肺止咳；大黄清腑泻热；马鞭草活血散瘀利水、清热解毒，以其抗病毒之功，加速核酸转阴。整个处方为：杏仁 9 g，全瓜蒌 30 g，生大黄 9 g(后下)，葶苈子 30 g，地龙 30 g，大腹皮 15 g，生黄芪 45 g，丹参 15 g，马鞭草 15 g。因为是肾移植病例，为减轻肾脏负担，尽量浓煎，少量多饮，分 3～4 次早、中、晚、睡前服用。

七、病情转归

患者症状好转，已出院，治疗方案：激素（甲泼尼龙）每日 8 mg，环孢素 25 mg，每日 2 次，及中药口服治疗。

八、按语

该病例为肾脏移植后合并新冠病毒感染。肾移植后，患者需要长期服用激素和免疫抑制剂，其免疫功能长期处于抑制状态，且免疫功能低下，为新冠病毒感染的高危人群，同时也易发展成为危重型患者。

发病初期，根据患者的临床表现及影像学检查，明确诊断为新冠病毒感染（轻型），因患者既往有肾移植病史，淋巴细胞亚群结果提示患者为重度免疫功能低下，治疗初期果断停用免疫抑制剂环孢素和麦考酚钠肠溶片，积极调整治疗方案，抗病毒方案不变，但糖皮质激素的用量调整为 40 mg，旨在抑制或阻断炎症风暴或细胞因子风暴，抗菌方案升级为美罗培南联合阿奇霉素静脉滴注，同时使用无创呼吸机辅助通气和间断俯卧位通气，治疗 1 周后，患者的临床症状和炎症指标较前好转。因患者长期卧床，且 D-二聚体上升到 4.478 $\mu g/ml$，患者入院时肌酐高，为使用低分子肝素的禁忌证，经治疗后肾功能较前恢复，同时感染新冠病毒，故启动抗凝治疗。治疗末期，因患者长期免疫功能低下，故病毒清除能力较弱，新冠病毒核酸 Ct＜30，且患者肾功能较前恢复，故启动 Paxlovid（奈玛特韦 150 mg/利托那韦 100 mg）每 12 h 1 次抗病毒治疗。该病例根据患者的临床表现及实验室指标，尤其是免疫功能状态指标，动态调整治疗方案，使得患者病情迅速转危为安。

该病例初期诊断迅速，评估精准，因患者免疫功能低下，疾病迅速演变为危重型，由闭证进展到脱证。仝小林指出，该患者舌质暗淡，胖大齿痕，证属整体气血不足，伴有痰湿瘀互阻的表现。舌苔淡黄厚腐腻，提示痰湿瘀阻兼有化热之象。结合患者影像学表现可以发现患者病机主要为痰湿瘀互阻。需要注意，此热为标（伏）热，而非卫气营血辨证所说的那种气营两燔之大热，此淡黄厚腐腻之苔并非体内有实热，故避免用清热解毒寒凉之药；其次，尽管没有大便燥结，但"逐邪勿拘结粪"（吴又可），开门祛贼，使邪亦不能久羁。总之，该患者本虚而标实，治则上宜攻补兼施，宣肺通腑，扶正祛邪，气、血、水并治。处方当用子龙宣白承气汤为宜。

该患者的成功救治在于对患者病情精准动态评估，尤其是糖皮质激素和免疫抑制剂的使用时机和态靶辨治处方（子龙宣白承气汤）的应用，为器官移植或免疫功能低下患者感染病毒后的中西医结合治疗提供了一个经典范式。

参考文献

［1］ Azzi Y，Parides M，Alani O，et al. COVID-19 infection in kidney transplant recipients at the epicenter of pandemics［J］. Kidney Int，2020，98(6)：1559-1567.

肝移植合并新冠病毒感染(重型)

　　肝移植被认为是终末期慢性肝病或急性肝功能衰竭患者的最终解决方案,受者术后需要终身接受免疫抑制治疗。肝移植患者属于免疫缺陷宿主或免疫抑制宿主,因此也是新冠病毒感染的最主要易感人群,若合并感染后可能会导致病死率高于普通人群。肝移植患者需长期接受免疫疗法控制病情,用药方案需结合定期他克莫司血药浓度检测、基因检测结果等,对他克莫司以及与其他药物相互作用方面需进行药学监护,并及时调整用药剂量,确保患者个体化安全用药。有研究报道肝移植受者面临疫苗免疫原性降低的风险[1],尽管人们担心肝移植患者由于并存的共病和使用免疫抑制剂,可能会增加新冠病毒感染不良后果的风险,但新冠病毒感染对该患者群体的影响尚不明确。北京肝移植工作组指出,长期使用免疫抑制剂的肝移植患者可能特别容易感染新冠病毒,其预后可能比正常人群更差[2]。有研究显示,肝移植受者年龄和合并症会增加病死率[3],但是肝移植合并新冠病毒感染的相关案例报道较少,缺乏有效的治疗经验。本案例是国家新冠中医医疗救治专家组参与救治的一例肝移植合并重型新冠病毒感染的患者,通过中西医结合方案治疗,安全有效,现将其病程进展、专家讨论意见及中西医结合治疗方案进行整理,以期为同道诊治此类患者提供参考。

一、病例概述

　　徐某,男性,58 岁。

　　入院时间:2022 年 11 月 20 日。

　　主诉:咳嗽咳痰、胸闷 8 日,发现新型冠状病毒核酸阳性 1 日。

　　现病史:患者 8 日前无明显诱因出现咳嗽,咳少许白痰,能咳出,剧烈咳嗽时感胸痛不适,无放射痛,伴胸闷气急,纳差乏力,无畏寒发热,无鼻塞流涕,予"连花清瘟"口服后症状改善不显。今查核酸异常,遂求诊我院,以"新冠病毒感染"收住入院。刻下症见:周身乏力,咽痛,咳嗽,咳少许痰,伴胸闷气短,自发病以来,神志清,精神差,纳减,寐欠安,二便无殊,近期体重无明显变化。舌质黯,苔黄腻,脉弦滑。

　　既往史:高血压病 6 年,目前予福辛普利片(每片 10 mg),每次 1 片,每日 1 次,口服,控制血压,血压控制不详;有"原发性胆汁性肝硬化移植术"后 5 年(5 年前于某院行手术治疗,具体资料未提供),目前予他克莫司胶囊 0.5 g,每日 2 次,口服;麦考酚钠肠溶片,

360 mg,每日 2 次,口服;熊去氧胆酸胶囊(优思弗),500 mg,每日 2 次,口服。近期未检测他克莫司及麦考酚钠片血药浓度。否认糖尿病、心脏病等病史,否认结核、伤寒等传染病史,无外伤、其他重大手术史、中毒及输血史。

流行病学史:患者近 2 周内有疫区旅居史及疫区人员接触史,未接种新冠疫苗,余预防接种史不详。

过敏史:青霉素过敏。

体格检查:体温 36.7℃,呼吸 20 次/分,脉搏 76 次/分,血压 110/79 mmHg。指尖氧饱和度维持在 96%～98%(鼻导管吸氧 5 L/min)。

专科检查:神志清,精神差,两肺呼吸音粗,未闻及明显啰音,心律齐,腹软,无压痛反跳痛。中医舌脉:舌质黯淡,苔黄,脉弦滑。

实验室检查:炎症指标、肝功能及胆红素指标变化如表 3-7-1、表 3-7-2 所示。肾功能(2022 年 11 月 21 日):尿素氮 7.4 mmol/L↑,肌酐 110.8 μmol/L↑。肾功能(2022 年 11 月 27 日):尿素氮 10.2 mmol/L↑,肌酐 85.4 μmol/L。动脉血气分析:$PaCO_2$ 25.30 mmHg↓,AB 17 mmol/L↓,SB 20.3 mmol/L↓。凝血功能＋D-二聚体(2022 年 11 月 24 日):凝血酶原时间 11.50 s,PT 活动度 113.10%,国际标准化比值 0.94,活化部分凝血酶时间 43.50 s↑,APTT 比率值 1.38↑,纤维蛋白原 5.01 g/L↑,D-二聚体 1.6 μg/ml。核酸检测结果如表 3-7-3 所示。

表 3-7-1　炎症指标变化

时　间	白细胞 ($\times10^9$/L)	中性粒细胞(%) ($\times10^9$/L)	淋巴细胞(%) ($\times10^9$/L)	血红蛋白 (g/L)	C反应蛋白 (mg/L)	白介素-6 (pg/ml)	降钙素原 (ng/ml)	D-二聚体 (mg/L)
正常值	3.5～9.5	1.8～6.3 (40%～75%)	1.1～3.2 (20%～50%)	130～175	<5	<7	<0.5	0～1
11 月 21 日	3.69	2.45(66.3%)	0.74(20.1%)	119	39.4	119.4	0.33	0.98
11 月 22 日	2.49	1.53(61.5%)	0.74(29.7%)	102	39.0	—	0.35	1.11
11 月 24 日	3.59	2.7(75.2%)	0.69(19.2%)	99	53.7	158.0	0.31	1.60
11 月 25 日	2.31	1.85(80%)	0.38(16.5%)	103	71.0	—	—	—
11 月 27 日	19.39	18.06(93.2%)	0.72(3.7%)	99	—	—	—	—

表 3-7-2　肝功能及胆红素指标变化情况

时　间	谷丙转氨酶 (U/L)	谷草转氨酶 (U/L)	碱性磷酸酶 (U/L)	谷氨酰转移酶 (U/L)	总胆红素 (μmol/L)	间接胆红素 (μmol/L)	直接胆红素 (μmol/L)	胆碱酯酶 (U/L)
正常值	0～50	17～59	38～126	15～73	3～22	0～19	0～5	5 900～12 220
11 月 21 日	70.95	217.15	380.38	228.87	40.37	21.89	18.48	2 100.00

续　表

时　间	谷丙转氨酶(U/L)	谷草转氨酶(U/L)	碱性磷酸酶(U/L)	谷氨酰转移酶(U/L)	总胆红素(μmol/L)	间接胆红素(μmol/L)	直接胆红素(μmol/L)	胆碱酯酶(U/L)
11月24日	69.00	179.07	325.30	242.10	32.90	9.50	2.70	1 689.50
11月26日	59.96	110.59	324.60	229.90	37.20	11.90	2.20	2 002.70
11月27日	45.94	70.00	302.30	217.70	35.00	10.40	0.40	1 689.50

表 3-7-3　患者新冠病毒核酸及抗体情况

时　间	部　位	ORF1ab 基因	N 基因	IgM	IgG
11月21日	鼻	37	28	0.13	0.01
11月24日	鼻	28	29	—	—

辅助检查。肺部 CT(2022 年 11 月 21 日)示：① 双肺胸膜下散在渗出、实变,符合新冠病毒感染；② 双肺尖间隔旁型肺气肿；③ 主动脉、冠脉局部钙斑；④ 肝内胆管轻度扩张；⑤ 右肾上极囊性灶。胸部 CT(2022 年 11 月 23 日)示：① 符合新冠病毒感染,较前明显进展；② 双肺尖间隔旁型肺气肿；③ 主动脉硬化、冠脉局部钙斑；④ 肝内胆管轻度扩张；脾脏增大；⑤ 右肾上极囊性灶。对比 2022 年 11 月 21 日前片,双肺多发磨玻璃渗出较前增多、范围扩大。肺部 CT(2022 年 11 月 27 日)示：① 符合新冠病毒感染；较前右肺中叶渗出增多；② 双肺尖间隔旁型肺气肿；③ 主动脉硬化、冠脉局部钙斑；④ 肝内胆管轻度扩张；脾脏增大；⑤ 右肾上极囊性灶(图 3-7-1)。上下腹 CT 平扫(2022 年 11 月 26 日)

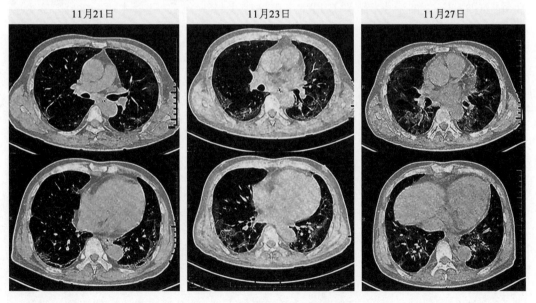

图 3-7-1　患者胸部 CT 影像变化

示：① 肝脏移植术后：肝内外胆管扩张并胆总管-十二指肠导管置入；脾脏增大伴腹腔少量积液；② 胆囊术后缺如；③ 双肾囊性灶。

二、入院诊断

1. 中医诊断　疫病（湿热困阻证）。
2. 西医诊断　① 新冠病毒感染（重型）；② 肝移植术后，移植肝肝功能不全；③ 原发性胆汁性胆管炎；④ 高血压病 2 级，高危。

三、诊断依据与鉴别诊断

患者以咳嗽咳痰、胸闷 8 日，发现核酸异常 1 日为主诉入院。首先患者有咳嗽、气短的临床表现，该患者 2022 年 11 月 20 日胸部 CT 示：双肺尖间隔旁型肺气肿；双肺胸膜下散在渗出、实变，符合新冠病毒感染，患者 2 周内曾有疫区旅居史及疫区人员接触史，2022 年 11 月 23 日复查胸部 CT 提示：较 2022 年 11 月 21 日双肺多发磨玻璃渗出较前增多、范围扩大，肺部影像学显示较前明显进展。11 月 24 日患者临床症状进行性加重，表现为咳嗽咳痰加重、活动后气短气憋明显加重，指尖氧饱和度进行性下降（静息不吸氧状态下 75%～80%），呼吸频率加快 22～26 次/分。11 月 24 日复查新冠病毒核酸结果（ORF1ab 基因、N 基因）阳性，故结合患者临床表现、流行病学史、辅助检查等资料可以明确新冠病毒感染（重型）诊断。同时结合患者既往肝移植术后病史，目前生化检查提示以肝酶、胆红素升高为主，2022 年 11 月 26 日查上下腹 CT 平扫示：① 肝脏移植术后：肝内外胆管扩张并胆总管-十二指肠导管置入；脾脏增大伴腹腔少量积液；② 胆囊术后缺如；③ 双肾囊性灶。门静脉、脾静脉、肝静脉彩超检查未见明显，提示患者可能存在原发性胆汁性胆管炎，后续需进一步完善检查，以制定综合治疗方案。

多达 50% 的新冠病毒感染患者存在肝功能障碍，主要是肝细胞型，通常为轻度，在 2～3 周内消退[4]，如果肝移植受者发生胆汁淤积性肝损伤或肝功能迅速恶化，在将其归因于新冠病毒感染之前，必须排除其他病因。

（一）西医鉴别诊断

1. 社区获得性肺炎　其常见病原体有肺炎链球菌、流感嗜血杆菌、克雷白杆菌、金黄色葡萄球菌、卡他莫拉菌、军团菌、结核分枝杆菌感染等，结合临床症状，同时辅以病原学为主的实验室检查可支持临床明确诊断。

2. 其他病毒性肺炎　包括流感病毒肺炎、腺病毒肺炎、巨细胞病毒性肺炎、SRAS 病毒肺炎、MERS 病毒肺炎等，需要结合流行病学史和病毒相关检测以指导临床诊断。

3. 真菌感染性肺炎　多见于免疫功能低下的人群，或者是由于长期使用抗生素导致的局部菌群失调,包括念珠菌、隐球菌病、毛霉菌病、曲霉菌等感染的肺炎,通常痰液真菌检查和血液抗体检查可确定诊断。

该患者 2022 年 11 月 21 日胸部 CT 表现为两肺渗出,从影像学表现需要与社区获得性肺炎、真菌感染性肺炎以及其他病毒性肺炎相鉴别。患者实验室检查未查到社区获得性病原体的证据,无其他病毒性肺炎的流行病学史,且实验室检查不支持除新冠病毒以外的其他病毒感染。对于真菌感染,一般需要宿主因素,严重免疫功能低下者是真菌感染的好发人群。

(二) 中医鉴别诊断

1. 风温　风温初期表现为发热恶寒、咳嗽、胸痛、气急等,病邪在气分,多在 1 周内可痊愈,若失治误治,症状加重,仍发热,咳吐浊痰者,可考虑为肺痈。

2. 肺痿　病程较长而发展缓慢,患者素体虚弱,形体瘦削,咳唾痰沫,患有肺系疾病日久,失治误治,迁延不愈,可最终转化为肺痿。

3. 肺痨　肺痨是由于痨虫入侵所致的传染性慢性虚弱性疾病,有咳嗽、咯血、潮热、盗汗、身体逐渐消瘦等明显全身性表现。

与普通肺部疾病相比,新冠病毒感染具有传染性和流行性,结合患者症状、体征,中医诊断为疫病,证属湿热困阻证。

四、治疗方案

(一) 西医治疗

(1) 俯卧位。

(2) 持续氧疗,鼻导管吸氧(4～5 L/min)。

(3) 康复者血浆:11 月 25 日 200 ml,11 月 26 日 200 ml,11 月 27 日 200 ml,11 月 29 日 200 ml,11 月 30 日 200 ml,12 月 1 日 200 ml。

(4) 抗凝:依诺肝素钠注射液(克赛) 0.4 ml,每日 1 次,皮下注射。

(5) 调节免疫:注射用胸腺法新 1.6 mg,每周 2 次,皮下注射。

(6) 基础病:继续原剂量服用他克莫司、麦考酚钠,熊去氧胆酸胶囊,加强保肝治疗。

(二) 中医治疗

患者神志清,精神差,周身乏力,咽痛,咳嗽,咳少许痰,伴胸闷气短,纳差乏力,舌质黯,苔黄腻,脉弦滑(图 3 - 7 - 2)。辨证为湿热困阻证。

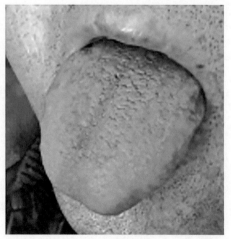

图 3 - 7 - 2　患者舌象(2022 年 11 月 21 日)

治疗以行气化湿、健脾和胃治疗,予藿朴夏苓汤合三仁汤加减,方药如下:

广藿香 9 g	川厚朴 9 g	姜半夏 6 g	茯　苓 30 g
焯杏仁 9 g	炒薏苡仁 30 g	白豆蔻 6 g	猪　苓 9 g
淡豆豉 9 g	泽　泻 9 g	白通草 6 g	炙甘草 6 g

3 剂,水煎,每日 1 剂,早晚分服(11 月 24 日至 11 月 27 日)。

辨证组方分析:本患者感受寒湿疫毒而发病,入院时以咳嗽咳痰、胸闷为主要临床表现,疫戾之邪首犯肺卫,寒湿郁阻于肺表,肺气壅滞,肺失于宣发肃降,因患者旧疾,肝之条畅疏泄之力不及,故寒湿郁久不解,易从热化,故湿热交蒸,弥漫三焦,困阻气机。方中藿香、白豆蔻芳香化湿,焯杏仁、薏苡仁、白豆蔻合用,取三仁汤之意,旨在宣畅气机、疏利三焦、清热利湿,湿热阻滞中焦,受纳失常,故患者出现纳差乏力,加厚朴、姜半夏燥湿运脾、行气和胃,云茯苓、泽泻、猪苓、白通草则通调水道,渗湿于下,使湿热之邪有出路,淡豆豉解表除烦,宣发郁热,炙甘草益气和胃,调和诸药。

五、诊疗难点

患者既往有肝移植病史,属于免疫缺陷患者,本次感染新冠病毒后以低热、氧合指数下降等为主要临床表现,肺部影像显示病情正处于进展期,同时患者出现肝脏转氨酶升高。因此,该病例在抗病毒、抗感染及调节免疫功能等方面存在一定治疗禁忌,需考虑兼顾患者移植肝脏的功能,避免治疗药物间相互作用及排异反应,如何调整免疫抑制剂用药方案是诊疗中需重点关注的问题,故需要专家综合判定后制定适宜的中西医结合治疗方案。

六、疑难病例讨论(2022 年 11 月 28 日)

李风森(新疆医科大学附属中医医院):该患者有肝移植病史,肝肾功能异常,合并新冠病毒感染后出现肺部弥漫性磨玻璃样改变。在抗病毒及使用新冠病毒中和抗体等方面有治疗禁忌。经院内研判后,目前只使用恢复期患者血浆、中药以及西药保肝治疗等。

方继良(中国中医科学院广安门医院):该患者 11 月 20 日肺部 CT 显示肺外周存在少量磨玻璃样改变,属于早期病变,伴少量条索状影,未见肺实变及胸水,肝内胆管扩张,符合新冠病毒感染改变。11 月 23 日肺部 CT 显示肺双侧外周出现大片磨玻璃样改变,范围较前明显增大,下肺明显增多,仍未见明确实变。11 月 27 日上下腹 CT 显示,肝脏偏大,属于肝移植术后改变,胆管内疑似留有手术后金属支架。该患者治疗 1 周后效果明显,11 月 27 日肺部 CT 显示肺部磨玻璃影变淡,条索影呈网格状改变,较前明显吸收,仍属渗出样改变,伴少量实变影,下肺吸收明显,未见胸水,整体情况好转。

梁廷波(浙江大学医学院附属第一医院):患者有肝移植病史,长期服用免疫制剂,此类患者感染新冠病毒后进展迅速,易出现实变,发展为中重度肺炎。目前新冠病毒感染治疗手段逐渐多样化,包括输注恢复期患者血浆、中医药治疗等,目前该患者肝功能好转,转氨酶下降,考虑为病毒感染引起的肝损伤,尚不考虑与排异反应相关。另外,需注意的是,患者胆管支架长期放置易引起胆管炎,若患者感染情况严重,则建议停用一种免疫抑制剂,尤其是吗替麦考酚酯,可单用他克莫司。目前患者肺部感染得到控制,黄疸好转,若肺部感染再次加重,可考虑加用激素。使用中和抗体治疗不会引起排异反应,若病毒载量高可考虑使用,患者肝移植 5 年后出现了肝脏纤维化,脾脏增大,肝右肝萎缩,左右胆管部分狭窄,考虑是由自身免疫反应引起胆管的损伤。

梁廷波(浙江大学医学院附属第一医院):关于是否使用抗生素的问题,患者目前细菌感染证据并不足,经中医治疗后患者的细胞因子下降,白细胞升高是由于使用了升白药物,从目前肺炎的吸收的情况而视,不考虑混合感染,主要为病毒感染,患者无寒战高热,包括 GGT 还在下降,因此不建议预防性使用抗生素。

杨益大(浙江大学医学院附属第一医院):该患者当前诊断明确,为新冠病毒感染重型。从传染病的治疗来讲,早期都需抗病毒、抑制细胞因子风暴治疗,继而是处理并发症。首先,抗新冠病毒感染药物的选择,Paxlovid 含蛋白酶抑制剂,与肝移植患者服用的他克莫司或者吗替麦考酚酯可能会产生药物间相互作用,考虑使用安巴韦单抗/罗米司韦单抗,同意继续使用恢复期患者血浆,其次是抗细胞因子风暴,目前患者白介素-6、C反应蛋白都较高,针对新冠病毒感染重型的诊断,以及患者 20 日到 27 日肺部炎性渗出明显,目前可考虑应用小剂量激素抗感染治疗,如甲泼尼龙 40 mg 每日 1 次,3~5 日后,患者的体温、C反应蛋白、降钙素原均明显下降,可以暂时不考虑使用抗生素,并密切监测相关炎症指标变化。

梁廷波(浙江大学医学院附属第一医院):关于免疫抑制剂使用问题,若患者出现极度免疫功能下降,则可用吗替麦考酚酯,目前患者并无免疫力低下,为不打破免疫平衡,不建议调整用药方案。另外,还需兼顾发生排异的情况,如加用激素则考虑停用吗替麦考酚酯。关于激素的使用一般选用甲泼尼龙,既可减轻肺部的炎症,也可作为免疫抑制剂使用。无论是使用含蛋白酶抑制剂的抗病毒药物,还是减量或是停用免疫抑制剂,都会打破患者当前的免疫平衡状态,使用中医药整体医学的系统论治疗方案比西医只解决局部问题更适合患者目前治疗。且患者使用中药治疗后,肺部炎症正在吸收,氧合指数稳定,尚无病情发展加重的指征,可以继续观察。

仝小林(中国中医科学院广安门医院):患者目前肝功能异常更考虑由新冠病毒感染所引起,而非排异反应所致,经过前期中医药治疗,患者总体情况向好,治疗方案正确有效。可以继续以中医药治疗促进患者肺部炎症的快速吸收。从排异的角度来讲,可不做大方向的调整。总体来看,中医将新冠病毒感染分为四个阶段,早期为"郁",是邪气和正气之间正邪交争的过程,这个阶段主要是卫分的郁闭,可表现为"太阳发""阳明发""少阳发"。发于太阳主要表现为恶寒、头痛身痛、肌肉酸痛等症状,用麻桂类方,发于少阳主要表现为咽干咽痛、发热、咳嗽等症状，则用柴胡类方。发于阳明主要表现为发热热势较高等症状，用白虎类方。因此，中医治疗新冠病毒感染早期，通过中医辨证确定疾病发于太阳、少阳、阳明还是卫分，卫分就用银翘散、桑菊饮，此阶段为"邪郁于表"。第二阶段部分患者邪气迅速入里，整体病变仍以肺部为主，并涉及消化系统的脾胃。病毒感染后易产生中医所讲的"湿"，然后和热交杂在一起，产生"湿、热、痰、瘀、毒"。从肺部影像上看，肺部大片的渗出、磨玻璃样改变、网格条索影等情况就是由湿逐渐走向痰和瘀的过程，在湿、热、痰、瘀、毒互结的这个阶段称为"闭"，此阶段是治疗最关键的转折点。第三个阶段就是"脱"，即"喘脱"，表现为气喘气憋、大汗淋漓、神志昏迷等症状，这种情况为"脱证"。如果度过这个阶段，病情将向"虚"阶段发展，有部分患者病情很快好转，甚至诸症消失获愈，可能不经历后期"虚"的过程，所以我们将新冠病毒感染全疾病过程分成四个阶段"郁、闭、脱、虚"。此患者如未持续氧疗支持，患者呼吸功能迅速下降，可能发展为喘憋、呼吸困难等症状，最终结局将发展为脱证。目前该患者还没达到脱证的严重程度，整体状态属于"内闭欲脱"，主要表现为"湿、热、痰、瘀、毒"，虽然有发生脱证的倾向性，但经过前期的中医治疗，整体用藿朴夏苓汤合三仁汤加减治疗已经取得了显著效果。患者舌苔黯淡，考虑胆汁淤滞性肝炎、肝硬化所致，提示患者瘀滞非常明显，舌苔淡黄厚腐腻，符合本次新冠病毒感染疫情特点。湿邪伏于膜原，表现为湿性缠绵的特征，本次新冠病毒感染患者多不发热，或表现为低热，或逐渐高热，一般高热持续时间较短。这与我们往常见到的温病卫气营血的传变规律，起病就高热，高热以后伤阴重的表现并不一致，此类患者即使发展到疾病较为严重的后期阶段，伤阴情况并不重，舌苔相对仍厚腐腻，舌质也无明显伤阴之象，这是本次新冠病毒感染的一个重要特点，即湿邪特别重。此病毒的特性为易侵嗜阴寒的脏腑，手太阴肺、足太阴脾均属阴寒之脏，病变主要波及呼吸系统和消化系统，该类病例总体来说是偏于寒和湿，冬季各地虽然气候上有些差异，但冬季多发，寒湿的情况还是很明显的，所以散寒化湿应该还是治疗主线。该患者已经达到了"内闭欲脱"的阶段，但经过中西医有效的治疗已有明显改观。根据患者目前情况及专家意见，整体治疗方面不做大幅调整，用中药调理善后是较好的治疗方案。针对不同病情阶段的患者，主体治疗思路如下：若患者无症状，基本以达原饮加减，厚朴、槟榔、草果、生姜几味药则疗效显著；患者症状较轻，辨证为郁阶段，可使用散寒化湿颗粒；患者处于闭阶段，以子龙宣白承气汤加减，主要组成药物为石膏、瓜蒌、杏仁、大黄、葶苈子和地龙；患者发展到脱阶段，以破格子龙宣白承气为基础加减，在上述方药组成上加用人参、附子、干姜，当患者病情发展到虚阶段时，主要是根据患者具体情况进行调理脾胃、益气养阴的中药治疗。

该患者肝功能短时间内明显好转，考虑由于通过藿朴夏苓汤合三仁汤加减治疗，调整了机体湿、痰、瘀的内环境，改善了环境之后，机体自身的免疫功能则趋向好转，机体内部可清除病毒。对于诸如此类重症患者，若想快速取效，需在疾病早期即大剂量用药及时扭转疾病发展态势，对于此患者这种特别厚腐的舌苔，达原饮的主要组成药物如槟榔、厚朴、草果这类药物在刚入院的时候就应使用，使盘踞于膜原的邪气尽快被祛邪外出。该患者为肝移植术后,目前湿、寒、瘀、热、毒都比较明显,可适当考虑加用生黄芪、茵陈、葶苈子、地龙,去豆豉、甘草、通草、猪苓这类药,保留利湿药云茯苓和泽泻,若患者咳嗽较重,可用苏子、前胡降气消痰,止咳平喘。中医诊疗需首辨阴阳,此为中医重要法则。无论从宏观还是微观,实际上寒温是可以统一的,这也是从同病异治角度治疗新冠病毒感染。

七、随诊记录

> **2022 年 11 月 29 日**

患者神志清,精神差,周身乏力,干咳,气短气憋,活动后气短气憋加重,恶心,纳差,偶有腹泻,小便调,夜寐安。动脉血氧饱和度(SaO_2)75%～80%(不吸氧),西医以俯卧位通气、氧疗、抗感染等治疗。给予氧疗后 SaO_2 能够维持在 94%～96%,呼吸频率 24～26次/分。生化(2022 年 11 月 27 日):谷丙转氨酶 45.94 U/L,谷草转氨酶 70 U/L↑,碱性磷酸酶 302.3 U/L↑,谷氨酰转移酶 217.7 U/L↑,胆碱酯酶 2 145.4 U/L↓,白蛋白31.26 g/L↓,总胆红素 35 μmol/L↑,直接胆红素 10.4 μmol/L。血尿素氮 10.2 mmol/L↑,肌酐 85.4 μmol/L。2022 年 11 月 27 日查肺部 CT 示较前右肺中叶渗出增多。西医目前予抗凝、免疫调节剂、保肝治疗。患者舌苔黯,黄腻,脉滑,中医辨证为湿、热、痰、瘀、毒搏结,阻滞三焦证。治以宣畅气机,清热化湿,泻肺平喘,效不更方,继予藿朴夏苓汤合三仁汤加减,药物如下:

广藿香 9 g	川厚朴 15 g	姜半夏 15 g	云茯苓 30 g
杏　仁 9 g	薏苡仁 30 g	白豆蔻 15 g	泽　泻 15 g
生黄芪 30 g	茵　陈 30 g	葶苈子 30 g	地　龙 15 g
苏　子 9 g	前　胡 15 g		

3 剂,水煎,每日 1 剂,早晚分服(2022 年 11 月 29 日至 2022 年 12 月 2 日)。

辨证组方分析:患者此时已无发热,但余症未减,动则气喘气憋,予持续低流量吸氧后血氧饱和度较平稳,胸部 CT 显示右肺中叶渗出增多,肝功能、凝血功能也出现异常,综合以上微观理化指标提示患者体内湿、热、痰、瘀、毒俱存,病情凶险,是患者可转危为安的关键转折点。中医治疗应效不更方,继守前法,当以宣畅气机、清热化湿、泻肺平喘为法,在藿朴夏苓汤合三仁汤加减的基础上加大白豆蔻、泽泻用量,保证发挥畅中渗下之力,加大厚朴、半夏之用量,以增燥湿健脾之力,培土生金,患者气促喘憋,加入葶苈子、地龙、前胡、苏子,加强泻肺平喘、活血散瘀、祛痰止咳之力,因湿热之邪缠绵黏滞,易阻气机,故以生黄芪增益周身环流之气,通调三焦气机,患者舌黯淡,提示体内因旧疾病已存在较重瘀滞之象,茵陈清热利湿,诸药相合,旨在疏利三焦,快速将湿、热、痰、瘀、毒排出体外。

> **2022 年 12 月 2 日**

患者干咳、乏力减轻,气短气憋稍有缓解。仍有腹泻,躺下后恶心欲吐,舌苔微黄腻,较前转薄(图 3-7-3A),脉弦细。目前继续予康复血浆治疗。30 日鼻拭子核酸检测 N

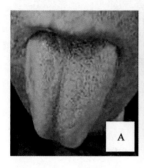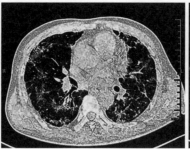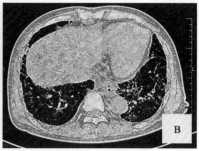

图 3-7-3　患者舌象(A)及胸部 CT 影像变化(B)(2022 年 12 月 2 日)

基因 39,*ORF1ab* 基因 30,血常规正常,生化指标未复查。12 月 2 日肺 CT 显示肺炎改变
较前吸收(图 3-7-3B),炎症指标较前下降(表 3-7-4),患者脾胃气虚,故用生黄芪配
伍陈皮、炒白术益气健脾,顾护后天之本,土气复运,肺金自养,防止利水渗湿之品久用耗
伤正气,故减其用量。方药如下:

广藿香 9 g	川厚朴 15 g	姜半夏 9 g	云茯苓 30 g
陈　皮 9 g	薏苡仁 30 g	生黄芪 30 g	炒白术 15 g
茵　陈 30 g	葶苈子 30 g	地　龙 15 g	前　胡 15 g

5 剂,水煎,每日 1 剂,早晚分服。

表 3-7-4　炎症指标变化

日　期	白细胞 (×10⁹/L)	中性粒 细胞(%) (×10⁹/L)	淋巴 细胞(%) (×10⁹/L)	血红 蛋白 (g/L)	C反应 蛋白 (mg/L)	白介 素-6 (pg/ml)	降钙 素原 (ng/ml)	D-二聚体 (mg/L)
正常值	3.5~9.5	1.8~6.3 (40%~75%)	1.1~3.2 (20%~50%)	130~175	<5	<7	<0.5	0~1
11 月 28 日	19.39	18.06(93.2%)	0.72(3.7%)	99	53.7	158	—	1.8
12 月 2 日	9.01	7.62(84.6%)	0.83(9.2%)	90	—	—	—	—

八、病情转归

患者病情持续改善,连续多日体温正常,连续 2 日新冠病毒核酸检测均阴性,符合国
家卫生健康委员会《新型冠状病毒肺炎诊疗方案(试行第九版)》转院进一步隔离康复治
疗,2022 年 12 月 4 日出院带药继续治疗,电话随访,偶有咳嗽,无痰,无腹泻,无呕吐。

九、按语

此病例为肝移植后合并新型冠状病毒肺炎患者。肝移植受者,接受移植手术的患者必须接受免疫抑制治疗,这种免疫抑制状态可能使肝移植受者易发生不同类型的感染,可能更容易发生新冠病毒感染,预后比一般人群更差。针对肝移植后合并新型冠状病毒肺炎患者,诊疗过程中一方面需要关注肝功能的损伤,如果肝移植受者发生胆汁淤积性肝损伤或肝功能迅速恶化,需要积极明确原因,此例患者考虑是肝细胞型肝功能障碍,经过积极的保肝治疗后肝功能恢复正常;另一方面就是免疫抑制剂的使用,只有在特殊情况下(如药物诱导的淋巴细胞减少,或严重新冠病毒感染患者的细菌/真菌重复感染)后,才应考虑减少,并密切监测患者的病情,避免处方中导致他克莫司血浆浓度发生较大波动的药物。经过慎重考虑,未调整免疫抑制剂的应用剂量,因减少剂量或停用免疫抑制剂,可能导致肝移植受者发生急性排斥反应。

患者神志清,精神差,周身乏力,咽痛,咳嗽,咳少许痰,伴胸闷气短,自发病以来,纳减,寐欠安,二便无殊,近期体重无明显变化。中医舌脉:舌质红苔薄白脉弦滑。辨证为湿热困阻证,治以行气化湿,健脾和胃,予藿朴夏苓汤合三仁汤加减治疗5日。

由于病情危重,国家新型冠状病毒肺炎中医医疗救治专家组组长仝小林组织中西专家就诊断治疗进行讨论。大家一致认为该患者中西医治疗3日后病情明显好转,用切实的疗效证明中西医方案辨治新冠病毒感染可改善患者病情,使患者获益。

参考文献

[1] Rabinowich L, Grupper A, Baruch R, et al. Low immunogenicity to SARS-CoV-2 vaccination among liver transplant recipients[J]. J Hepatol, 2021, 75(2): 435 - 438.

[2] Liu H, He X, Wang Y, et al. Management of COVID-19 in patients after liver transplantation: Beijing working party for liver transplantation[J]. Hepatol Int, 2020, 14(4): 432 - 436.

[3] Webb GJ, Marjot T, Cook JA, et al. Outcomes following SARS-CoV-2 infection in liver transplant recipients: an international registry study[J]. Lancet Gastroenterol Hepatol, 2020, 5 (11): 1008 - 1016.

[4] Guan W-j, Ni Z-y, Hu Y, et al. Clinical Characteristics of Coronavirus Disease 2019 in China [J]. New England Journal of Medicine, 2020, 382(18): 1708 - 1720.

第三章

免疫系统疾病合并新冠病毒感染

病例 8　类风湿关节炎合并长阳新冠病毒感染(轻型)

类风湿关节炎(rheumatoid arthritis，RA)是一种慢性、全身系统性的自身免疫性疾病。其发病机制复杂，由炎症细胞因子、炎性介质、自身抗体等共同作用，最终引起 RA 关节损伤、骨破坏及多系统疾病[1]。治疗方面常应用糖皮质激素、非甾体抗炎药等，尽早抑制细胞因子产生，以阻止或减缓关节病变。RA 一经确诊，应及时给予规范化治疗，促进疾病缓解，以达到控制病情、降低致残率的目的。2021 年 11 月 24 日，南非首次向世界卫生组织报告了新冠病毒奥密克戎(Omicron)变异株[2]。继 Alpha、Beta、Gamma 和 Delta 变异之后，Omicron 由大量突变累积而进化而来，尽管奥密克戎感染导致的住院率及病死率没有之前的毒株高，需要的呼吸支持强度较低，但其具有高传染性和高再感染风险[3-5]。目前，新型冠状病毒新变异株不断产生，疫情防控难度增大，随着患者病情进展和病程延长，导致核酸长时间难以转阴，部分患者核酸检测结果长期阳性。当 RA 患者合并新冠病毒感染时，由于机体免疫系统受到免疫抑制剂影响，核酸长阳情况时有发生。因此，如何缩短患者核酸转阴时间是当前急需解决的问题。本案例是国家新冠医疗救治专家组参与救治的 1 例 RA 合并轻型新冠病毒感染的患者，对如何处理新冠病毒感染长阳患者进行探讨，现将其病程进展及讨论意见进行整理，以期为临床诊治此类长阳患者提供借鉴。

一、病例概述

李某,男,43岁,货车司机。

入院时间:2022年10月23日。

主诉:发现新冠病毒核酸阳性1日。

现病史:患者于2022年10月20日运输途中多次行新冠核酸检测未报告异常,10月23日新冠核酸检测发现异常,当时无发热,无头痛不适,无咳嗽、咳痰,无全身乏力、肌肉酸痛,无味觉异常等不适症状,由负压救护车接入以"核酸检测阳性"收入地区定点医院接受治疗。刻下症见:神志清,精神可,饮食及睡眠一般,二便正常,体重无明显变化。舌红,苔黄白腻(图3-8-1),脉象滑。

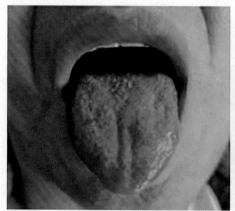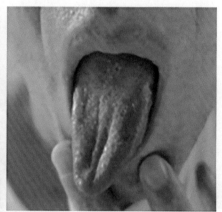

图3-8-1　患者入院舌象

既往史:类风湿关节炎20年,间断服用泼尼松片5 mg或10 mg,现腰背膝等关节疼痛。

体格检查:体温36.8℃,呼吸17次/分,脉搏80次/分,血压132/82 mmHg,神志清,精神可,查体未见明显异常。

实验室检查:新型冠状病毒抗体检测(10月25日)示IgM 0.12 AU/ml,IgG 39.37 AU/ml。血常规、肝功能、肾功能、心肌酶、离子(10月25日、11月4日)大致正常。核酸检测结果(10月29日至11月7日)如图3-8-2所示。

辅助检查:胸部CT(10月25日、10月30日、11月4日)均未见明显渗出、实变等病毒性肺炎典型改变,11月4日复查见左侧胸腔少量积液,与10月25日比较,左下肺索条增粗,左后胸壁内出现少许低密度影(图3-8-3)。腰椎CT(11月5日):腰椎骨质增生;腰3~4、4~5椎间盘膨出;腰5-骶1间盘膨出并突出继发椎管相对狭窄;胸12椎体楔形变。骨盆CT(11月5日):左侧输尿管盆腔段,管腔结石影并以上输尿管轻度积水扩张。

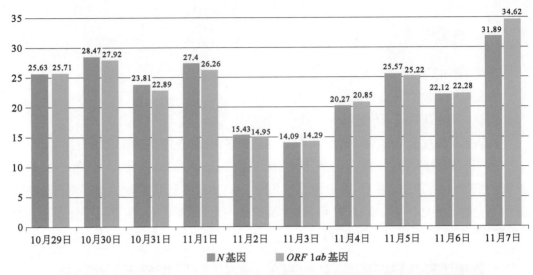

图 3 - 8 - 2　患者核酸检测结果

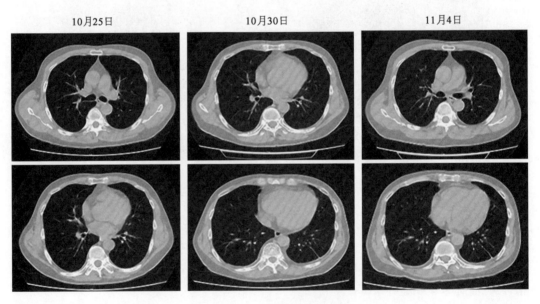

图 3 - 8 - 3　患者胸部 CT 影像

二、入院诊断

1. 中医诊断　疫病(湿热蕴肺证)。

2. 西医诊断　① 新冠病毒感染(轻型);② 风湿性关节炎;③ 左侧输尿管结石并左肾积水。

三、诊断依据与鉴别诊断

患者发现新冠病毒核酸阳性 1 日入院,胸部 CT 示:左肺多发索条,右肺上叶微小结节;双肾集合系统内高密度小结节——考虑结石。结合患者临床表现与实验室检查,诊断为"新冠病毒感染(轻型)"。

(一)西医鉴别诊断

1. 新冠病毒感染的其他发病阶段　感染发病初期,体内病毒载量高,但症状轻微,病毒易于传播。至急性期,发热、咳嗽、咽痛、肌痛、疲劳等症状明显。恢复期核酸、抗原检测结果转阴,抗体检测含量高,症状减轻或者消失。结合症状、实验室检查,可资鉴别。

2. 流行性感冒　为流感病毒引起,可为散发,时有小规模流行,病毒发生变异时可大规模暴发。起病急骤,鼻咽部症状较轻,但全身症状较重,伴高热、全身酸痛和眼结膜炎症状。流行病史、分泌物病毒分离和血清学检查有助于鉴别。

3. 急性上呼吸道感染　鼻咽部症状明显,咳嗽轻微,一般无痰。肺部无异常体征。胸部 X 线正常。

4. 急性传染病前驱症状　很多病毒感染性疾病,如麻疹、脊髓灰质炎、脑炎、肝炎和心肌炎等疾病前期表现类似。初期可有鼻塞、头痛等类似症状,应予重视。但如果在 1 周内呼吸道症状减轻反而出现新的症状,需进行必要的实验室检查,以免误诊。

5. 其他肺部疾病　如支气管肺炎、肺结核、肺癌、肺脓肿、麻疹、百日咳等多种疾病可有咳嗽、咳痰表现,可结合实验室检查,以资鉴别。

该患者 2022 年 10 月 23 日检测新冠病毒核酸阳性,临床症状不典型,10 月 4 日复查胸部 CT 较前左下肺索条增粗,左后胸壁内出现少许低密度影,结合实验室检查,结合患者病史、临床症状、影像学特点,可以明确新冠病毒感染(轻型)诊断,同时合并 RA。该患者无其他病毒性肺炎、急性传染病的流行病学史,且实验室检查、影像学特点不支持除新冠病毒以外其他病毒感染,故暂不支持流行性感冒、急性上呼吸道感染、急性气管-支气管炎等其他诊断。该患者自 2022 年 11 月 2 日发现核酸阳性,自测核酸第 5 日发现 Ct 值突然下降明显,抗体检测 IgG 含量高,表明患者已进入恢复期,此时核酸长阳可能是病毒片段,而非活病毒,核酸 Ct 值波动原因可能与合并 RA、长期服用免疫抑制剂有关,提示需要关注是否合并免疫系统疾病,可完善自身抗体检测、细胞免疫检测、血清补体检测、感染免疫检测等,以指导后续临床治疗。

(二)中医鉴别诊断

1. 风温　风温初期表现为发热恶寒、咳嗽、胸痛、气急等,病邪在气分,多在 1 周内可痊愈,若失治误治,症状加重,仍发热,咳吐浊痰者,可考虑为肺痈。

2. **肺痿** 病程较长而发展缓慢，患者素体虚弱，形体瘦削，咳唾痰沫，患有肺系疾病日久，失治误治，迁延不愈，可最终转化为肺痿。

3. **肺痨** 肺痨是由于痨虫入侵所致的传染性慢性虚弱性疾病，有咳嗽、咯血、潮热、盗汗、身体逐渐消瘦等明显全身性表现。

与普通肺部疾病相比，新冠病毒感染具有传染性和流行性，结合患者症状、体征，中医诊断为疫病，证属湿热蕴肺证。

四、目前治疗方案

（一）西医治疗

阿兹夫定片5 mg，每日1次，10月30日至11月5日（1盒）。

（二）中医治疗

患者神志清，精神可，饮食及睡眠一般，二便正常，体重无明显变化。已予连花清瘟胶囊4粒，每日3次，10月24日至11月7日（5盒）。查体见舌红，苔黄白腻，脉象滑，辨证为湿热蕴肺证。治疗当清化湿热、开郁祛邪，予麻杏石甘汤合大柴胡汤加减。方药如下：

蜜麻黄8 g	生石膏30 g	燀苦杏仁15 g	生甘草10 g
柴　胡9 g	黄　芩15 g	枳　实9 g	赤　芍30 g
法半夏9 g	土茯苓30 g	马鞭草30 g	生　姜6 g
生大黄9 g^后			

3剂，水煎，每日1剂，早晚分服（11月9日至11月11日）。

辨证组方分析：此患者为寒湿疫初期，寒湿犯表，湿阻中焦，本该太阳表卫受束而见表证，但该患素体寒湿，又长期内服性偏热毒之药物，导致体内寒湿郁而化热，热毒内蕴，致卫气有热，故不恶寒；腠理开疏，阳气郁遏不甚，正邪交争不剧烈，故不发热；另外，患者外感寒湿疫气，合体内郁伏之湿热之邪，中焦阻滞，气机升降不畅，故纳食一般；患病日久，情志不遂，肝气不疏，湿热蕴结肝经，上扰心神，故睡眠一般。患者长期应用激素，体内热毒较重，结合舌苔征象示为典型湿热证，兼有肝热、血热内蕴之象。总之，该患者虽处于疾病初期，但机体存在寒热错杂，湿热胶着，热甚于湿，其辨治需以清化为主，治疗当清化湿热、开郁祛邪。予麻杏石甘汤合大柴胡汤加减。方以蜜麻黄、生石膏，宣肺而泄邪热，清肺而不留邪，取"火郁发之"之义；燀苦杏仁降肺气，以助清肺；生甘草益气和中，又调和寒温，偏于清解；柴胡、黄芩和解少阳，疏泄气机之郁滞，亦可调肝，解情志之郁；生大黄配伍枳实以行气消痞，内泻里热；赤芍活血凉血，尤清肝经血热；法半夏和胃化痰、疏理气机，配伍生姜以防呕逆，共助达邪。患者长期免疫抑制，致体质虚弱、毒素内蓄不出、核酸长阳，以土茯苓、马鞭草散瘀除湿、通经解毒，以抗病毒、促核酸转阴。诸药合用，共奏清热、开郁、解毒之功。

五、诊疗难点

(1)患者自 10 月 23 日发现新冠核酸检测阳性后,感染持续时间已超过 15 日,呈现出核酸"长阳"情况。核酸 Ct 值于 10 月 29 日至 11 月 1 日相对平稳,而至 11 月 2 日至 11 月 3 日出现明显降低(图 3-8-2),其间核酸 Ct 值变化反复、波动较大,原因可能是长期服用激素,造成核酸转阴时间变长,如何促使其转阴是此病例的难点。

(2)患者存在 RA 基础疾病,长期间断口服泼尼松片,导致自身免疫能力降低,感染新冠病毒后,体内病毒不易清除,出现核酸长阳状态,抗病毒药物应用效果并不明显。故免疫系统功能低的情况下进行抗病毒治疗,扭转核酸长阳是此次诊疗难点。

(3)尽管患者临床症状较轻,但由于长期服用激素,体内累积热毒较深,肝胆经存在瘀热、湿热,与热毒胶着共存,本次疫病由寒湿裹挟戾气侵袭人体,患者出现寒热错杂的病理表现,湿性黏滞,较难清化,又有正气不足,抵抗力弱,增加了治疗难度。当前已予以大柴胡汤加减清化湿热、开郁达邪,但患者核酸仍未转阴,胸部 CT 影像较前稍有进展,故需进一步中医辨证论治。

六、疑难病例讨论(2022 年 11 月 8 日)

李风森(新疆医科大学附属中医医院):该患者核酸持续阳性,超过 15 日,治疗期间,核酸 Ct 值未升反降,提示病毒持续复制。此为本次病例讨论需要解决的问题。

齐文升(中国中医科学院广安门医院):该患者较年轻,40 多岁,为无症状感染者。临床最长可见 40 余日长阳患者,这与免疫功能、体质有关。该患者长期服用免疫抑制剂泼尼松,易造成长期阳性状态。治疗方面,不建议使用抗病毒药,可适当补气以提高免疫力。该患者如存在焦虑、抑郁等情绪问题,可加用小柴胡汤,但是柴胡要比黄芩的量少,该患者舌象偏红,小柴胡汤一方面能缓解患者情绪,且方中人参可以补气。

张立山(北京中医药大学东直门医院):针对长阳患者,有文献报道健脾益气的治法有一定的效果。中医认为"风寒湿三气杂至,合而为痹",患者的关节疼痛、肌肉疼痛可能与货车司机常年在外劳作有关,该患者舌苔偏腻,体内有湿,结合病史,患者间断服用激素后疼痛加重,考虑可能与患者本身的寒湿体质有关。可用温胆汤,以健脾化湿,还可加用补气健脾类药物。患者 11 月 2 日至 11 月 4 日核酸 Ct 值出现反复波动,考虑与使用激素所致的免疫抑制有关,建议暂停糖皮质激素。此外,患者有腰痛症状,从中医扶正的角度,长期大量使用激素可能容易产生湿邪,损伤脏腑而言,亦可伤肾,除补气之外,可根据症状和脉象考虑加用补肾药物。

李风森(新疆医科大学附属中医医院):从患者 IgG 升高程度来看,病程已超 10 日,已错过使用抗病毒药物的最佳时间。患者核酸长期不转阴,考虑与长期服用激素及激素用量不规范有关。该患者病性偏于痰湿,建议使用健脾渗湿类中药,例如温胆汤合二陈汤。

肖明中(湖北省中医院):该患者长阳的原因主要为使用激素影响到免疫系统。从患者的舌苔来看,舌中后部为白腻苔,舌边尖红,体现肝胆经热象较重,仍与长期服用激素有关,实质为肝胆郁热。该类患者往往情绪焦虑,睡眠欠佳。临床观察提示焦虑状态可出现长阳或者病情反复。用药方面,可加用清热药,以清肝胆湿热,另需加强对患者情绪的疏导。综合目前报道,国内外对这种长阳的患者尚无较好的干预方法。

仝小林(中国中医科学院广安门医院):临床使用片仔癀胶囊治疗长阳患者,具有一定效果,特别是针对肝胆毒热较盛者,可采用清热解毒、凉血化瘀,但不一定适用本案患者。该长阳病例,实际病程可能远超 15 日,考虑与患者基础疾病有关,特别是免疫性疾病的激素用药史。长期应用激素患者可出现舌红苔腻,提示有湿热。该患者舌苔符合湿热的典型表现,兼有肝热、血热。温胆汤、二陈汤是符合辨证要点的,在此基础上增加清化力度。治疗方面,建议以大柴胡汤为基础进行化裁,清化湿热、开郁祛邪,处方为柴胡 9 g,黄芩 15 g,枳实 9 g,赤芍 30 g,法半夏 9 g,土茯苓 30 g,马鞭草 30 g,生姜 6 g,生大黄 9 g(后下)。

七、随诊记录

患者于 2022 年 11 月 9 日开始服用中药,连续测核酸为阴性,2022 年 11 月 9 日下午出院,出院后继续服用中药。

八、病情转归

连续多日体温正常,连续 2 日新冠核酸检测均阴性,各项化验指标正常,符合国家卫生健康委员会《新型冠状病毒肺炎诊疗方案(试行第九版修正版)》转院进一步隔离康复治疗,2022 年 11 月 25 日转入集中隔离点进行观察治疗。后电话随访,病情平稳。

九、按语

本案为类风湿关节炎合并新冠病毒感染(轻型)患者,长期口服激素,且核酸长阳。此类患者受免疫抑制剂的影响,造成清除病毒时间变长,易出现所谓的核酸"长阳"状况。

患者为青壮年,症状不明显,但从实验室结果分析,IgG 已非常高,实际上新冠病毒感染已经恢复,只是核酸阳性时间偏长,此即为所谓"长阳"。核酸难以转阴(核酸 CT 值有些波动),当然也有可能是病毒片段,不一定是活病毒,其原因可能与长期口服激素有关。因此不需使用抗病毒药物,而应以中医辨证用药以促进核酸转阴为重点。感染新冠病毒时间较长,外感之象虽不显著,但核酸一直阳性,可知邪气仍有留连。

病患正值壮年,既往痹病二十余载,腰背关节痛,久服激素以治,内蕴热毒,后感染新冠疫毒,虽症状轻微,饮食及睡眠尚可,二便正常,然肝热、血热均存,精神烦躁,舌红,苔黄白腻,脉象滑,为典型湿热、激素蕴毒之象,致疫毒久恋不去,治以清化湿热,开郁祛邪,予大柴胡汤和解清化湿热,并兼顾利关节通经解毒,使毒祛正存,病趋康复。该患连续 2 日检测核酸转阴出院,继续服中药调理善后,治疗过程充分体现了中医辨证治疗切入点和优势。

参考文献

［1］　E M Gravallese. Bone destruction in arthritis[J]. AnnRheum Dis, 2002,61(Suppl 2)：84i‐86i.

［2］　Organization WH. Classification of omicron (B. 1. 1. 529)：SARS-CoV-2 variant of concern[EB/OL]. (2021‐12‐31). https：//www. who. int/news/item/26-11-2021-classification-of-Omicron-(B. 1. 1. 529)-sars-cov-2-variant-of-concern.

［3］　Davies MA, Kassanjee R, Rosseau P, et al. Outcomes of laboratory-confirmed SARS‐CoV-2 infection in the Omicron-driven fourth wave compared with previous waves in the Western Cape Province, South Africa[J]. Trop Med Int Health, 2022, 27(6)：564‐573.

［4］　Christensen PA, Olsen RJ, Long SW, et al. Signals of significantly increased vaccine breakthrough, decreased hospitalization rates, and less severe disease in patients with coronavirus disease 2019 caused by the omicron variant of severe acute respiratory syndrome coronavirus 2 in houston, texas[J]. The American journal of pathology, 2022, 192(4)：642‐652.

［5］　Menni C, Valdes AM, Polidori L, et al. Symptom prevalence, duration, and risk of hospital admission in individuals infected with SARS-CoV-2 during periods of omicron and delta variant dominance：a prospective observational study from the ZOE COVID study[J]. Lancet(London, England), 2022, 399(10335)：1618‐1624.

特发性炎性肌病(idiopathic inflammatory myopathies，IIMs)是一组异质性的自身炎症性肌病,其共同特征是慢性肌肉炎症、皮疹、内脏器官损伤。该组疾病不包括已明确病原体的感染性肌病,还需排除肌营养不良、代谢性肌病、已明确诊断的结缔组织疾病相伴随的肌肉炎症等。IIMs 主要包括以下 5 种临床亚型:皮肌炎(dermatomyositis，DM)、多发性肌炎(polymyositis，PM)、包涵体肌炎(inclusion body myositis，IBM)、重叠性肌炎(overlap myositis)和免疫介导的坏死性肌病(immune-mediated necrotizing myopathy，IMNM)[1]。其病因复杂,目前已发现许多逆转录病毒感染与 IMNM 发病相关[2]。IIMs 的亚型在许多临床学科中均可见到,可通过临床表现、相关抗体、神经电生理、影像学及肌肉活体组织检查(活检)方可明确诊断和鉴别诊断。临床表现包括对称性肌无力,可伴肌肉压痛,肌肉纤维化,有些可出现肌萎缩,以近端肢体肌肉为主[3]。皮肌炎还可出现皮肤改变,可表现为皮肤暗红色斑,光敏感,皮肤溃疡,皮疹,皮下及肌肉钙质沉着(皮肤褐色样变、萎缩、持续的新血管形成或瘢痕)等。IMNM 的诊断依靠近端肌无力,特征性皮疹,血清肌酶升高,特征性肌电图改变或 MRI 肌肉异常,肌活检改变(金标准)。此外,实验室免疫学检查也可为诊断提供帮助。在治疗上首选皮质类固醇,并联合应用免疫抑制剂和/或静注免疫球蛋白治疗。新冠病毒属于冠状病毒属,于 2020 年 3 月被世界卫生组织宣布为全球大流行。作为病毒的一种,新冠病毒可诱发体液和细胞免疫,破坏体内正常的免疫调节,诱发免疫炎症[4],从而导致 IMNM 的发生。当新冠病毒感染患者四肢肌痛时,因相关案例报道较少,缺乏有效的治疗经验,易被误诊误治。本案例是国家新冠中医医疗救治专家组参与救治的一例新冠病毒感染患者合并四肢肌痛,从中西医结合角度探讨诊疗方案,现将其病程进展及讨论意见进行整理,期望为临床诊治此类患者提供借鉴思路。

一、病例概述(第一阶段:10 月 30 日至 11 月 8 日)

陶某,男,86 岁。

入院时间:2022 年 10 月 30 日。

主诉:发热伴咳嗽 2 日。

现病史:家属代诉患者 2 日前出现间断发热,体温最高 40℃,于当地医院住院治疗,具体检查、诊断不详,2日前核酸检测阳性,遂转运至上级医院急诊,以"新型冠状病毒感染"收治入院。刻下症见:神志清,精神欠振,发热40℃,咳嗽,少量黄白色黏痰,不易咳出,喉间哮鸣,全身乏力,肌肉关节疼痛,不欲饮食,小便短赤,大便2日未解。舌质暗红,苔黄腻(图3-9-1A),脉滑数。

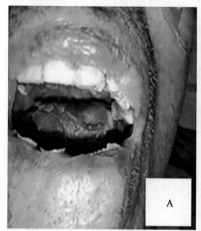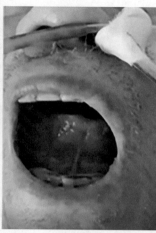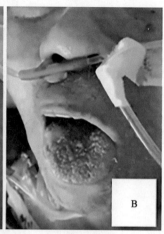

图3-9-1　患者入院后舌象对比(A. 2022年10月30日;B. 2022年11月20日)

既往史:2022年9月底,因"上消化道出血"于我市三甲医院住院治疗,其间行内镜下止血,镜下示:"胃窦Ca? 并出血,食管中段黏膜下隆起";病理回报"慢性炎症改变"。经治疗出血好转,2016年行"髋关节置换术",2018年"肠梗阻"病史,既往"痛风"病史,曾行"痛风手术"。

个人史:饮酒50年余,白酒每日50 ml,戒酒1年,偶吸烟;婚育史、家族史无特殊。

流行病学史:已接种新冠疫苗3针。

体格检查:体温40℃,呼吸16次/分,脉搏48次/分,血压124/47 mmHg。

专科检查:口唇爪甲无发绀,下肢皮肤色素沉着,胸廓对称,触觉语颤对称,叩诊呈清音,双肺呼吸音粗,散在哮鸣音,病理征阴性。

实验室检查。血常规+CRP:血小板比积1.88%↑,白细胞计数5.59×10⁹/L,淋巴细胞比率9.7%↓,中性率细胞比率74.30%↑,C反应蛋白113 mg/L↑(表3-9-2)。血气分析:PaO_2 52 mmHg↓;SaO_2 87%↓,提示Ⅰ型呼吸衰竭。

辅助检查。核酸:ORF1ab基因18,N基因16。11月2日胸部CT(图3-9-2):① 左肺舌段少许实变;② 双肺散在小结节、钙化灶;③ 心脏增大,心包、右侧叶间及双侧胸腔少量积液;心电图:窦性心动过速,T波异常;NT-pro BNP:5 696 pg/ml;心脏超声:左室壁心肌略增厚,主动脉窦部略增宽,主动脉硬化、瓣钙化并主动脉瓣反流(少量),心包积液(少量)。

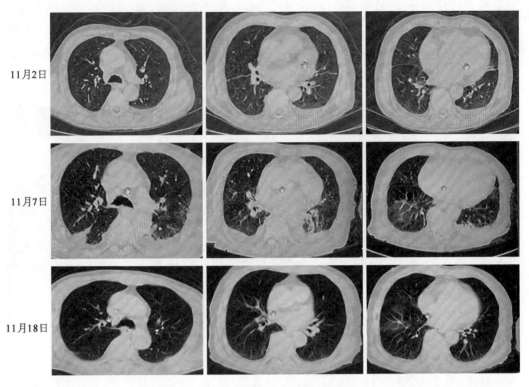

11月2日

11月7日

11月18日

图 3-9-2　患者入院后胸部 CT 对比

二、入院诊断

1. 中医诊断　疫病(疫毒闭肺)。

2. 西医诊断　① 新冠病毒感染(重型);② Ⅰ型呼吸衰竭;③ 双肺散在结节伴多浆膜腔积液(心包、胸腔积液);④ 上消化道出血;⑤ 消化道恶性肿瘤? ⑥ 重度贫血;⑦ 低蛋白血症。

三、治疗方案(第一阶段)

(一) 西医治疗

(1) 俯卧位;俯卧位通气治疗。

(2) 面罩吸氧。

(3) 调节免疫治疗:注射用胸腺法新 1.6 mg 皮下注射,隔 3 日 1 次。

(4) 局部抗炎治疗:吸入用布地奈德混悬液 4 ml/1 mg,雾化吸入,每日 2 次。

(5) 抗感染治疗:0.9% 氯化钠注射液 100 ml+注射用头孢哌酮舒巴坦钠 3 g,每 8 h

1次,静脉滴注。

（6）抑酸护胃治疗：注射用艾司奥美拉唑钠 40 mg,静脉滴注,每 12 h 1 次。

（二）中医治疗

因怀疑患者消化道出血,未予中药治疗。

四、病例特点（第一阶段）

经过前期吸氧、俯卧位通气、抗病毒和抗凝、化痰止咳等对症治疗后,患者病情有进一步发展趋势。该患者为新型冠状病毒肺炎重症的高危人群,因消化出血原因,在发病早期未能给予抗病毒治疗。患者感染新冠病毒,易合并微血栓形成,但因患者高龄且消化道仍有活动性出血,暂未抗凝治疗,嘱患者活动四肢,预防静脉血栓栓塞症（VTE）。从 10 月 30 日到 11 月 8 日,患者该阶段的临床病情变化主要表现如下：反复高热,体温波动于 39～40℃。从 11 月 3 日至 11 月 8 日,患者出现全身肌肉疼痛明显,拒绝触碰,活动受限明显,查体表现为下肢皮肤色素沉着,颈部查体配合欠佳,四肢肌力 2 级,较入院时明显下降。病理征阴性。于 11 月 7 日再次复查肺 CT（图 3-9-2）,与 11 月 2 日相比,肺部影像学较前进展,左肺上叶下叶的磨玻璃渗出影较前有所增多,以及双侧胸腔积液的量较前增多。炎症指标呈现增高趋势,变化如下（表 3-9-1）。

表 3-9-1　患者第一阶段（10 月 30 日至 11 月 8 日）炎症指标变化

时　间	白细胞计数（$\times 10^9$/L）	中性粒细胞百分比（%）	淋巴细胞百分比（%）	C 反应蛋白（mg/L）
正常值	3.5～9.5	40～75	20～50	<10
10 月 30 日	5.59	74.3	9.7	113
11 月 6 日	14.07	89.9	5.2	195
11 月 8 日	12.7	85.3	6.5	237

吸氧状态下,血气分析变化如下（表 3-9-2）。

表 3-9-2　患者第一阶段（10 月 30 日至 11 月 8 日）血气分析变化

时　间	动脉氧分压（mmHg）	血氧饱和度（%）
10 月 30 日	52	87
11 月 6 日	104	98

五、临床资料(第二阶段:11月8日至11月18日)

以发热和四肢肌痛为主,无关节红肿热,无皮疹,四肢肌痛触之疼痛加重。

辅助检查。抗核抗体谱、肌炎抗体谱:抗 Ro52 抗体(＋＋);红细胞沉降率 109 mm/h;总 IgE＞2 500 IU/ml;肝功能:谷丙转氨酶 106 U/L,谷草转氨酶 236 U/L;肾功能:尿素氮 18 mmol/L,肌酐 159 μmol/L;凝血:活化部分凝血活酶时间 71.7 s,凝血酶原时间 12.8％,D-二聚体 2 μg/ml;肌钙蛋白高:0.468 ng/ml,肌酸肌酶 223.70 U/L;尿潜血(＋＋＋),尿蛋白(＋),镜检红细胞(＋＋);NT-pro BNP 5 696 pg/ml,白介素-6:998.1 pg/ml,降钙素原 1.88 ng/ml。肿瘤标志物:降钙素 21.58 pg/ml。11月18日胸部 CT(图 3-9-2):左肺上、下叶见片状渗出实变,左肺上叶、右肺上叶、中叶、下叶多发小结节,较大者大小约 6 mm×4 mm;心脏增大,右侧叶间及双侧胸腔少量积液。头颅 CT:① 脑内多发腔隙性脑梗死;② 脑萎缩、脑白质变性。

六、诊断依据与鉴别诊断

患者以"发热伴咳嗽 2 日"为主诉入院,胸部 CT 示:① 左肺舌段少许实变;② 双肺散在小结节、钙化灶;③ 心脏增大,心包、右侧叶间及双侧胸腔少量积液,新冠病毒核酸阳性,且肺部影像学持续进展,伴全身肌肉疼痛明显,活动受限。补充诊断:肌损害,新冠病毒感染性肌炎? 特发性炎性肌病? 感染性肌痛病? 结缔组织病,抗合成酶抗体综合征?

(一) 西医鉴别诊断

1. 巨噬细胞活化综合征　是由淋巴细胞、巨噬细胞和促炎因子过度激活引起的严重炎症反应,常见的表现包括高热、全血细胞减少、肝脾肿大和凝血功能障碍。骨髓细胞学检查对诊断有重要意义。

2. 微血管病的溶血性贫血　见于多种伴有微小血管病变的疾病,如血栓性血小板减少性紫癜、弥散性血管内凝血、溶血性尿毒症综合征、败血症、肿瘤等,表现为进行性贫血,贫血程度与出血量不成比例,偶见皮肤、巩膜黄染。血涂片形态学检查、网织红细胞检查、骨髓检查等可以明确诊断。

3. 特发性炎性肌病　是一组异质性的自身炎症性肌病,其共同特征是慢性肌肉炎症、皮疹、内脏器官损伤。分为以下 5 种亚型:皮肌炎、多发性肌炎、包涵体肌炎、重叠性肌炎和免疫介导的坏死性肌病。临床表现为:对称性四肢近端无力;实验室检查血清肌酶水平增高,特别是肌酸激酶增高显著;肌电图示炎症性肌病改变;肌活检异常;皮肤特征性表现。依据临床表现与实验室检查可明确诊断。

4. 抗合成酶抗体综合征　是一种慢性自身免疫病,是特发性肌病中的一种特殊类型,以血清中抗氨酰 tRNA(ARS)抗体阳性为特征,临床常表现为肌炎、间质性肺疾病、发热、关节炎、技工手、雷诺现象等。诊断标准为血清抗合成酶抗体阳性,至少具备 1 项以上临床表现。

结合该患者肺部影像学以及核酸检测阳性,新型冠状病毒肺炎诊断明确。但患者于 11 月 8 日出现全身肌肉疼痛明显加重,拒绝触碰,活动受限明显,同时表现为下肢皮肤色素沉着,四肢肌力 2 级,较入院时明显下降。患者肌痛症状随胸部感染症状加重而加重,且核酸结果持续 20 日 Ct 值仍小于 20,新疆的新冠病毒感染患者具有全身酸痛的共同特征,在感染的前 5 日,以项背部肌肉僵硬酸痛为特征,但经过 3～7 日治疗后症状会逐渐减轻或消失,但该例患者全身疼痛症状逐渐加重,结合实验室检查结果:淋巴细胞数量低,RO - 52 阳性,肌酸激酶水平偏高,因此考虑可能为新冠病毒感染导致自身免疫性肌炎。从患者临床症状需要明确是否为新冠病毒感染后有诱发的以下疾病:巨噬细胞活化综合征、微血管病的溶血性贫血、特发性炎性肌病、抗合成酶抗体综合征。进一步完善血涂片、肌肉核磁以指导后续进一步治疗。

(二) 中医鉴别诊断

1. 风温　风温初期表现为发热恶寒、咳嗽、胸痛、气急等,病邪在气分,多在 1 周内可痊愈,若失治误治,症状加重,仍发热、咳吐浊痰者,可考虑为肺痈。

2. 痿证　痿证表现为肢体力弱,筋脉弛缓,软弱无力,不能随意运动为主要表现,主要由于外感湿热毒邪,内伤情志,饮食劳倦,先天不足等原因导致五脏受损,精津不足,气血亏耗,肌肉筋脉失养而发为痿证。

七、治疗方案(第二阶段)

(一) 西医治疗

(1) 俯卧位。

(2) 面罩吸氧。

(3) 免疫治疗:注射用胸腺法新 1.6 mg 皮下注射,隔 3 日 1 次;注射用人血丙种球蛋白 10 g 静脉滴注,每日 1 次,连续使用 7 日。

(4) 抗感染治疗:0.9%氯化钠注射液 100 ml＋注射用头孢曲松钠 2 g 静脉滴注,每 12 h 1 次。

(5) 抗炎治疗:5%葡萄糖注射液 100 ml＋注射用甲泼尼龙 80 mg 静脉滴注,每日 1 次(因患者出现消化道出血,故停用,并禁食水)。

(6) 抑酸护胃治疗:注射用艾司奥美拉唑钠 40 mg 静脉滴注,每 12 h 1 次。

(二) 中医治疗

因患者入科后出现消化道出血,故暂未予口服中药。

八、患者目前情况及诊疗难点

(一) 患者目前情况

经过保护胃黏膜、抗感染、调节免疫、激素冲击等治疗后,热势较前下降,体温波动于 37.5℃左右;全身疼痛较前明显减轻,四肢关节浮肿明显减轻,目前肌力 3 级;感染指标较前下降,肝肾功能较前好转;复查胸部 CT,较前好转;消化道自 11 月 13 日至今出血停止 7 日。舌质暗红,苔黄腻(图 3 - 9 - 1B),脉滑数。

(二) 诊疗难点

(1) 患者以发热伴咳嗽为主要症状入院,经过治疗后核酸仍持续为阳性,胸部症状持续进展。与此同时,患者出现全身疼痛加重,痛不可触,RO - 52 阳性,肌酸激酶水平升高。因此在诊断过程中,需要明确患者出现肌痛的原因。新冠病毒感染后导致的免疫功能失调可能是患者出现肌痛加重的最主要原因,因此本病例需要明确患者出现肌痛,是否是由于病毒感染诱导的巨噬细胞活化综合征、微血管病的溶血性贫血、特发性炎性肌病、抗合成酶抗体综合征。故明确自身免疫疾病类型是本病诊断的难点。

(2) 患者神志清,精神欠振,发热,咳嗽,咳少量黄白色黏痰,不易咳出,喉间哮鸣,全身乏力,肌肉关节疼痛,不欲饮食,小便短赤,大便艰涩不畅。舌质暗红,苔黄腻,辨证为疫毒闭肺证,治以解毒清热,益气养阴。但该患者上消化道出血,因此前期治疗未予中药口服。目前患者上消化道出血已停止 7 日,应及早配合中医治疗,避免药物刺激造成的消化道再次出血是四诊合参辨证施治的重点与难点。

九、疑难病例讨论(2022 年 11 月 24 日)

张烜(北京医院):该老年患者淋巴细胞数量低,免疫功能不足对病毒清除能力降低,新冠病毒的核酸检测持续阳性,该诊断明确。继而出现的神经系统症状,不排除病毒感染诱发的巨噬细胞活化综合征或者微血管病的溶血性贫血,建议补查血涂片。RO - 52 升高,伴有肌炎症状,可能是新冠病毒诱发的自身免疫反应。从西医角度,雷公藤对典型的肌炎有一定的效果,建议继续使用 5～7 日丙种球蛋白和雷公藤。

笪宇威(首都医科大学宣武医院):从神经科角度解读该病例,该患者整个的病程可分为两个阶段,第一阶段是 10 月 30 日至 11 月 8 日,病情逐渐加重。第二阶段从 11 月 8 日到 11 月 18 日,患者病情逐渐缓解。该患者出现多系统的损伤,包括呼吸系统、心血管系统、肝功能、肾功能、骨骼肌均受累。骨骼肌受累相对突出。建议补查血涂片。患者 RO - 52 阳性,肌酸激酶略升高,结合病史,考虑为新冠病毒感染之后引起的以骨骼肌损伤为主要表现的多系统损害。经过一轮的丙种球蛋白和激素的冲击治疗,肌痛缓解不明显,相比于单纯的感染性疾病,更倾向于感染继发的免疫相关疾病。建议完善肌肉的核磁,明确是否有肌肉和皮下组织的水肿。治疗方案可以继续间断、半量使用丙种球蛋白。

宋珏娴(首都医科大学宣武医院):中西医结合治疗在消化道出血方面具有优势。中药三七和白及是中西医结合治疗消化道出血的要药。在消化道出血时以三七和白及粉合用以米汤送服可快速止血。在肌肉疼痛方面,可以加用活血祛湿止痛类中药。

肖蕾(新疆维吾尔自治区中医医院):根据患者胃镜检查结果,不能完全排除肿瘤的可能性,患者出现自身免疫性肌炎的临床表现,考虑副瘤综合征。

舒占钧(新疆维吾尔自治区中医医院):结合患者临床表现及目前的相关检查结果,考虑肌痛是病毒引发的自身免疫系统应激反应的临床表现。从该患者初始的高热、寒战,并伴有肌肉疼痛等表现来看,符合太阳病葛根汤证。结合本轮患者后期常伴有余邪未尽、气阴两伤的表现,考虑可在葛根汤的基础上加服芍药甘草汤,或大补阴丸,或增液汤。

李风森(新疆医科大学附属中医医院):该患者不排除是由病毒感染引起的免疫性疾病。建议完善血涂片和肌肉核磁检查。本轮新疆的新冠病毒感染患者具有全身酸痛的共同特征,尤其是感染后前 5 日,以腰背酸痛及项背部肌肉僵硬疼痛最为明显,经过 3~7 日治疗后逐渐消失。该患者持续高热,RO-52 阳性,肌酸激酶一过性升高并伴有消化道出血。应考虑副肿瘤综合征。采用整体辨证,中西结合系统治疗将对患者愈后带来收益。

仝小林(中国中医科学院广安门医院):新冠病毒感染以湿为特点,湿性黏腻,重浊,故吴又可总结邪伏于膜原。膜原在膈肌的上下,所以吴又可总结这个病,还有"九传"。"九传"指邪伏于膜原,初始未深入,此时出表可以但表不里,可以出于阳明也可以出于少阳、太阳。因此三消饮在达原饮基础上加羌活治疗太阳,加葛根治疗阳明,加柴胡治疗少阳。发于某经变为某经之证,这是湿邪的一个特点。某经虚弱,就发于某经。至虚之处即客邪之所。此次新冠病毒感染,核心病机为邪伏膜原,方用散寒化湿颗粒。其核心方药是达原饮,以槟榔、厚朴和草果为主药,使邪刚入膜原的时候即出表,故要尽可能早治。新型冠状病毒辨证的基本规律是郁、闭、脱、虚。该患者是老年,其特点是肝肾不足,加之反复持续的高热,导致气营两燔,热入营分,从舌体已近于舌卷萎缩可判断,已至肝肾气阴大伤。邪出于膜原,湿热痰瘀导致疫毒闭肺,热入血分,而致喘脱,终至肝肾之阴大伤。且该患者除病毒感染外还合并有细菌感染,进而引起免疫炎症,出现肌痛这种神经肌肉损害。综上,该病例首先要清营分,益气养阴,兼解毒。以益气养阴、凉血解毒通络为法,以犀角地黄汤加四妙勇安汤为底方加减。后期针对肾功能损伤的问题,可加用黄芪和水蛭粉。

十、随诊记录

> **2022 年 11 月 22 日**

根据上述讨论结果,西医持续原方案,中医治疗以益气养阴、凉血解毒通络为治法,具体方药如下:

生　地 30 g	赤　芍 30 g	水牛角粉 3 g	西洋参 30 g
北沙参 30 g	玄　参 20 g	金银花 30 g	生甘草 15 g
当　归 15 g	忍冬藤 15 g	络石藤 15 g	穿山龙 60 g
茵　陈 45 g	五味子 30 g		

5 剂,水煎,每日 1 剂,早晚分服(11 月 22 日至 11 月 29 日中途因误吸导致呼吸道症状反复,停药 2 日)。

➢ **2022 年 11 月 29 日**

精神较前好转,烦躁减轻,肌痛肌力逐步持续好转,可半卧位活动,全身疼痛稍有减轻,胃口稍好。咳嗽、咳痰、乏力、小便短赤诸症均好转,11 月 27 日胸片提示双肺渗出消失,胸腔积液消失。血常规未见异常(炎症指标正常),肝功能正常:谷丙转氨酶 46 U/L,谷草转氨酶 29.67 U/L;肾功能好转:尿素氮 15.4 mmol/L,肌酐 88.4 μmol/L;凝血:活化部分凝血活酶时间 35 s,凝血酶原时间 88%,D-二聚体 6.93 μg/ml;肌钙蛋白正常 0.098 ng/ml,肌酸肌酶 223.70 U/L;便隐血阳性,胃液潜血阳性(+);肌酸激酶正常。因核酸于 15 日持续阴性,患者要求出院,于 29 日准予出院。

十一、病情转归

患者病情持续改善,连续 2 日新冠核酸检测均阴性,各项化验指标正常,符合国家卫生健康委员会《新型冠状病毒肺炎诊疗方案(试行第九版)》转院进一步隔离康复治疗,2022 年 11 月 29 日出院。

十二、按语

老翁素嗜酒,素有胃肠疾患。两日前高热、咳嗽而就医,诊为感染新冠疫毒,症见神志清,精神欠振,高热,咳嗽,少量黄白色黏痰,不易咳出,喉间哮鸣,甚为乏力,肌肉关节疼痛,不欲饮食,小便短赤,大便两日未行,舌质暗红,苔黄腻,脉滑数。辨为热入营血、气阴两伤,治以益气养阴、凉血解毒通络为法,予犀角地黄汤加四妙勇安汤加减。服 5 剂后肌炎大减,病愈出院。

本案患者 86 岁,高龄男性,近 2 月发生严重的消化道出血,复又感染新型冠状病毒肺炎后出现高热、咳嗽而就医。在治疗过程中,该患者核酸持续阳性 20 余日,且肺部影像学为进展状态,同时伴发严重的四肢肌肉疼痛与肌力下降。该患者入院胸部 CT 可见小叶间隔增厚,符合肺间质病变影像学特征,但暂不能除外心功能不全和胃食管肿瘤淋巴道转移等病因;伴有下肢色素沉着,依据临床表现 Gottron 疹可能性大,心脏超声示:左室心肌略厚。结合以上证据,暂不能除外特发性炎性肌病(IIM)导致的皮肤、肺、心脏多系统受累,然而缺乏皮疹、四肢近端肌无力、吞咽困难等典型临床表现,以及肌酶、肌炎抗体谱、肌

MRI、肌活检等相关检查以诊断 IIM。经治疗，患者呼吸道症状逐步减轻，但肌痛症状逐渐加重，出现外周肌力下降，肌酶一过性增高，肌炎抗体谱提示抗 Ro52 抗体（＋＋）[ANA 阴性（1∶100）、抗 Ro52 抗体不具有疾病特异性]，经一次大剂量激素治疗，患者肌痛症状缓解，炎症指标下降，提示该疾病具有很强的炎症反应特点。但是单纯依据抗 Ro52 抗体阳性做出诊断是缺乏临床依据的。目前研究发现新冠病毒感染重症患者有自身免疫特征，可能会表现为一种或多种自身抗体阳性。但也有研究认为丙种球蛋白（IVIG）可能衍生 Ro52、Ro60 和 La 自身抗体阳性，结合本案患者高龄、基础病相对不明确，不能排除抗 Ro52 抗体假阳性可能。因此，进一步完善血涂片、肌肉核磁、肌炎抗体谱、肌活检等相关检查对辅助临床诊断具有重要意义。

　　本案患者在新冠病毒感染的病程中出现了肌炎相关性自身抗体阳性，提示新冠病毒感染后的炎症反应可能会导致自身免疫性疾病的发生。在临床遇到此类严重肌痛伴肌力下降或伴肌酶明显增高的新冠病毒感染患者，尤其是重症患者，要警惕继发性肌炎、横纹肌溶解等严重并发症，可通过 ANA 抗体谱和肌炎抗体谱检测筛查。同时有必要使用多种方法来描述和评估新冠病毒感染康复患者的自身抗体，以避免将这些自身抗体误解为自身免疫性疾病的诊断标志物。

　　该患者的康复获益于早期氧疗支持、俯卧位通气、及时抗感染、营养支持、免疫调节剂和中医药治疗。多种严重并发症的影响下，该患者未能接受抗病毒、抗凝、免疫抑制剂等治疗。在此复杂情况下，中医药发挥了辨证论治的优势，该患者年老体虚，肝肾不足，加之壮热不止，证属气营两燔，热入营分。当以清营解毒、益气养阴为治法。新冠病毒感染总属邪伏膜原，可出表，也可出于阳明、少阳、太阳。但本案疫毒闭肺，邪已入营，致肝肾之阴大伤。故而以犀角地黄汤合用四妙勇安汤，共奏益气养阴、凉血解毒通络之效。

参考文献

[1] Bottai M, Tjärnlund A, Santoni G, et al. EULAR/ACR classification criteria for adult and juvenile idiopathic inflammatory myopathies and their major subgroups: a methodology report [J]. RMD Open, 2017, 3(2): e000507.

[2] Sarwar A, Dydyk AM, Jatwani S. Polymyositis[M]. StatPearls: StatPearls Publishing, 2023.

[3] Strauss KW, Gonzalez-Buritica H, Khamashta MA, et al. Polymyositis-dermatomyositis: a clinical review[J]. Postgrad Med J, 1989, 65(765): 437-43.

[4] 何黎黎，龚普阳，封玥，等. 中药在抗新型冠状病毒肺炎(COVID-19)引起的细胞因子风暴中的应用分析[J]. 中草药,2020,51(6): 1375-1385.

新冠病毒感染作为世界卫生组织认定的全球突发卫生事件,仍肆虐全球。其临床症状包括发热、咳嗽、咽痛、呼吸困难、乏力倦怠、纳差和胃肠道不适等[1]。人群普遍易感,老年人或有慢性基础疾病者容易进一步发展为重症肺炎、急性呼吸窘迫综合征甚至多器官衰竭[2,3]。获得性免疫缺陷综合征(acquired immunodeficiency syndrome, AIDS)是因人类免疫缺陷病毒(human immunodeficiency virus,HIV)感染所导致的严重传染性疾病。肺孢子菌肺炎(pneumocystis carinii pneumonia, PCP),习称卡氏肺孢菌肺炎,是由寄生在肺泡内的卡氏肺孢菌感染引起的非典型性肺炎,是 AIDS 患者最常见的威胁生命的机会性感染。机体免疫功能正常的人群感染卡氏肺孢菌后通常成为病原菌的携带者和传播者,发病者罕见。当机体免疫屏障被破坏时,PCP 发病率高达 $70\% \sim 80\%$[4]。感染后多以亚急性进行性呼吸困难起病,伴干咳或少量痰,$2 \sim 3$ 个月后可发展为重症肺炎,如不积极治疗,最终会因呼吸衰竭而死亡。当 AIDS 患者出现 PCP 合并新冠病毒感染时,发热、咳嗽和呼吸困难等症状相似,其肺部影像学表现常常难以区分,因相关案例报道较少,缺乏有效治疗经验,临床上常被误诊误治。本案例是国家新冠中医医疗救治专家组参与救治的 1 例 PCP 合并危重型新冠病毒感染的 AIDS 患者,现将其病程进展及讨论意见进行整理,期望为临床诊治此类患者提供借鉴思路。

一、病例概述

吴某,男,44 岁。

入院时间:2022 年 11 月 8 日。

主诉:咳嗽、咳痰、胸闷 2 月,加重伴头晕 3 日。

现病史:患者自诉 2 月前出现咳嗽少痰,痰黏,胸闷气短,逐渐加重,未及时就医。3 日前因如厕时突感胸闷气憋加重伴头晕,摔倒于地。2022 年 11 月 5 日急送当地某医院 ICU 住院治疗,胸部 CT 示:双上肺多发肺大疱,双肺弥漫性磨玻璃样改变并渗出(图 3-10-1),初步诊断为间质性肺炎、重症肺炎,具体治疗不详,因病情未见明显好转,于 11 月 7 日由 120 救护车转至某三级医院。完善检查提示:HIV 抗体初筛阳性,新冠病毒核酸阳性。遂于 2022 年 11 月 8 日转入新冠病毒感染定点医院接受治疗。刻下症见:神志清,精神差,睡眠、食欲欠佳,气憋,咳嗽少痰,痰黏不易咳出,纳差,腹泻 1 次呈黄绿色,小便色深黄。口腔黏膜可见大量白斑,舌质红,苔黄厚腻,舌体有裂纹(图 3 - 10 - 1),脉象弱滑数。

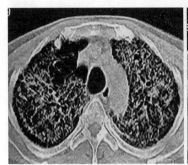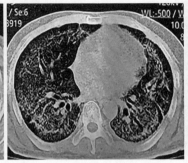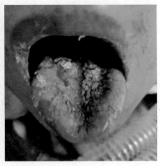

图 3 - 10 - 1　患者胸部 CT(2022 年 11 月 5 日)及舌象(2022 年 11 月 8 日)

既往史:无手术外伤史,否认药物、食物过敏史。

个人史:曾有不洁性生活史,但未行 HIV 相关检测。

流行病学史:患者处于新冠病毒感染风险区,已接种新冠疫苗 3 针。

体格检查:体温 36.7℃,呼吸 19 次/分,脉搏 107 次/分,血压 115/92 mmHg。

专科检查:查体合作,胸廓正常无畸形,肋间隙正常,双肺呼吸音粗。余查体未见明显异常。无创呼吸机辅助通气治疗,指尖氧饱和度 99%(吸氧浓度 100%)。

实验室检查:(2022 年 11 月 8 日)血常规:血红蛋白 121 g/L,血小板 368×10⁹/L↑,白细胞计数 10.39×10⁹/L↑,中性粒细胞计数 9.77×10⁹/L↑,淋巴细胞计数 0.41×10⁹/L↓,嗜酸性粒细胞计数 0↓,中性细胞比率 94.10%↑。C 反应蛋白:31.62 mg/L↑;降钙素原 0.20 ng/ml;白介素-6 45.00 pg/ml。红细胞沉降率:33.00 mm/h↑。肝功能:谷丙转氨酶、谷草转氨酶、总胆红素、间接胆红素、球蛋白均在正常范围内,直接胆红素 9.14 μmol/L↑,γ 谷氨酰转肽酶 94.54 U/L↑,白蛋白 30.00 g/L↓,白球比 1.13↓,前白蛋白 135.00 mg/L↓。肾功能:肌酐、尿酸均在正常范围内,尿素 16.67 mmol/L↑。空腹血糖:6.22 mmol/L↑。心肌酶谱:乳酸脱氢酶 498.23 U/L↑,肌红蛋白 318.6 ng/ml;B 型利钠肽 71.50 pg/ml;电解质:钾 4.78 mmol/L,钠 147.00 mmol/L↑,氯 108.00 mmol/L↑,钙 1.97 mmol/L↓。凝血:活化部分凝血酶时间 20.90 s↓,纤维蛋白原含量 5.30 g/L↑,D-二聚体 2.79 mg/L↑,抗凝血酶Ⅲ 123.30%↑。人类免疫缺陷病毒抗体 223.48↑。G 试验 124.04 pg/ml。乙肝、丙肝、梅毒检测均为阴性。动脉血气分析提示失代偿性呼吸性碱中毒。肺部痰涂片检查未发现抗酸杆菌。

辅助检查。(2022 年 11 月 8 日)心电图:窦性心动过速,完全性右束支传导阻滞,部分导联 T 波倒置。心脏彩超:主动脉硬化并主动脉瓣关闭不全(轻度)。腹部彩超:肝实质回声增粗,慢性胆囊炎并胆泥形成。(2022 年 11 月 9 日)胸部 CT:双肺弥漫性间质性改变并渗出、部分实变,考虑合并新冠病毒感染所致,双肺多发肺大疱(图 3 - 10 - 2)。

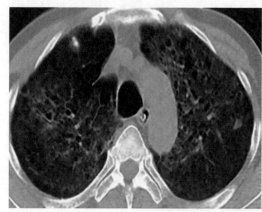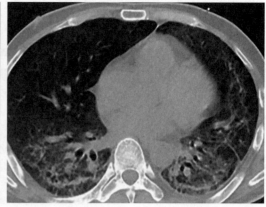

图 3-10-2　胸部 CT(2022 年 11 月 9 日)

二、入院诊断

1. 中医诊断　寒湿疫(疫毒闭肺证)。

2. 西医诊断　① 新冠病毒感染(危重型);② 获得性免疫缺陷综合征 AIDS/人类免疫缺陷病毒(HIV)病[待排];③ 肺孢子菌肺炎(PCP)[待排];④ 呼吸衰竭;⑤ 心功能不全(NYHA 分级:Ⅲ~Ⅳ级);⑥ 低蛋白血症;⑦ 低钙血症。

三、诊断依据与鉴别诊断

患者以咳嗽、咳痰、胸闷 2 月,加重伴头晕 3 日为主诉入院,胸部 CT 示:双上肺多发肺大疱,双肺弥漫性磨玻璃样改变并渗出,新冠病毒核酸阳性,HIV 抗体初筛阳性。

(一) 西医鉴别诊断

1. 社区获得性肺炎　其常见病原体有肺炎链球菌、流感嗜血杆菌、克雷白杆菌、金黄色葡萄球菌、卡他莫拉菌、军团菌、结核分枝杆菌感染等,结合临床症状,同时辅以病原学为主的实验室检查可支持临床明确诊断。

2. 真菌感染性肺炎　多见于免疫功能低下的人群,或者是由于长期使用抗生素导致的局部菌群失调,包括念珠菌、隐球菌、毛霉菌、曲霉菌等感染的肺炎,通常痰液真菌检查和血液抗体检查可确定诊断。

3. 其他病毒性肺炎　包括流感病毒肺炎、腺病毒肺炎、巨细胞病毒性肺炎、SRAS 病毒肺炎、MERS 病毒肺炎等,需要结合流行病学史和病毒相关检测以指导临床诊断。

该患者 2022 年 11 月 5 日胸部 CT 表现为两肺弥漫性渗出,从影像学表现需要与社区获得性肺炎、真菌感染性肺炎以及其他病毒性肺炎相鉴别。患者实验室检查未查到社区获得性病原体的证据,无其他病毒性肺炎的流行病学史,且实验室检查不支持除新型冠状病毒以外其他病毒感染。对于真菌感染,一般需要宿主因素,严重免疫功能低下者是真菌感染的好发人群。该患者目前疑似 AIDS,且既往并无任何相关治疗,此次并发 PCP 也提示 AIDS 进展,有免疫功能低下的宿主因素,可完善 $CD4^+T$ 淋巴细胞计数、HIV 病毒载量及 HIV 确认试验检测以明确病情程度。所以该患者有真菌感染的条件,很有可能因 HIV 病毒感染后免疫系统受损进而出现播散性感染。该患者查 G 试验结果升高,也提示要关注是否合并真菌感染,同时可完善 GM 实验、隐球菌抗原检测、痰液病原学检测,以指导后续进一步治疗。

患者既往有不洁性生活史,11 月 7 日初筛 HIV 抗体阳性,11 月 8 日二次复查阳性,胸部 CT 符合 PCP 影像表现,高度疑似诊断为 AIDS 合并 PCP。同时患者有咳嗽、气短的临床表现,新冠病毒核酸阳性,胸部 CT 双肺弥漫性间质性改变并渗出,后续胸部 CT 有进展,部分实变,结合实验室血气分析,可以明确新冠病毒感染(危重型)诊断。

(二) 中医鉴别诊断

1. 风温　风温初期表现为发热恶寒、咳嗽、胸痛、气急等,病邪在气分,多在 1 周内可痊愈,若失治误治,症状加重,仍发热,咳吐浊痰者,可考虑为肺痈。

2. 肺痿　病程较长而发展缓慢,患者素体虚弱,形体瘦削,咳唾痰沫,患有肺系疾病日久,失治误治,迁延不愈,可最终转化为肺痿。

3. 肺痨　肺痨是由于痨虫入侵所致的传染性慢性虚弱性疾病,有咳嗽、咯血、潮热、盗汗、身体逐渐消瘦等明显全身性表现。

与普通肺部疾病相比,新冠病毒感染具有传染性和流行性,结合患者症状、体征,中医诊断为寒湿疫,证属疫毒闭肺。

四、治疗方案

(一) 西医治疗

(1) 俯卧位通气治疗(11 月 8 日)。

(2) 无创呼吸机辅助通气 PSV 模式(氧浓度 50％,呼气末正压 5 cmH_2O)。

(3) 抗新冠病毒感染治疗:Paxlovid(奈玛特韦 300 mg/利托那韦 100 mg),每 12 h 1 次,口服。

(4) 抗 PCP 治疗:复方磺胺甲噁唑每片 0.48 g,3 片,每 8 h 1 次,口服;0.9％氯化钠注射液 100 ml＋克林霉素 0.6 g,每 8 h 1 次,静脉滴注;5％葡萄糖注射液 100 ml＋甲泼尼龙 40 mg,每 12 h 1 次,静脉滴注。

(5) 抑酸治疗:注射用艾司奥美拉唑钠 40 mg,每日 1 次。

（6）补充钙剂：碳酸钙/维生素 D_3 片 600 mg，每日 1 次，口服。

（7）肠内营养支持治疗。

（二）中医治疗

患者神志清，精神差，体温 36.5℃，气短，咳嗽少痰，痰黏不易咳出，纳差，便秘，8 日腹泻 1 次呈黄绿色，小便色深黄，舌质红，苔黄厚腻，舌体有裂纹（图 3-10-1），脉象弱滑数。辨证为疫毒闭肺，治以宣肺解毒、通腑泄热，予麻杏石甘汤、宣白承气汤和小陷胸汤加减。方药如下：

蜜麻黄 8 g	生石膏 30 g	燀苦杏仁 15 g	生甘草 10 g
全瓜蒌 30 g	生大黄 10 g	黄连片 15 g	法半夏 10 g
薏苡仁 30 g	赤 芍 30 g	生地黄 30 g	牡丹皮 15 g

3 剂，水煎，每日 1 剂，早晚分服（11 月 9 日至 11 月 12 日）。

辨证组方分析：患者反复咳嗽、咳痰伴胸闷 2 月，又感疫毒之邪，导致肺失宣肃，气机升降失调，故咳嗽、咳痰、气短。疫毒入肺，郁而化热，热伤肺络，故痰少而黏，不易咳出。热灼津液，故见小便深黄，舌红，舌有裂纹。故辨证为疫毒闭肺。治疗当宣肺解毒，通腑泄热。方中生石膏、大黄、杏仁、瓜蒌皮四药合用清热化痰，通腑泄热，生地黄、赤芍、牡丹皮三药合用，清热凉血、养阴生津，配以黄连增强清热泻火之功效；薏苡仁健脾化湿；杏仁降气止咳，麻黄、杏仁一升一降，调畅气机；半夏、瓜蒌二药共奏宽胸化痰之功。

通过观察患者舌象及口腔，考虑口腔真菌感染不排除，11 月 10 日口腔痰涂片真菌检查显示阳性，标本结果为白色念珠菌。11 月 11 日予抗真菌治疗：伏立康唑片每片0.05 g，首日 4 片，口服，每 12 h 1 次；后改为 2 片，口服，每 12 h 1 次，至 11 月 24 日停止。

五、诊疗难点

（1）患者咳嗽咳痰气短 2 月余，此次病情加重正值疫情期间，患者新冠病毒核酸阳性，在鉴别诊断过程中发现 HIV 抗体阳性，结合胸部 CT 示双肺弥漫性间质性改变并渗出、部分实变，虽高度疑似诊断为 PCP，但还需与病毒性肺炎、社区获得性肺炎、真菌感染肺炎等相鉴别，与此同时还需要兼顾 AIDS 治疗，故鉴别诊断是此次诊疗难点。

（2）患者精神差、乏力、倦怠，小便色黄，颜色较深，大便稀，呈黄绿色。舌体有裂纹，脉象弱滑数，舌质红，苔黄厚腻。辨证为疫毒闭肺。治以宣肺解毒、通腑泄热，已给予麻杏石甘汤、宣白承气汤和小陷胸汤加减治疗，病情稍有好转，但患者仍精神差，面色白，两颧潮红，舌质红苔薄白，需要四诊合参行中医二诊辨证论治。

六、疑难病例讨论(2022 年 11 月 11 日)

弋中涛(新疆医科大学第八附属医院)：经过 8～11 日的西医对症治疗以及 9～11 日的中医辨证治疗，患者精神状态稍有好转，食欲好转。通过无创呼吸机辅助通气，患者气憋缓解，呼吸机的氧浓度持续下调，且氧饱和度未下降。患者整体情况较入院时得到改善，中西医治疗方案同前。

齐文升(中国中医科学院广安门医院)：选择此例患者进行讨论的目的在于，他既有 AIDS 的 PCP 表现，又有新冠病毒感染的肺部弥漫性渗出，同时免疫功能很差，此类患者应该如何优化治疗方案？ 根据我们 2020 年在武汉市金银潭医院以及喀什、伊犁治疗过的几例 AIDS 合并新冠病毒感染患者的经验来看，此患者比较难治愈。

程金波(陆军军医大学第二附属医院)：此患者淋巴细胞计数非常低，结合 HIV 抗体阳性及 CT 影像弥漫性渗出较明显，考虑诊断 PCP。该患目前西医治疗做得很好。我作为肾病科大夫，碰到的很多 PCP 患者，是在大量使用免疫制剂且未做磺胺预防的情况下出现的，大部分患者经过预防性的抗 PCP 治疗后效果很好。PCP 患者治疗初期使用复方磺胺甲噁唑片，如果一般情况不好，需加用米卡芬净或卡泊芬净，对 PCP 有效果，同时对治疗白色念珠菌感染也有一定好处。下一步建议完善免疫球蛋白七项检查，如果有低丙种球蛋白血症，要考虑体液免疫功能受到严重抑制；同时查 T 淋巴细胞计数，比如 $CD4^+T$ 淋巴细胞、$CD8^+T$ 淋巴细胞，如果这些指标很低，则意味着细胞免疫功能也严重低下。中药方面，目前该患者眼神委顿，整体以虚为主，气脱明显，下一步治疗建议大补肺气，重用黄芪、参类，同时重用葶苈子、冬瓜子等利湿药，强化减少肺部渗出的力量。注意患者预后，宜加丹参、地龙、丝瓜络，解除郁闭。

方继良(中国中医科学院广安门医院)：这位患者 11 月 5 日的胸部 CT，肺下部有囊泡，肺部有纤维化、多发蜂窝状及磨玻璃样改变，不完全像新冠病毒感染以胸膜边缘为主的磨玻璃样渗出，所以考虑诊断 PCP。再看 11 月 9 日的胸部 CT，表现为少量实变，代表合并有新冠病毒感染，整体上看，相对 11 月 5 日有加重。

孙士鹏(中国中医科学院广安门医院)：新冠病毒感染预警有一定启示作用的 3 个方面：① 嗜酸性粒细胞数是 0，一般提示病毒感染，但我临床中遇到新冠病毒感染患者嗜酸性粒细胞为 0 的情况不多，或者是与 HIV 感染有关？ 这可能有一点警示意义。② 白蛋白、总蛋白、前白蛋白和胆碱酯酶等都是肝脏分泌，患者白蛋白偏低，提示肝脏合成功能严重受损，而白蛋白作为营养指标，和体内多种激素、酶、离子结合，白蛋白下降提示营分受损已经比较严重。③ 凝血方面，患者活化部分凝血酶时间缩短、纤维蛋白原含量增高、抗凝血酶Ⅲ升高，这可能提示在血栓前状态或者已经开始血栓。而且 D -二聚体升高，说明纤维蛋白溶解已经启动，但纤维蛋白原降解产物(FDP)竟低于 D -二聚体，通常 FDP 要高于 D -二聚体，因为 FDP 包括 D -二聚体，D -二聚体比 FDP 高一般提示 FDP 假性降低或

D-二聚体假性增高。综合来看该患 D-二聚体真增高的可能性大,血栓可能性较高。但需注意的是,D-二聚体的检测,影响因素较多,如血液中有凝块、适应性抗体和类风湿因子等。

舒占钧(新疆医科大学附属中医医院):患者在症状上表现为进行性呼吸困难、干咳无痰,在胸部 CT 表现为磨玻璃样改变,这非常符合 PCP 的典型表现。抛开新冠病毒感染,对单独 AIDS 的患者来说,如果有了 PCP 就证明已经进入艾滋病发病期,$CD4^+ T$ 淋巴细胞肯定要低于 200 个/μl(2022 年 11 月 25 日化验结果为 85 个/μl)。这位患者白蛋白比较低,白细胞、红细胞、血小板是正常或升高的,如果出现三系的减少,那么 $CD4^+ T$ 淋巴细胞可能就会到 50 个/μl 甚至更低的水平。在 PCP 的治疗过程中,约 80% 患者的效果会非常好,但确实有 10%～20% 的患者,因为进行性呼吸困难,需要上无创呼吸机,发展到上有创呼吸机,最后死亡。如果治疗效果不是特别理想,要考虑到合并其他疾病,包括真菌感染、结核,以及少见的像巨细胞病毒等,但这个患者整体看起来预后会不错。

PCP 患者复方磺胺甲噁唑片的用量和体重直接相关,如果体重在 60 kg 以下,一般 1 次 3 片,每日 3 次,如果 60～80 kg,一般 1 次 3 片,每日 4 次,从患者的营养状况看,他的体重应该不高,所以考虑复方磺胺甲噁唑片 1 次 3 片,每日 3 次是合适的。

激素的大量使用,会有热化和寒化的表现。热化主要表现为阴伤,所以到后期可能会用到增液汤、天王补心丹这类方子。再往后,可能会有阳虚的表现,可以用黄芪、红参、附子这类中药。

郝浩(山东省中医院):PCP 的诊断和治疗是一个标准化过程,这位患者的临床表现、影像学、原发病以及乳酸脱氢酶的升高,都支持诊断为 PCP。但是否可以采取一些能够明确诊断的方法,如六甲基四胺银染色、NGS 基因测序。如果条件达不到,还可以做 G 实验或 GM 实验,尤其是 G 实验,对于 PCP 的诊断有一定辅助意义,如果 G 实验结果升高,还要做 GM 实验排除一下曲霉性肺炎。

其次是呼吸支持方面,从患者 11 月 9 日的胸部 CT 可以看到肺大疱,而患者并没有能够引起肺大疱的相关病史。如果是因为此次病毒感染导致肺大疱,可能提示患者有自主吸气以及呼吸机的支持压力偏高,这样的话患者极容易发生气胸。呼吸机压力的设定要看是不是有呼吸窘迫,不能光看呼吸参数。以我们的经验,PCP 患者对氧浓度的需求会很高,而对压力的需求可能不会那么高,尤其是在早期。

邓德强(乌鲁木齐市中医医院):患者原本有 AIDS 合并 PCP,新冠病毒感染作为诱因,加重了病情,相当于是两种疫毒合病。再看舌脉,患者 11 月 9 日脉象弱滑数,舌苔厚,与积粉苔相似,所以是湿热并重,又加疫毒。整体来看是本虚标实。所以或可用达原饮温化,一方面对治疗新冠病毒感染有好处,另一方面可能对治疗艾滋病病毒感染也有好处。同时患者长时间胸闷气憋,本虚也非常厉害,可以适当应用黄芪、参类。

黄飞剑(北京东城区中医医院):根据患者舌苔来看,我建议健脾胃、化脾胃之气,用培土生金的治法。患者舌质嫩红,苔黄,不干不燥,这是寒湿疫的表现。不过有其他基础疾病。首先应该健脾胃,比如用白术、山药、茯苓、大腹皮、香附、莱菔子等药物,胸闷气短可以用瓜蒌,我相信很快就会让舌苔变好。患者脾胃之气一活,精神就会好起来,这样对患者的恢复很有帮助。我听大家都注重于对症治疗,这是对的,但是普遍忽略一点——健脾胃。舌苔刚黄,用蒲公英、石斛、芦根等,甚至可以用生石膏,但要用白术、山药等化中焦之气的几味药固护脾胃。

仝小林(中国中医科学院广安门医院):我总结一下,患者 11 月 8 日凌晨入院,结合当时的舌苔、症状,病位在气分,但有入营的倾向,这个阶段叫气营两燔,气分表现很明显,舌质红,苔黄厚腐腻,而且是转燥的。很符合达原饮的转变,变成了什么呢? 变成了气营两燔。这时候的处方,我觉得开得很好,这两三天有效就说明处方很不错。对于接下来的治疗,刚才几位专家提到的可以加用黄芪,去补肺气、同时又有助于阳气的恢复;要考虑固护脾胃,"脾胃为气血生化之源";还有提到要考虑到患者的预后,防止病邪继续传变。这些意见我觉得提得都非常好,后面在治疗的时候可以考虑应用。西医方面,几位西医的专家都给出了诊断 PCP 的依据,所以目前看按 PCP 来治没有问题,尚需完善有关检验检查。AIDS 出现PCP 并发新冠病毒感染的患者比较少见,同时此患者发展为危重型,是非常具有代表性的案例,众位专家各抒己见,分享了很多宝贵经验和心得,也为后续的治疗提供了很多思路。

七、随诊记录

> **2022 年 11 月 12 日**

患者神志清,精神欠佳,体温 36.6℃,咳少量痰,乏力气短,口干渴,昨日及今日大便各 1 次,小便正常,舌质淡,色暗红,苔白腻(图 3 - 10 - 3A),脉细滑数。辨证为热入营血、气阴两虚夹湿。治以清热凉血、益气养阴、兼以祛湿,予竹叶石膏汤加减。方药如下:

| 牡丹皮 15 g | 赤　芍 30 g | 生地黄 30 g | 淡竹叶 10 g |

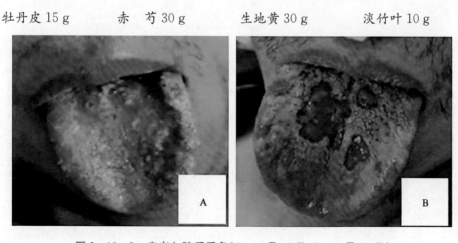

图 3 - 10 - 3　患者入院后舌象(A. 11 月 12 日;B. 11 月 21 日)

| 石　膏 30 g | 薏苡仁 30 g | 太子参 30 g | 法半夏 10 g |
| 麦　冬 15 g | 生甘草 10 g | | |

5 剂,水煎,每日 1 剂,早晚分服(11 月 13 日至 11 月 17 日)。

辨证组方分析:患者精神欠佳,乏力气短口干为气阴亏虚的表现,舌质淡为脾虚表现,色暗红为营分依然有热,苔白腻为脾湿表现,综上辨证为热入营血,气阴两虚夹湿。治以清热凉血、益气养阴、兼以祛湿。热入营血,《温热论》言:"入血就恐耗血动血,直需凉血散血,如生地、阿胶、赤芍等物。"故用牡丹皮、赤芍、生地清血分热,患者气阴亏虚,故合用竹叶石膏汤清热生津,用薏苡仁、太子参、法半夏等健脾祛湿化痰。

11 月 13 日胸部 CT 提示双肺炎症渗出较前片略有吸收(图 3 - 10 - 4A)。甲泼尼龙静脉滴注由 40 mg 改为 20 mg。今日无创呼吸机氧浓度已下调至 30%,改为高流量吸氧(流速 40 L/min,氧浓度 45%),中间间断无创呼吸机辅助通气帮助肺复张。

➢ **2022 年 11 月 18 日**

患者神志清,精神可,偶有发热,刻下体温 36.5℃,余症状较前好转,饮食睡眠可,二便正常,舌、脉同前。继续服用 12 日原方 3 剂。胸部 CT 提示双肺炎症渗出较前片明显吸收(图 3 - 10 - 4B)。甲泼尼龙 20 mg 静脉滴注改为泼尼松每日 20 mg 口服。

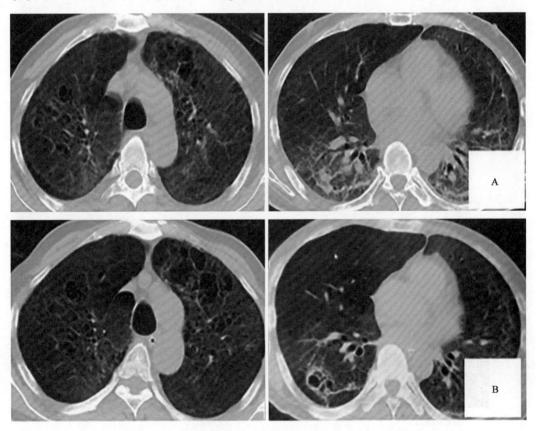

图 3 - 10 - 4　胸部 CT(A. 2022 年 11 月 13 日;B. 2022 年 11 月 18 日)

➤ 2022 年 11 月 21 日

患者神志清,精神可,肺部影像学已有明显吸收,体温 36.6℃,无咳痰,无心慌,自觉仍气短,鼻涕中带血丝,大便不干,日 1 次,晨起尿黄赤,舌痛,舌面有溃疡,舌质绛红,苔黄白厚腻(图 3 - 10 - 3B),脉象濡细数。辨证为气营两燔、气虚夹湿。治以清气凉血、活血益气化湿。予清瘟败毒饮加减。方药如下:

牡丹皮 30 g	赤　芍 60 g	生地黄 30 g	水牛角 30 g
石　膏 30 g	广藿香 15 g	防　风 10 g	栀　子 10 g
甘草片 15 g	升　麻 30 g	葛　根 15 g	生黄芪 30 g

5 剂,水煎,每日 1 剂,早晚分服(11 月 21 日至 11 月 25 日)。

辨证组方分析:患者尿黄赤,舌痛,舌面有溃疡,考虑气分热盛,舌质较前绛红明显,热入营血已深,苔黄白厚腻,脉象濡细数亦为气营有热夹湿的舌脉表现,辨证为气营两燔,气虚夹湿。治以清气凉血,活血益气化湿。以清瘟败毒饮化裁,重用赤芍 60 g 凉血祛瘀,配伍牡丹皮、生地黄、水牛角清热凉血;栀子、石膏、水牛角清热解毒;升麻、葛根辛凉疏表,清热透邪,配伍广藿香,芳香化湿;同时患者气短,用防风、生黄芪、甘草益气补虚,配伍赤芍则有益气活血之功,全方配伍共奏清气凉血、益气活血化湿之功。

2022 年 11 月 23 日查血细胞分析:白细胞计数 5.02×10^9/L,红细胞计数 3.32×10^{12}/L,血红蛋白 94 g/L,中性粒细胞比率 89.60%,淋巴细胞比率 7.40%。今日高流量吸氧氧浓度已调至 34%,改为鼻导管吸氧(面罩 5 L/min),鼻导管半日发现氧饱和度低于 95%,不稳定,再次予以高流量吸氧治疗(流速 35 L/min,氧浓度 36%)。

八、病情转归

患者病情持续改善,连续多日体温正常,11 月 24 日、11 月 25 日新冠病毒核酸检测均阴性,各项化验指标正常,符合国家卫生健康委员会《新型冠状病毒肺炎诊疗方案(试行第九版)》转院进一步隔离康复治疗,2022 年 11 月 25 日转黄码医院继续治疗。

九、按语

此病例为 AIDS 继发 PCP,未能及时发现和治疗,复又新冠病毒感染,使得咳嗽气喘明显加重而就医。

此类患者的诊断主要依赖胸部影像学(CT)的特征性改变,为诊断鉴别诊断提供思路,按图索骥,寻求诊断佐证,实验室 HIV 抗体及 $CD4^+$ T 淋巴细胞的检测提供了诊断依据,但条件所限不能寻找相关微生物。由于是免疫缺陷患者,最常见的继发疾病就是 PCP,但是需要与病毒性肺炎、肺部真菌感染等疾病进行鉴别,加之恰恰又是新冠病毒感染流行期间,为鉴别诊断增加了困难。治疗主要是针对原发疾病和肺部继发感染两个方面，AIDS 是初次发现，加之目前肺部 PCP 和新型冠状病毒的感染，因此对于原发疾病暂时不予干预。首先是对呼吸衰竭的支持治疗，如无创呼吸机辅助通气和俯卧位通气；二是 PCP 和新冠病毒感染的病因治疗，因此使用了复方磺胺甲噁唑和奈玛特韦/利托那韦（Paxlovid），以及激素甲泼尼龙抑制炎症反应和肺部损伤等。

患者精神差、倦怠乏力、咳嗽气喘、小便色黄、大便稀呈黄绿色，舌体有裂纹，脉象弱滑数，舌质红，苔黄厚腻。辨证为疫毒闭肺证，治以宣肺解毒、通腑泄热，予麻杏石甘汤、宣白承气汤和小陷胸汤加减治疗 3 日。

由于病情危重，国家新冠中医医疗救治专家组组长仝小林组织中西专家就诊断治疗进行讨论。大家一致认为该患者中西医治疗 3 日后病情明显好转，中西医方案有效，效不更方，但方随证变，刻下辨证为热入营血，气阴两虚夹湿证，治以清热凉血、益气养阴、兼以祛湿，以竹叶石膏汤加减治疗 8 日，咳嗽气喘渐减，辅助通气等指标降低。随着病程的延长，病证在逐渐演变，本就正气虚弱，加之疫毒之邪入侵而正邪相争，至邪减正更衰，故祛邪的同时也要固护脾胃以助后天之本。因此随后辨证为气营两燔、气虚夹湿证，治以清气凉血、活血益气化湿，予清瘟败毒饮加减 5 日。共计 18 日中西医结合治疗后，病情逐渐减轻，已停用无创呼吸机辅助通气，患者可下床活动，咳嗽气喘等症明显减轻，核酸 2 次阴性后转康复医院继续原发疾病治疗。

该患者的抢救成功得益于吐鲁番市人民医院，新疆医科大学第一、第八附属医院三家医院首诊大夫的认真负责，以及高超的专业技能，及时发现 AIDS 合并 PCP、新冠病毒感染，中西医携手得以救治成功。

参考文献

［1］ Singhal T. A Review of Coronavirus Disease-2019（COVID-19）［J］. Indian J Pediatr, 2020, 87
　　 （4）：281-286.

［2］ Sharma A, Tiwari S, Deb MK, et al. Severe acute respiratory syndrome coronavirus-2（SARS-
　　 CoV-2）：a global pandemic and treatment strategies［J］. Int J Antimicrob Agents, 2020, 56
　　 （2）：106054.

［3］ Guo YR, Cao QD, Hong ZS, et al. The origin, transmission and clinical therapies on coronavirus
　　 disease 2019（COVID-19）outbreak — an update on the status［J］. Mil Med Res, 2020, 7
　　 （1）：11.

［4］ 徐丽婷，李欢欢，张娟红，等.卡氏肺孢子菌肺炎药物治疗研究进展［J］.兰州大学学报（医学版），
　　 2017,43(2)：66-71.

获得性免疫缺陷综合征合并新冠病毒感染(危重型)

获得性免疫缺陷综合征(acquired immunodeficiency syndrome，AIDS)是由人类免疫缺陷病毒(human immunodeficiency virus，HIV)感染所引起的一种免疫缺陷性疾病,致使机体细胞免疫功能受损直至缺失,甚至并发各种严重机会性感染和肿瘤,尚无预防性疫苗和理想的治疗方法。肺孢子菌肺炎(pneumocystis carinii pneumonia，PCP)是由卡氏肺孢菌引起的一种非典型性肺炎,当机体因 HIV、免疫抑制药物及白血病等各种原因导致免疫系统功能受损时可发病,其中最主要的感染人群是 $CD4^+T$ 细胞免疫功能严重受损的艾滋病患者[1],是艾滋病患者最常见的一类肺部并发症,约占其发病的 $50\% \sim 85\%$[2]。AIDS 合并 PCP 多呈亚急性起病,伴呼吸困难、胸闷、发热及干咳等症状,该病极易引起呼吸衰竭,而成为艾滋病患者主要死亡原因[3,4],早期诊断及合理治疗对改善病情及预后至关重要。新冠病毒感染在世界范围内呈现蔓延趋势,自发生以来造成巨大的社会和经济负担,引起国内外广泛关注。患者以发热、干咳、肌痛、腹泻、乏力等为常见的临床表现,重症者可出现呼吸困难和(或)低氧血症,严重者可进展为急性呼吸窘迫综合征、脓毒性休克及多器官功能衰竭等[5,6],由于是新发传染病,人群普遍没有抵抗力。

当艾滋病患者出现 PCP 合并新冠病毒感染时,其临床症状表现相似,且肺部影像学表现常难以鉴别,加之相关案例报道较少,尚缺乏有效的治疗经验,常延误诊治。本案例是国家新冠中医医疗救治专家组,参与救治的 1 例 PCP 合并危重型新冠病毒感染的艾滋病患者,诊疗过程中采用西医对症支持治疗的基础上,全程以中医辨证论治贯穿其中,尽显中西医联合诊治的高质量方案。现将其病程进展及讨论意见进行整理,期望为临床诊治此类患者提供借鉴思路。

一、病例概述

摆某,男,45 岁。

入院时间:2022 年 11 月 24 日。

主诉:间断气短伴呼吸困难 4 月余,加重 2 日。

现病史:患者家属代诉患者于 2022 年 7 月 13 日因气短伴呼吸困难就诊于新疆维吾尔自治区胸科医院,诊断:宿主免疫缺陷相关性肺炎,遂转入新疆医科大学第八附属医院专科治疗(具体诊疗不详),症状好转后出院。因某些原因,患者抗病毒药物治疗中断20余日,出现气短伴呼吸困难间断发作,病情加重。2022年11月3日就诊于新疆维吾尔自治区第三人民医院门诊复查胸部CT示:间质性肺炎,未进一步检查治疗。11月10日因症状频发就诊于新疆医科大学第五附属医院急诊科,诊断:重症肺炎,因核酸阳性建议转入红码医院住院治疗,患者及患者家属拒绝后回家。11月22日患者上述症状加重,并伴有咳嗽、咳痰,气喘憋闷明显,颜面及口唇发绀,11月24日至急诊查指脉氧20%,立即予气管插管并有创呼吸机辅助通气,予丙泊酚注射剂镇静,多索茶碱、甲泼尼龙注射剂静脉滴注,查胸部CT:双肺多发渗出影(图3-11-1),以"重症肺炎"收入院。刻下症:患者镇静状态,气管插管合呼吸机辅助通气(具体参数:SIMV模式,潮气量450 ml,呼吸频率22次/分,氧浓度60%,PEEP 6 mbar,指脉氧90%~92%,体温36.8℃,脉搏96次/分,血压112/68 mmHg),大便失禁,消瘦,近期体重明显减轻。舌质红苔薄白腻(图3-11-2),脉细滑。

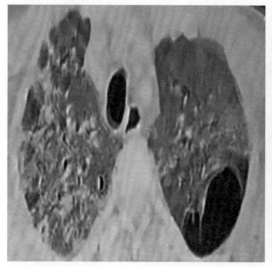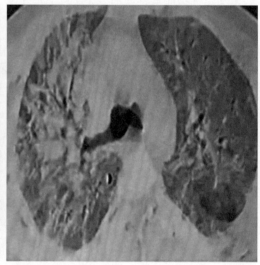

图3-11-1　患者胸部CT(2022年11月24日)

既往史:HIV感染6年余,否认药物、食物过敏史。

流行病学史:已接种3针新冠疫苗,末次接种时间为2022年10月26日。

体格检查:体温36.1℃,呼吸26次/分,脉搏98次/分,血压106/73 mmHg。

专科检查:呼吸音粗,两肺可闻及哮鸣音,心音正常,心律齐,各瓣膜听诊区未闻及心脏杂音,四肢肌力查体不能配合。

实验室检验结果如表3-11-1至3-11-5及图3-11-3所示。

辅助检查。(2022年11月24日)胸部CT:双肺有明显实变,伴有肺大疱;(2022年12月2日)胸部CT、头部CT:① 头颅平扫未见异常;② 结合临床符合肺孢子菌肺炎并新冠病毒及机遇性感染,双肺弥漫磨玻璃渗出实变较前吸收;③ 左肺上叶肺大疱;④ 气管

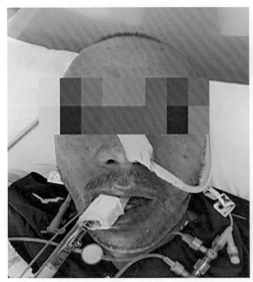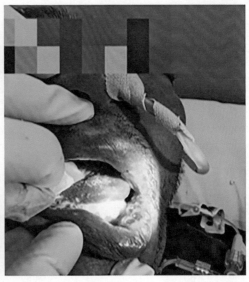

图 3-11-2　患者入院面容与舌象(2022 年 11 月 24 日)

表 3-11-1　患者入院实验室检查

时　间	白细胞 (×10⁹/L)	中性粒细胞 百分比(%)	淋巴细胞 百分比(%)	降钙素原 (%)	血小板 (×10⁹/L)	血红蛋白 (g/L)	D-二聚体 (μg/L)
正常值	3.5～9.5	40～75	20～50	0.10～0.50	125～350	130～175	＜0.3
11 月 24 日	12.28	90.3	0.85(6.9%)	0.24	103	190	8.61
11 月 24 日	10.41	89.5	0.69(6.6%)	0.38	81	152	10.51
11 月 25 日	9.12	97.5	0.14(1.5%)	0.21	58	169	12.08
11 月 25 日	7.63	96.6	0.16(2.1%)	0.06	56	161	9.76

时　间	肌钙蛋白 (μg/L)	PaO₂ (mmHg)	PaCO₂ (mmHg)	血氧饱和度 (%)	氧合指数 (mmHg)	NT-proBNP (pg/ml)
正常值	0.02～0.13	80～100	35～45	91.9～99	400～500	＜125
11 月 24 日	0.016	116	40	96	—	1 661
11 月 24 日	0.015	95	65	96	146	1 214
11 月 25 日	—	92	72	96	142	—
11 月 25 日	—	77	70	95	128	—

表 3-11-2　全血细胞分析

时　间	白细胞 (×10⁹/L)	淋巴细胞 百分比(%)	单核细胞 百分比(%)	中性粒细胞 (×10⁹/L)	血红蛋白 (g/L)	血小板 (×10⁹/L)	降钙素原 (ng/ml)
正常值	3.5～9.5	20～50	3～10	40～75	130～175	125～350	0.10～0.50
12 月 6 日	—	5.3	—	—	—	123	0.08

时 间	白细胞 （×10⁹/L）	淋巴细胞 百分比（%）	单核细胞 百分比（%）	中性粒细胞 （×10⁹/L）	血红蛋白 （g/L）	血小板 （×10⁹/L）	降钙素原 （ng/ml）
12月7日	—	3.4	0.9	—	—	123	0.35
12月8日	0.99	10.1	—	0.85	113	65	13.57
12月9日	0.28	7.63	—	0.19	102	41	14.66

表 3-11-3 凝血四项及 D-二聚体

时 间	纤维蛋白原 （g/L）	D-二聚体 （μg/ml）	凝血酶原 时间（s）	活化部分凝血 酶原（s）	凝血酶原国际 标准化比值
正常值	2.0～4.0	0～1	10～14	24～39	0.8～1.5
12月5日	5.1	4.33	—	—	—
12月6日	5.27	3.88	—	—	—
12月7日	5.85	5.83	—	—	—
12月8日	6.31	2.46	15	42.3	1.25
12月9日	7.47	2.43	15.1	44.1	1.25

表 3-11-4 肝肾功能及电解质离子监测

时 间	总胆红素 （μmol/L）	γ谷氨酰转移酶 （U/L）	乳酸 （mmol/L）	白蛋白 （g/L）	总蛋白 （g/L）	肌酐 （μmol/L）
正常值	3～22	15～73	0.7～2.1	35～50	63～82	58～110
12月5日	—	—	—	—	—	33.8
12月6日	—	—	—	—	—	30.5
12月7日	23.8	105.2	2.26	—	—	39.5
12月8日	—	79.6	—	33.01	—	42.6
12月9日	—	—	2.11	29.34	58.84	—

时 间	尿酸 （μmol/L）	尿素 （mmol/L）	二氧化碳 （mmol/L）	钠 （mmol/L）	氯 （mmol/L）	钾 （mmol/L）
正常值	208～506	3.2～7.1	22～30	137～145	98～107	3.5～5.1
12月5日	<29.7	—	>40	133.7	95.6	—
12月6日	31.7	—	>40	128.8	90.7	—
12月7日	33.4	8.1	>40	133.3	95.5	—
12月8日	68.3	11.7	>40	135.8	9.76	—
12月9日	103	13.7	38.7	135.8	—	2.99

表 3-11-5　肝肾功能及电解质离子监测

时　间	PH 值	PaCO₂ (mmHg)	PaO₂ (mmHg)	SE (mmol/L)	SaO₂ (%)	BE (mmol/L)	BB (mol/L)
正常值	7.35~7.45	35~45	80~100	21.3~24.8	91.9~99	(−3)~(+3)	0~0.12
11 月 25 日	7.3	69	71	28.6	92	4.9	34
11 月 25 日	7.34	65	68	29.8	92	56	35
11 月 26 日	7.32	66	72	29	93	5.4	34
11 月 26 日	7.36	70	77	32.9	95	10.4	39.5
12 月 4 日	7.45	53	69	33.2	94	10.7	36.8
12 月 6 日	7.48	46	76	32	96	10.3	352
12 月 7 日	7.37	68	74	33.5	94	11.1	39.3
12 月 8 日	7.42	61	63	35.2	92	13.3	39.6
12 月 9 日	7.13	88	39	22.2	54	−2.1	29.3

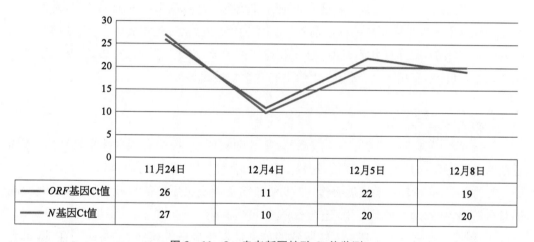

	11月24日	12月4日	12月5日	12月8日
ORF基因Ct值	26	11	22	19
N基因Ct值	27	10	20	20

图 3-11-3　患者新冠核酸 Ct 值监测

插管术后;⑤ 双侧胸腔新增少量积液;腹腔少量积液。(2022 年 11 月 25 日)床旁胸片:双肺多发片状渗出实变;(2022 年 11 月 26 日)示:双肺多发片状渗出实变,左肺渗出较前略吸收。

二、入院诊断

1. 中医诊断　疫病(疫毒闭肺,气阴两伤证)。

2. 西医诊断　① 新冠病毒感染(危重型);② 重症肺炎。Ⅰ型呼吸衰竭;③ 人类免疫缺陷病毒感染;④ 肺孢子菌肺炎;⑤ 低蛋白血症;⑥ 低钠血症。

三、诊断依据与鉴别诊断

患者以间断气短伴呼吸困难 4 月余,加重 2 日为主诉入院,胸部 CT 示:双肺有明显实变,伴有肺大疱;床旁胸片示双肺多发片状渗出实变。新冠病毒核酸检测阳性。既往 HIV 感染病史 6 年。

(一) 西医鉴别诊断

1. 细菌性肺炎　常见的致病菌包括肺炎链球菌、金黄色葡萄球菌、嗜肺军团菌、肺炎克雷白杆菌、流感嗜血杆菌等,典型呼吸道症状多见咳嗽、咳痰、发热、胸痛等,临床上需结合胸部 CT、病原学检查、血清学检查等以辅助指导临床诊断。

2. 其他病毒性肺炎　包括流感病毒肺炎、腺病毒肺炎、呼吸道合胞病毒肺炎、人鼻病毒肺炎、疱疹病毒性肺炎、严重急性呼吸综合征、中东呼吸综合征等,往往急性起病,发热、头痛、乏力的症状比较明显,需要结合流行病学史、胸部 CT、病毒相关检测以指导临床诊断。

3. 真菌感染性肺炎　是一种或多种地方性或机会性真菌引起的肺部感染,常发病于免疫功能低下或长期应用免疫抑制剂者,应用抗生素和激素等是主要诱因,真菌性肺炎相对其他肺炎来讲,临床症状不典型,与一般的肺炎无异,均多见咳嗽、发热,需要高度考虑宿主因素,其诊断有赖于结合临床、影像学和微生物检测等多种手段。

(二) 中医鉴别诊断

1. 肺痈　发病多急,常突发寒战高热,咯吐浊痰明显,痰中有腥臭味是其特点,数周逐渐恢复。若疾病日久,失治误治,迁延不愈,可最终转化为慢性病。

2. 肺痿　病程较长而发展缓慢,是多种肺部慢性疾患后期的转归,如肺痈、肺痨、咳嗽日久等,若导致肺叶痿弱不用,迁延不愈,俱可成肺痿。

3. 肺痨　肺痨是由于痨虫入侵所致的传染性慢性虚弱性疾病,主要病变在肺,具有传染性,以阴虚火旺为病理特点,以咳嗽、咯血、潮热、盗汗、消瘦为主要临床症状,该患者仅咳嗽、咳痰,无咳血、盗汗等,故可鉴别。

4. 虚劳　由多种原因所导致,病程较长,病势缠绵,病变为五脏虚损而以脾肾为主,一般不传染,以气、血、阴、阳亏虚为病理特点,是多种慢性虚损病证的总称。

结合患者症状,中医诊断为疫病,证属疫毒闭肺,气阴两伤。

四、治疗方案

(一) 西医治疗

(1) 呼吸机辅助呼吸,SIMV 模式,潮气量 450 ml,呼吸频率 22 次/分,氧浓度 60%,

PEEP 6 mbar,指脉氧：90%～92%（平台压 20～22 mbar,驱动压 14～16 mbar）。

（2）俯卧位通气。

（3）抗新冠治疗：人免疫球蛋白注射剂 20 g,每日 1 次,新冠康复者血浆（11 月 24 日 200 ml;11 月 25 日 200 ml）。

（4）抗 PCP 治疗：卡泊芬净注射剂 50 mg,每日 1 次（首剂 70 mg）,复方磺胺甲噁唑片（0.4 g/80 mg）4 片,每 6 h 1 次。

（5）抗细菌、病毒治疗：哌拉西林舒巴坦注射剂 4.5 g,每 6 h 1 次（11 月 25 日开始）,更昔洛韦胶囊 0.375 g,每 12 h 1 次（11 月 25 日开始）。

（6）抗炎治疗：甲泼尼龙注射剂 40 mg,每 6 h 1 次。

（7）抑酸治疗：奥美拉唑胶囊 40 mg,每 12 h 1 次。

（8）肌松、镇静治疗：咪达唑仑、瑞芬、罗库溴铵注射剂。

（9）祛痰治疗：氨溴索注射剂滴注。

（10）肠内营养支持治疗。

（二）中医治疗

2022 年 11 月 25 日初诊：患者镇痛镇静状态,体温 36.8℃,呼吸 22 次/分,脉搏 96 次/分,血压 112/68 mmHg,大便失禁,消瘦。予厚朴麻黄汤合小陷胸汤加减,处方如下：

厚　朴 15 g	炙麻黄 12 g	石　膏 30 g	炒苦杏仁 9 g
清半夏 12 g	干　姜 12 g	细　辛 3 g	瓜　蒌 15 g
黄　连 9 g	赤　芍 12 g	木　香 6 g	

3 剂,颗粒剂,每日 2 次,220 ml 水冲,口服。

辨证组方分析：患者间断气短伴呼吸困难 4 月余,加重 2 日,因疫情封控,间断抗炎治疗 20 余日,病情依然进行性加重,加之又感疫毒之邪,疫毒闭肺于内,肺气喘脱于外,故呼吸困难（予气管插管合呼吸机辅助通气）,大便失禁,消瘦。方中厚朴、炙麻黄、炒苦杏仁降逆定喘,宣肺利气；细辛、干姜、清半夏温肺化饮、平喘止咳；石膏清热除烦；瓜蒌、黄连合用以清热涤痰、泄热除痞；赤芍、木香共奏清热散结、宽胸理气之功。

五、诊疗难点

（1）患者入院呈镇静状态,本人及家人无法详细描述且提供既往 AIDS 所用药物情况,加之病情资料部分欠缺,对患者整体基础状况的把握略显粗糙,对后续临床指导方案的制定及调整有部分影响。

（2）患者为中年男性,突发此类重症表现,可能解释为 HIV 加之新冠病毒感染外,同时还伴有其他肺部感染,重症化继发感染会导致病情迅速恶化。通过与病毒性肺炎、细菌性肺炎、真菌性肺炎等相鉴别,高度疑似诊断为 PCP,同时患者白细胞计数、中性粒细胞百分比、降钙素原较高,胸部 CT 有实变影像,亦不能排除伴有细菌感染。故明确鉴别诊断是此次诊疗难点。

(3) 因患者行有创呼吸机辅助通气,无法准确观察患者舌脉具体信息,待患者状况改善的情况下,详细收集患者四诊信息参行中医特色疗法以辨证论治。

六、疑难病例讨论(2022 年 11 月 27 日)

王宇明(陆军军医大学第一附属医院):首先,患者基础病情不明,影像学资料示:双肺感染渗出且不均匀,加之 11 月 24 日至 11 月 25 日化验结果示:白细胞计数升高,中性粒细胞不降反升,考虑患者存在中毒症状。其次,患者 C 反应蛋白水平较高,尚不清楚白介素-6、TNF-α 等指标。患者为中年男性,突发起病,在免疫功能缺陷的情况下,容易感染细菌、耐药菌,考虑合并细菌感染或肺孢子菌肺炎,故需相应检测手段以协助诊断。治疗上建议强化抗生素,采取阶梯式治疗方案,针对是否合并细菌感染,可行 mNGS 检测。此外,可增加翻身、拍背、排痰等物理措施以改善患者呼吸道状况,同时可考虑使用免疫调节剂,如胸腺法新等治疗手段。考虑患者目前口服药物困难,建议待病情缓解后继续抗 HIV 治疗,如替诺福韦、拉米夫定片等,不赞成选取依非韦伦片,因其副作用较大,表现在肾脏、肝脏两方面,加之患者已用药 4 月余,对病情确有影响,故选取较为温和的药物尤为重要。最后,考虑到患者口腔环境较差,建议用 3% 的碳酸氢钠漱口,上述措施一同施用,可加大患者抢救成功的概率。

舒占钧(新疆医科大学附属中医医院):抗 HIV 治疗常见的药物为替诺福韦/拉米夫定/依非韦伦片三合一的药物方案,疫情封控期间,很多患者会出现断药情况,少则一两个月,甚则达更长时间。考虑到患者既往已有过服药情况,除非有特殊的情况,否则不建议更换治疗药物。

谭行华(广州医科大学附属市八医院):既往德尔塔毒株感染且未注射过疫苗的重型病患年龄皆在 60～70 岁之间。该患者年纪较轻,病情进展如此迅速,要着重关注核酸检测情况。其次,还需监测患者 D-二聚体水平,很多重症患者会伴发血栓问题。最后,注意查看患者 Ct 值、阳性 T 细胞检测,针对重症患者尤其伴有艾滋病,建议进行综合抗体的检测。从中医学角度来说,患者肺部炎症明显,气喘为重,舌质微绛红,考虑以阴虚为主。中医辨证属温燥伤肺,气阴两伤,治疗以清热润肺,益气养阴,予清燥救肺汤。鉴于该患者插胃管,考虑吸收问题,方药除药量减半,且药味应尽量减少,一般不要超过八味,以水煎剂为佳。诸如生脉饮等也可建议患者合用,以提高免疫功能,促进预后恢复。

段军(中日友好医院):根据患者病情状况,建议着重关注肺部 CT、核酸检测 Ct 值、氧合指数及血气分析等各项指标情况。患者尚存在低氧和二氧化碳潴留问题,主要考虑两个因素,首先是原发病灶是否有进展? 需要通过肺部 CT 进行前后比较。若是单纯考虑病毒感染,此阶段患者肺部 CT 两肺渗出不应如此明显,故还需商榷;其次,是否伴有继发感染,考虑患者长期服用 HIV 免疫抑制剂,加之激素用量较大,CD4$^+$ T 淋巴细胞计数值低,故易继发细菌感染、肺孢子菌肺炎、结核等,应重点关注患者痰液性状,不同病原体感染痰液性状有所差异。低氧考虑应该与继发的细菌、病毒或者 PCP 相关,与原发新冠病毒关系可能较小。胸部 CT 无论是实变还是磨玻璃样影,病变十分严重,该患者伴有肺大疱、肺不张等,若 CO_2 持续潴留,氧饱和度差,要考虑 ECMO 的可能性。此外,患者存在免疫抑制,是否考虑激素适当下调,若患者基础病情尚不需要较大的激素用量,建议适当用丙球和胸腺肽,增强免疫功能。再者患者结肠扩展明显,肠蠕动较慢,建议镇静、肌肉松弛类药物稍作调整,以恢复肠道蠕动功能。VAP(呼吸机相关肺炎)的预防,考虑目前降钙素原并不太高,细菌感染可能性较小,但后期尤其需注意。患者应用七号管,建议加大加粗管子型号,便于 VAP 预防及控制。最后,因为患者存在 D-二聚体较高的情况,低氧尚不能够排除微血栓的可能性,建议针对患者基础病情,酌情应用抗凝药。

张立山(北京中医药大学东直门医院):该患者既往有艾滋病基础,加之新冠肺部感染,病情正在进展,长时间有效的治疗措施包括俯卧位,其次是呼吸及营养支持。针对患者应用激素问题,若考虑有合并细菌感染或病毒感染,则需考虑是否进行激素的调整。如考虑细菌感染,则应积极寻找病原,以便下一步指导抗感染治疗。针对中药辨证施治方面,该患者中医证候较少,舌脉尚不清楚。目前应用方药为厚朴麻黄汤合小陷胸汤,认为无论是从祛邪还是扶正都需要进一步调整方药。

王宇明(陆军军医大学第一附属医院):从艾滋病角度来看,PCP 泼尼松用量为 40 mg,折合成甲泼尼龙是 30 mg,剂量合适。奥密克戎毒株感染患者应用到大剂量激素的机会并不多,加之患者使用了抗血清药、免疫球蛋白等,从激素层面可考虑甲泼尼龙减量应用。另一方面,着重关注患者血清学变化,若可以调取患者既往血清学指标,则能方便后续诊疗方案的制定。物理措施治疗方面,同意目前采用的俯卧位加强顺位排痰。从痰性状加之患者血清学变化,考虑伴有严重的感染,建议采用抗生素的降阶梯治疗方案。

李风森(新疆医科大学附属中医医院):关于患者的病例资料建议进行追根溯源,以便进一步指导临床治疗。从影像来看,患者两肺满布磨玻璃样影,双下肺有所实变,结合既往病史,考虑 PCP 可能性非常大。关于患者肺部情况,到底是 PCP、真菌还是细菌感染,目前为止还是难以鉴别的。另外,对于患者的治疗,首先整体上先本着治标先留人的看法,从各个方面覆盖的角度出发进行治疗,待患者情况改善后,再对症采取相应的治疗措施。

仝小林(中国中医科学院广安门医院):患者原本患有 AIDS,加之感染新冠病毒、卡氏肺孢菌、细菌与真菌问题,谈论如何综合处理。中医理论认为,肺与大肠相表里,无论虚实,皆可用中医理论进行相应的治疗。阳明腑实证理论上采用承气类中药通下,若非阳明腑实证,在辨明病因及患者体质的情况下,可也采用通下的方法祛除体内堆积的代谢产物。南北方诊疗上存在差异,强调湿热伤阴,尤注重扶正,也给我们一个很好的提示。该患者舌象红,考虑到呼吸机辅助通气,加之患者始终呈张口姿势,津液流失较大,故口唇舌质偏干,考虑气阴两伤之象。察其舌苔却偏于黄白厚腐腻,与平素所见新冠后患者舌苔从白厚腐腻,慢慢转成微黄是类似的情况。需注重扶正祛邪的问题,当正虚而邪盛时,不仅仅是要祛邪,也需扶正。在厚朴麻黄汤基础上合小陷胸汤,还有宣白承气汤(少大黄),麻杏石甘汤(少甘草),可取得较好的效果。针对激素问题,该患者热毒伤阴,加之伴有湿热,建议慎重考虑。该患者原已本虚标实,以危重症入院,小便失禁,此次为疫毒闭肺,气阴两伤。疫毒闭于内,肺气喘脱于外,即常说的郁—闭—脱—虚,总结整个新冠的发展规律,起初郁闭,其次是脱,最后阶段恢复期便是虚,要很好地总结规律,疾病到一定程度后,需抓住基本规律,因人因地因时来治宜,切不可头痛医头、脚痛医脚。其次关于肠道的问题,切记一定要逐邪勿拘结粪,肺与大肠相表里,该通下时,即使便稀也没问题。目前患者每日补液,便偏稀反而更有利于排毒,让胃肠道活跃起来,有利于活血,此点尤为重要。综合患者整体情况,总治疗原则是益气养阴、清肺化痰、解毒通络。方药以子龙宣白承气为主,结合益气,养阴,固脱加减。

七、随诊记录

➤ 2022 年 11 月 27 日

患者镇静状态,气管插管合呼吸机辅助通气,体温 37℃上下波动,大便失禁,消瘦。2022 年 11 月 27 日,经各位专家共同讨论后,辨证为疫毒闭肺,气阴两伤证。治以益气养阴、清肺化痰、解毒通络,予子龙宣白承气汤为主,结合益气、养阴、固脱加减,予方药如下:

西洋参 30 g	北沙参 45 g	山茱萸 30 g	生石膏 30 g
杏　仁 9 g	全瓜蒌 30 g	生大黄 9 g	葶苈子 30 g
地　龙 30 g	土茯苓 30 g	川黄连 15 g	生　姜 30 g

3 剂,水煎,每日 1 剂,早晚分服。

辨证组方分析:辨证为疫毒闭肺,气阴两伤证,治疗当益气养阴、清肺化痰,解毒通络。方中西洋参、北沙参、山茱萸合用以益气养阴固脱;生石膏、杏仁、全瓜蒌合用以清热化痰、宣肺开闭;葶苈子、地龙二者共奏宽胸化痰通络之功;生大黄通腑泄热排毒;土茯苓、川黄连清热化湿解毒;生姜防止过用苦寒败胃。

➤ 2022 年 11 月 30 日

患者当前呼吸机维持治疗,氧浓度下调至 55%,血氧饱和度维持在 92% 左右。给予静脉甲泼尼龙、免疫球蛋白、胸腺法新、哌拉西林舒巴坦、更昔洛韦、卡泊芬净注射剂,口服磺胺甲噁唑片及比克恩丙诺片。患者情况较前好转,舌红苔白腻,脉弦滑偏数。予子龙宣白承气汤加味,予方药如下:

西洋参 15 g	北沙参 30 g	山茱萸 15 g	杏　仁 9 g
全瓜蒌 15 g	生大黄 4.5 g	葶苈子 15 g	地　龙 15 g
土茯苓 30 g	川黄连 9 g	生　姜 15 g	

3 剂,颗粒剂,每日 2 次,分 3～4 次鼻饲。

辨证组方分析：患者症状较前好转，鉴于该患者插胃管，调整处方后，除药量减半外，且去除部分药物，如生石膏以防止长时间应用过度寒凉，耗伤身体正气。

➢ **2022 年 12 月 3 日**

患者持续镇痛镇静状态，间断性俯卧位通气，经口气管插管合呼吸机辅助呼吸，氧浓度 50%，指脉氧饱和度在 95%，体温 36.5℃，舌脉同前。胸部 CT：双肺弥漫磨玻璃渗出实变较前有所吸收。予方药如下：

西洋参 15 g	北沙参 30 g	山茱萸 15 g	杏 仁 9 g
全瓜蒌 15 g	浙贝母 12 g	葶苈子 30 g	地 龙 15 g
赤 芍 15 g	桔 梗 9 g	川 芎 15 g	厚 朴 9 g
紫 菀 9 g	款冬花 9 g	青 蒿 15 g	桑白皮 15 g

5 剂，颗粒剂，每日 2 次，分 3～4 次鼻饲。

辨证组方分析：患者胸部 CT 显示双肺弥漫磨玻璃渗出实变较前有所吸收，去除生大黄防止过度泻下，耗伤津液正气；浙贝母、紫菀、款冬花、桑白皮、青蒿合用以清热化痰、宣肺止咳、宽胸理气；川芎、厚朴以行气散结、宽胸涤痰；考虑患者久病，脉络中必有瘀凝，赤芍以发挥活血、行气、清热、止痛之功。

➢ **2022 年 12 月 8 日**

患者持续镇痛镇静状态，间断性俯卧位通气，口气管插管合呼吸机辅助呼吸，SIMV 模式，潮气量 300 ml，频率 18 次/分，氧浓度 50%，呼气末正压 10 cmH$_2$O。指脉氧饱和度 95%，体温 37.5℃，舌脉同前。方药同前。

八、病情转归

患者神志呈昏迷状态，呼之不应，经口气管插管合呼吸机辅助呼吸，SIMV 模式，参数设置同前，氧饱和度 81%。查血压 67/38 mmHg，脉搏 112 次/分，双侧瞳孔不等大，左侧 2 mm，右侧 4 mm，对光反射消失，双下肢轻度浮肿。持续使用大剂量血管活性药物。2022 年 12 月 9 日 20:20 心电监测示：脉搏 45 次/分，血压 51/37 mmHg，心率进行性下降至 20 次/分，立即给予肾上腺素注射剂静推，同时予胸外按压，反复静推肾上腺素注射剂强心，静推多巴胺、肾上腺素、去甲肾上腺素注射剂大剂量泵入维持循环。患者心率下降为零，查大动脉搏动消失，双侧瞳孔散大固定，光反射消失，血压测不出，心电活动消失，呼吸停止，于 2022 年 12 月 9 日 20:50 时宣布临床死亡。

九、按语

此病例为人类免疫缺陷病毒病（AIDS）未能规律治疗，又感染新型冠状病毒肺炎，同时从影像学考虑合并肺孢子菌肺炎（PCP），并继发细菌、真菌感染亦不能排除的混合性感染患者。

该患者胸部 CT 示两上肺满布磨玻璃渗出影,但两下肺呈现实变影像,部分累及肺间质,结合患者新冠核酸阳性,考虑新冠病毒感染。患者为中年男性,肺部感染后快速进行性加重,结合既往 HIV 病史及胸部 CT 表现,高度疑似诊断为 PCP。但该患者既往 HIV 未能规律治疗,且 CD4$^+$ 细胞水平低,有机会性感染可能,同时患者 PCT、WBC 升高,且肺部影像有两下肺实变表现,亦不能排除细菌、真菌感染的可能性。继发感染导致病情迅速恶化,但结合患者已有资料,当下情况的确很难准确判断属于哪一种病原体感染。如果条件允许,可以完善床旁支气管镜检查,留取床旁气管镜下灌洗液,行 NGS 检测,并行 DNA 和 RNA 检测,尽可能覆盖相关病原体的检测,以指导临床进一步治疗,但在临床中,患者经常不能满足诊断条件,故明确鉴别诊断是此次诊疗的难点,这就需要接诊医生具备丰富的临床经验,积极给予患者经验性治疗,急则治其标。在临床诊疗过程中发现,HIV 感染合并新冠病毒感染时,可使患者免疫功能进一步受到抑制,导致新冠病毒感染治疗进展缓慢,迁延不愈。患者就诊时已经错过最佳抗新冠病毒治疗时间窗,而且从入院后新冠病毒核酸检测提示:核酸 Ct 值持续偏低(2022 年 11 月 24 日至 2023 年 1 月 8 日),都可能提示患者预后差,转为危重症的可能性大。

新冠病毒感染和艾滋病虽然由不同的病原体引发,从中医角度讲都属于"疫"的范畴。从中医疫病理论分析,认为新冠病毒感染属于疫毒或秽毒作祟,因此首要治法是逐秽解毒,两者从中医认识上存在不同,新冠病毒感染以实邪为主,艾滋病以虚损常见,但治疗上都要强调顾护胃气,扶正祛邪。该患者有既往 HIV 感染的基础,且并没有规律治疗,本就正虚,复感疫毒,外邪入里,而机体卫气不足,抗邪无力,正虚邪实,邪入营分,耗伤营阴。该患者长时间有创呼吸机辅助通气,始终呈张口姿势,津液流失较大,加重耗伤肺阴,故该患者舌象红,其口唇舌质偏干,考虑气阴两伤之象。观其舌苔却是偏于黄白厚腐腻的情况,属疫毒之湿热邪气,闭于肺内,应以益气养阴、清肺化痰、解毒通络为治疗法则,在众多专家讨论下,综合各家之见,给予子龙宣白承气汤为主,结合益气、养阴、固脱,一度患者临床症状平稳,且复查胸部 CT,两肺磨玻璃渗出影有所吸收。而最终还是由于邪实正虚,正气终不敌邪,邪气继续深入,肺气虚损,阴阳俱损,肺气郁闭,肺朝百脉的功能失司,胸阳闭阻,瘀血阻滞心络,瘀血、疫毒、痰浊三者相互搏结,闭阻心包,出现神昏,阴阳离决。虽然患者已经去世,但回顾整个诊疗过程,仍然值得思考与借鉴。

在中国历史上,疫病发生次数不胜枚举,而中医药在其中发挥着不可替代的作用,历代医家积累防疫、治疫的经验,至今已形成完善的理论体系。中医讲"正气存内,邪不可干;邪之所凑,其气必虚"。"扶正祛邪"是中医理论中重要的治疗方法。在中西医结合治疗该患者的过程中取得了一定的疗效,延长了患者的生存期,同时积累了新冠病毒感染合并 HIV 双重感染患者的治疗经验。近年来对于 HIV/AIDS 流行,免疫损害宿主(ICH)不断增加,已经成为一个全球性的巨大挑战。感染是影响 ICH 病程和预后的最重要因素,肺是感染的主要靶器官。ICH 肺部感染的诊断和治疗尚存在众多难题,现在又增加了新冠病毒感染的因素,尤其在老年人、免疫低下人群、免疫抑制剂及激素使用人群、糖尿病人群容易发展成重症或危重症,所以艾滋病患者合并新冠病毒感染需提高警惕,的确需要深入研究。针对这类患者应尽早启动抗病毒治疗,迅速抑制 HIV,清除新冠病毒,重建免疫功能,加强机体免疫清除能力。另外充分运用已有的诊断技术,则仍有可能使临床上多数患者明确诊断和得到有效治疗,改善预后。

参考文献

［1］ GUARNERJ. Human immunodeficiency virus and fungal infections［J］. Semin Diagn Pathol, 2017, 34(4)：325 - 331.

［2］ 陈万,梁纲,吴锋耀,等. 广西地区老年 HIV/AIDS 病人并发重症肺炎的临床特点分析［J］. 中国艾滋病性病,2016,22(12)：950 - 953.

［3］ SHIBATA S, KIKUCHI T. Pneumocystis pneumonia in HIV-1-infected patients［J］. Respri Investig, 2019, 57(3)：213 - 219.

［4］ 高永术,马兴灿. MSCT 及 MRCP＋MR 对胆道梗阻性病变诊断价值比较［J］. 中国 CT 和 MRI 杂志,2016,14(3)：68 - 70.

［5］ Sharma A, Tiwari S, Deb MK, et al. Severe acute respiratory syndrome coronavirus-2 (SARS-CoV-2)：a global pandemic and treatment strategies［J］. Int J Antimicrob Agents, 2020, 56(2)：106054.

［6］ Guo YR, Cao QD, Hong ZS, et al. The origin, transmission and clinical therapies on coronavirus disease 2019 (COVID-19) outbreak an update on the status［J］. Mil Med Res, 2020, 7(1)：11.

Ph⁺急性淋巴细胞白血病合并新冠病毒感染(重型)

急性淋巴细胞白血病(acute lymphoblastic leukemia，ALL，简称急淋)是一种常见的恶性血液病，生物学特征多样而临床异质性很大，以骨髓和淋巴组织中不成熟淋巴细胞的异常增殖和聚集为特点。ALL 发病呈双峰分布，第一个高峰在 5 岁左右，第二个高峰在成年期(50 岁左右)，儿童多发，成人发病较少见，且病因尚不十分明确，可能与遗传或环境因素有关[1]。奥密克戎作为现今广泛传播的高度变异株，传染性较强，由于原发病所致的免疫功能低下，ALL 患者发生重症新冠病毒感染的风险显著提高，预后也相对较差，其病死率较未合并新冠病毒感染的 ALL 患者显著增加[2]，而临床相关案例报道较少，治疗经验欠缺，值得探讨。本案例是国家新冠中医医疗救治专家组参与救治的一例 ALL 合并重型新冠病毒感染的成人患者，通过中西医结合治疗安全有效，现将其病程进展及讨论意见进行整理，期望为临床诊治此类患者提供借鉴思路。

一、病例概述

陈某，女，68 岁。

入院时间：2022 年 10 月 31 日。

主诉：发现白血病 1 月余，新冠核酸阳性 1 日。

现病史：患者 2022 年 9 月 24 日因血压异常，伴前胸痛，门诊查血常规异常，全血细胞分析(2022 年 9 月 26 日)：白细胞 92.85×10^9/L↑，淋巴细胞百分比 70.10%↑，单核细胞百分比 24.70%↑，红细胞 5.01×10^{12}/L，血红蛋白 134.00 g/L，血小板计数 82.00×10^9/L↓。于 9 月 27 日完善新冠抗原检测和核酸筛查(均为阴性)，以"急性白血病(谱系未定)"收入院。完善相关化验检查，诊断为急性淋巴细胞白血病(Common B-ALL)。于 10 月 1 日予 VDCP 化疗方案，10 月 28 日化疗结束。10 月 31 日新冠核酸(表 3-12-1)：新型冠状病毒 N 基因阳性 Ct 值 34，ORF1ab 基因阳性 Ct 值 37。当日遂转至红码医院隔离病区继续治疗。刻下症见：精神差，疲乏，纳差，咽喉不适，牙龈疼痛，偶有咳嗽，无发热，无咳痰，无头晕、头痛，无胸闷气短等，寐可，二便调，舌质黯淡苔白，脉细滑。

表 3‑12‑1　新冠核酸检测结果

时　　间	N 基因	ORF1ab 基因
正常值	阴性(≥35)	阴性(≥35)
10 月 31 日	阳性 34	阳性 37
11 月 06 日	阳性 31	阳性 32
11 月 10 日	阳性 38	未检出
11 月 11 日	阳性 29	阳性 31
11 月 12 日	阳性 39	阳性 39
11 月 14 日	阴性	阴性

既往史：慢性咽炎病史 10 余年，高血压病史 20 余年，血压最高 190/120 mmHg，目前口服非洛地平缓释片(早)、福辛普利钠片(晚)，焦虑症 10 余年，2016 年行扁桃体摘除术，2019 年因胆结石行手术治疗，否认"糖尿病""心脏病"等病史，否认"结核""肝炎""伤寒"等传染病史，无外伤、中毒及输血史，否认药物和食物过敏史，接种 2 针新冠疫苗。

家族史：家族中无类似病史，否认有家族性疾病及遗传病史。

个人史：否认放射线及特殊毒物接触史。无烟酒等嗜好。

婚育史：适龄婚育，育 2 男，配偶因胃癌已故，儿子体健。

实验室检查：血常规结果如表 3‑12‑2 所示。

表 3‑12‑2　血常规检测结果

时　　间	白细胞 (×10⁹/L)	淋巴细胞 (×10⁹/L)	中性粒细胞 (×10⁹/L)	嗜酸性粒细胞 (×10⁹/L)	血红蛋白 (g/L)
正常值	3.5~9.5	1.1~3.2	1.8~6.3	0.02~0.52	115~150
10 月 31 日	0.28	0.24	0.01	0.00	74.00
11 月 02 日	0.33	0.21	0.04	0.01	60.00
11 月 06 日	7.01	0.80	5.77	0.02	80.00
11 月 10 日	5.95	0.59	5.05	0.03	82.00

辅助检查检查。(2022 年 9 月 30 日)免疫分型报告：免疫分型为异常细胞群占有核细胞 87.61%，表达 CD34、HLA‑DR、CD13、CD123、CD10、CD19、CD79a、TDT；部分表达：CD7；弱表达 CD33、CD22、CD38；不表达 CD117、CD20、MPO、cCD3、sIgM、cIgM 及其他髓系、淋系标志，为异常 B 淋巴母细胞。结论：可见一群异常 B 淋巴母细胞，比例及表型如上，符合 Common B‑ALL 表型，请结合形态及遗传学检查。染色体检查：结论：46,XX t(7;9;22)(q33;q34.1;q11.2)提示 7、9、22 号染色体易位。二代测序：基因筛查结果均为阴性。血液病多基因突变检测：检测内容：① 本次检测筛查基因范围：血液肿

瘤相关 521 个基因的单核苷酸变异(SNV)和小片段插入/缺失(InDel),共 5 898 个编码区域,约 123.6 万个位点(碱基)。② 筛查突变类型包括:基因编码区的热点突变(SNV 和 InDel)和 FLT3 - ITD。检测结果概述:① 检测范围内,未发现有临床意义突变。② 本次检测结果的临床意义需结合临床症状和其他检测结果(如核型、免疫分型等)进行综合判断。(2022 年 10 月 1 日)骨髓涂片分析+细胞化学染色+免疫分型骨髓象(编号:10952 - 2022601),结论:急性 B 淋巴细胞白血病(Common B - ALL)① 骨髓增生极度活跃,其中粒系占 1.0%,红系占 0.0%。原始细胞比例明显增高,约占 98.5%,其胞体轻度大小不一,圆形或椭圆形,胞浆蓝色,浆量较少,偶见少量嗜天青颗粒及空泡,胞核圆形或椭圆形,染色质疏松细条索状,核仁 2~4 个。② 粒系比例明显减低,偶见中性杆状核、分叶核粒细胞,形态大致正常。③ 红系比例明显减低;成熟红细胞形态未见明显异常。④ 成熟淋巴细胞占 0.5%,形态大致正常。⑤ 全片未见巨核细胞;血小板减少,散在分布。⑥ 片尾易见涂抹细胞。原始细胞组化染色:① POX:1%;② DCE:2%;③ NAE:52%;④ NAE - NaF:6%。中性粒细胞碱性磷酸酶染色:① 阳性率:66%;② 积分:124。意见:急性白血病分型待定,请结合临床、病理、免疫标记、分子生物等相关检查以明确分型。(2022 年 11 月 10 日)胸部 CT:① 两肺胸膜下新增磨玻璃密度渗出影,新冠病毒感染相关肺炎?② 双肺散在纤维实变灶;左肺下叶肺大疱(图 3 - 12 - 1A)。

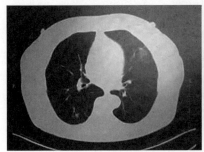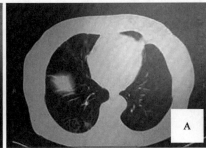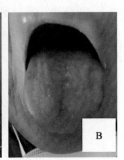

图 3 - 12 - 1　患者胸部 CT(A. 2022 年 11 月 10 日)及舌象(B. 2022 年 11 月 6 日)

二、入院诊断

1. 中医诊断　癌类病(急淋毒病)(气虚血瘀证);疫病(气阴两虚,邪气内伏证)。
2. 西医诊断　① 急性淋巴细胞白血病(Common B);② 化疗后骨髓抑制期;③ 新冠病毒感染(重型);④ 上呼吸道感染[待排];⑤ 感染性发热[待排]。

三、诊断依据与鉴别诊断

患者于 2022 年 9 月 27 日收入院,新冠病毒核酸筛查为阴性,血常规:白细胞

$92.85×10^9/L$,淋巴细胞百分比 70.10%,单核细胞百分比 24.70%,红细胞 $5.01×10^{12}/L$,血红蛋白 134.00 g/L,血小板计数 $82.00×10^9/L$;免疫分型:异常细胞群占有核细胞 87.61%,表达 CD34、HLA - DR、CD13、CD123、CD10、CD19、CD79a、TDT,部分表达: CD7;弱表达 CD33、CD22、CD38;不表达 CD117、CD20、MPO、cCD3、sIgM、cIgM 及其他髓系、淋系标志,为异常 B 淋巴母细胞;染色体:46,XX t(7;9;22)(q33;q34.1;q11.2)提示 7、9、22 号染色体易位。住院治疗 1 月余后于 10 月 31 日新冠病毒核酸检测转为阳性,当日遂转至红码医院隔离病区继续治疗。11 月 10 日胸部 CT 示:两肺胸膜下新增磨玻璃密度渗出影,双肺散在纤维实变灶,左肺下叶肺大疱。

(一) 西医鉴别诊断

1. 白血病的鉴别

(1) 急性髓系白血病:可通过骨髓细胞形态学、免疫分型判断细胞来源,进一步通过染色体和分子生物学检测进行危险度分层。

(2) 其他类型的急淋白血病:可通过免疫分型鉴别淋巴细胞所处的不同阶段,通过 Ph 染色体的检测区分 Ph^+ 和 Ph^- 的急淋。

2. 新冠病毒感染的鉴别

(1) 急性上呼吸道感染:为发生在鼻腔、咽或喉部的急性炎症,主要病原体是病毒,少数是细菌,通常病情较轻,病程短,有自限性,胸部 X 线无异常,预后良好。

(2) 社区获得性肺炎:其常见病原体有肺炎链球菌、流感嗜血杆菌、克雷白杆菌、金黄色葡萄球菌、卡他莫拉菌、军团菌、结核分枝杆菌感染等,结合临床症状,同时辅以病原学为主的实验室检查可支持临床明确诊断。

(3) 其他病毒性肺炎:包括流感病毒肺炎、腺病毒肺炎、巨细胞病毒性肺炎、SRAS 病毒肺炎、MERS 病毒肺炎等,需要结合流行病学史和病毒相关检测以指导临床诊断。

该患者为住院期间新冠核酸筛查阳性,症状不典型,偶有咳嗽,无咳痰,无发热,根据院内流行病学调查,排除院内感染所致,患者胸部 CT 有磨玻璃密度渗出影改变,散在纤维实变灶,辅助诊断新型冠状病毒肺炎。可从核酸检测、影像学表现以及流行病学史与其他病毒性肺炎相鉴别。

(二) 中医鉴别诊断

1. 急淋毒病的鉴别

(1) 髓劳:髓劳的临床表现如发热、出血、贫血等与急淋毒病比较类似。从病因病机上有着明显的差异,前者属先天不足,精血生化无源;后者属邪毒内蕴骨髓;前者无痰核、瘕块等表现,而后者多易出现。

(2) 髓毒劳:发病相对隐匿、缓慢;而急淋毒病起病急、进展快;前者老年人群多见;而后者可发于各年龄阶段,尤以中青年和儿童多见。

2. 疫病的鉴别

（1）风温：风温初期表现为发热恶寒、咳嗽、胸痛、气急等，病邪在气分，多在1周内可痊愈，若失治误治，症状加重，仍发热，咳吐浊痰者，可考虑为肺痈。

（2）肺痿：病程较长而发展缓慢，患者素体虚弱，形体瘦削，咳唾痰沫，患有肺系疾病日久，失治误治，迁延不愈，可最终转化为肺痿。

（3）肺痨：肺痨是由于痨虫入侵所致的传染性慢性虚弱性疾病，有咳嗽、咯血、潮热、盗汗、身体逐渐消瘦等明显全身性表现。

四、治疗经过

（一）西医治疗

（1）VDCP化疗方案（2022年10月1日至10月28日）。

患者体重62 kg，身高158 cm，体表面积1.66 m²，具体化疗剂量如下，同时给予碱化、水化、止吐、保肝治疗，并给予美司钠注射剂解毒，由于化疗药物含激素，故给予补钙、补钾、护胃治疗。给予氟康唑胶囊100 mg，每日1次口服，以预防真菌感染。

V	VCR	2 mg	d1、8、15、22
D	DNR	60 mg	d1~3
C	CTX	1 000 mg	d1
D	DEX	10 mg	d1~21，d22~28减停

（2）2022年10月30日给予聚乙二醇化重组人粒细胞刺激因子注射液，每支3 mg，皮下注射升高白细胞；11月2日输悬浮红细胞3 u静脉滴注；11月2日至11月10日予亚胺培南西司他丁钠注射液500 mg，静脉滴注，每6 h 1次；11月12日至11月14日予左氧氟沙星氯化钠注射液0.5 g，静脉滴注，每日1次，以抗感染。

（二）中医治疗

初期针对急性淋巴细胞白血病，拟益气化瘀解毒之法，因化疗副作用明显，暂停中药服用。

核酸检测阳性，明确诊断新冠病毒感染。给予温化寒湿之法，给予芸中1号方治疗3~4日。11月6日患者精神差，疲乏，纳少，咽喉不适减轻，牙龈疼痛，漱口后无缓解，无发热，偶有咳嗽，无咳痰，夜寐差，二便调，舌暗红苔白，苔少而干（图3-12-1B），11月12日专家会诊后拟益气养阴扶正，兼以养血凉血之法治疗。

五、诊疗难点

（1）患者发现白细胞增高4日入院，初入院时核酸筛查阴性，诊断为急性淋巴细胞白血病(Common B),进行常规治疗一段时间后核酸检测阳性,合并新冠病毒感染以后的治疗是其难点,肺部新增渗出影是院内获得性肺炎还是新冠病毒感染肺炎所致难以鉴别。

(2) 根据患者入院后染色体检查结果提示 7、9、22 号染色体易位,考虑疑似 BCR-ABL 基因阳性,由于检查条件限制,未进行 BCR-ABL 基因检测,需要进一步检查以明确是否在后续治疗中应用 TKIs 类药物。该患者本病为急性淋巴细胞白血病,后感染新冠病毒,核酸转阴时间相对较长。

六、疑难病例讨论(2022 年 11 月 12 日)

黄晓军(北京大学人民医院):免疫低下的患者易发生巨细胞病毒感染、呼吸道合胞病毒感染,单纯疱疹病毒感染等多种病毒感染问题。多数病毒感染会呈现自限性,部分会发展为肺炎,但是对免疫力低下的患者来说可能会发展为重症肺炎,在有效抗病毒的前提下,大多能够治愈。从该患者影像学和临床表现提示病情已得到缓解。病毒感染所致疾病一般分为三个阶段,第一阶段为病毒感染阳性,第二个阶段发生非定向的器官组织损害,第三个阶段是定向组织损害。该患者为病毒性血症,胸部 CT 提示具有间质性的改变,但从血气来说,未发现明显的缺氧状态,新冠病毒感染诊断尚不能明确。针对该患者的治疗仅需关注核酸转阴时间,不影响血液病治疗方案。

吴洁(中国中医科学院广安门医院):建议该患者的治疗按照标准方案执行。中医称急性淋巴细胞白血病为急淋毒病。从疾病分期阶段来说,分为三个病型,分别是气血两亏、痰瘀互阻型,气阴两虚、痰瘀互阻型,热毒炽盛、痰瘀互阻型。治疗除了"调态",还需有针对白血病的靶向药。该患者 BCR-ABL 基因为阳性,基因型独特,具有 9 号和 22 号及 7 号染色体的易位,这一点需重点关注。

黄晓军(北京大学人民医院):从西医的角度分析,患者 68 岁,高危的急淋,具备移植条件。目前治疗方案为 VDCP,符合目前病情。但对于 70 岁以上的患者推荐使用 VP 方案或 COP 方案加中药去诱导缓解,甚至是未来的巩固维持。该患者为 7 号、9 号、22 号染色体易位,可能 BCR-ABL 基因为阳性。建议完善 p190、p210 检测。

吴洁(中国中医科学院广安门医院):治疗白血病首先强调扶正祛邪,对于该患者目前辨证为气虚血瘀。可选用生脉注射液以益气养阴、养血生津。叶天士《温热论》中提到"入营犹可透热转气,如犀角、玄参、羚羊角等物",这些也都是血液科常用中药,也提到"入血就恐耗血动血,直须凉血散血",治疗血液病一定要凉血散血,该治法适用于本案患者。在白血病退热、解毒过程中可选用紫雪散。该患者前期治疗有效,淋巴细胞在逐渐回升,当前阶段应属于气阴两虚,如血源充足,建议给予血小板输注治疗。在此治疗基础上拟定中西医结合治疗方案。后续还需持续关注该患者新冠核酸 Ct 值及 C 反应蛋白。

李风森(新疆医科大学附属中医医院):该患者为血液病免疫缺损感染新冠病毒。影像学结果提示为新冠病毒感染重型,该患者核酸转阴时间可能会受免疫缺损以及化疗的影响而延长。

仝小林(中国中医科学院广安门医院):该患者为新冠病毒感染重型,目前患者整体情况平稳,需重点关注白血病治疗。从扶正和祛邪这两方面治疗来说,使用西药"祛邪""打靶"为主,"扶正""调态"则以中医调护,"调态""打靶"相结合。患者舌质暗红,少苔少津,明显是气阴两虚证,兼有瘀血。治当益气养阴、兼顾脾胃。组方可考虑以生脉散为基础,西洋参、麦冬、五味子益气养阴,加用生地来凉血、散血和化瘀,丹参养血活血,焦三仙兼顾脾胃,佐以金银花清气分,鹿角胶和龟板胶阴阳双补。

七、随诊记录

➤ 2022 年 11 月 12 日

患者精神差,疲乏,仍有纳差,咽喉不适减轻,牙龈疼痛较前缓解,无发热,偶有咳嗽,无咳痰,夜寐差,二便调。新型冠状病毒 N 基因阳性 Ct 值 39 新型冠状病毒 ORF1ab 基因阳性 Ct 值 39。患者血氧饱和度仍低于 93%,嘱患者低流量持续吸氧。治疗上予停用亚胺培南,抗生素降级,继续予左氧氟沙星 0.5 g,静脉滴注每日 1 次治疗。

➤ 2022 年 11 月 13 日

患者精神仍差,疲乏,纳差,咽喉不适减轻,牙龈疼痛症状缓解,无发热,偶有咳嗽,无咳痰,夜寐差,二便调。中医会诊辨证属于气阴两虚、痰瘀互结证,治以益气养阴扶正,兼以养血凉血。方药如下:

黄　芪 20 g	麦　冬 15 g	五味子 6 g	北沙参 10 g
杏　仁 9 g	桔　梗 6 g	生　地 15 g	丹　参 15 g
金银花 20 g	鹿角胶 6 g^{烊化}	龟板胶 10 g^{烊化}	浙贝母 15 g
川　芎 10 g	防　己 10 g	女贞子 15 g	仙鹤草 20 g
石　斛 15 g	焦三仙^各 10 g	甘　草 10 g	茯　苓 20 g

7 剂,水煎,每日 1 剂,早晚分服(11 月 13 日至 11 月 19 日)。

辨证组方分析:患者经过前期较为有效的治疗,现在处于疾病的后期恢复阶段,基于"态靶结合"的诊疗思想,理"态"定"靶",以生脉散合复方浙贝颗粒组方加减治疗。患者舌质暗红,少苔少津,为气阴两虚、瘀血内阻之象。考虑到该患者前段时间经过化疗,后感染新冠病毒,主调气阴两虚之"虚态",从宏观改善患者病至后期亏耗过多,气阴难以自复的病"态"。本案选用生脉散为基础以益气养阴,麦冬清热养阴、生津润肺,五味子益气生津、敛肺,同时配伍北沙参、石斛养阴生津,沙参与麦冬相伍取沙参麦冬汤法滋养肺胃之阴,女贞子滋补肝肾之阴,仙鹤草补虚而不留邪,稍佐金银花清气分,再加用鹿角胶和龟板胶阴阳双补,配伍生地凉血、散血和化瘀,丹参养血活血。治"靶"者,从呼吸道、消化道等相应症状表现的"靶标"入手,桔梗、杏仁一升一降,开宣肺气,配伍焦三仙顾护脾胃,复方浙贝颗粒为针对急性白血病的"靶方",其组成为浙贝母、川芎、汉防己,为陈信义团队经过大量临床研究针对难治性急性白血病痰瘀互阻证所创制。浙贝母化痰止咳,开泄力及清火散结力强,川芎活血行气、祛风止痛以化瘀行血,防己利水祛湿,合浙贝母以截生痰之源,防己止痛,伍川芎以除瘀滞,缓解疼痛。三者配伍可奏化痰散结、活血化瘀之效[4]。患者有急淋毒病病史,复感疫病,年老体弱,乏力明显,应注意及早加用温阳补气、健脾除湿之品[5],故加黄芪以扶助正气,加茯苓健脾益气以化湿邪。甘草补虚,且调和诸药。

➤ **2022 年 11 月 14 日**

患者核酸转阴,精神好转,余症同前,继续服用本方。

➤ **2022 年 11 月 16 日**

患者精神好转,疲乏,纳差症状好转,无咽喉不适感,无牙龈疼痛,无发热,偶有咳嗽,无咳痰,二便调。患者病情平稳,经过综合治疗后,患者诸症明显好转,予出院。

八、病情转归

2022 年 11 月 16 日患者各项症状好转,核酸阴性(2022 年 11 月 14 日),病情平稳,已出院,出院带中药 1 周。后续随访,患者自述服中药 1 周后,精神转佳,疲乏感较前减轻,纳差好转,无发热,无咳嗽,无咳痰。夜寐可,二便调。

九、按语

老媪头晕疾患二十余载,今秋诊为血劳,现染新冠疫毒,症见精神欠振,疲乏无力,偶咳无痰,纳寐可,二便调,舌质黯淡苔白,脉细滑。精神欠振、疲乏无力为气虚所致,舌质黯淡为内有瘀血,脉细滑为阴津亏虚,复有痰湿蕴结。结合上述病例,患者本病为急性淋巴细胞白血病,化疗后骨髓抑制期感染新冠病毒,根据舌脉分析其有痰瘀留滞之象,且化疗附加之峻烈药毒本重伤气阴,虚损之上又感疫邪,仝小林从寒湿疫论治新冠病毒感染,分为"郁、闭、脱、虚"四期,疫病进展则复伤其气阴,随病程持续,正邪交争,两相损伤,正气复损而邪气亦渐退,进入恢复期,虚象尤显,辨证为气阴两虚,痰瘀互结证,即进入第四期,以补虚为主,益气养阴扶正,兼祛邪,遂以生脉散合复方浙贝颗粒为基本方加减。

本案为成人初诊急性淋巴细胞白血病(Common B),而且伴有染色体 t(7;9;22)(q33;q34.1;q11.2)高危患者;给予 VDCP 方案化疗 28 日,停药第二日骨髓抑制期核酸检测阳性。

该患者结合骨髓细胞形态学、免疫分型、染色体和分子生物学的检测诊断明确,治疗方案依据 ALL 中国专家共识进行。但是,当时正值新冠疫情肆虐时期,重要的外送检测全部中断,给精准诊断带来困难,最终在时间空当中完成了免疫分型、染色体和二代测序。明确了诊断和危险度分层,后给予了 VDCP 方案化疗 28 日,停药后第二日感染新冠病毒,核酸检测阳性。对于骨髓抑制期的患者来讲,明显增加了危及生命的风险。此时患者的全血细胞数极度降低,免疫功能处于低下状态,立即给予粒细胞集落刺激因子升白细胞,输血和输注血小板支持治疗,联合中药辨证治疗对抗新冠病毒感染。

由于病情复杂,治疗风险较大,国家新冠中医医疗救治专家组组长仝小林组织中西医专家就诊断治疗进行了讨论。中西医专家都给出了中肯的意见和建议,后期复查染色体和 *BCR/ABL* 融合基因,为进一步采用 TKI 类的药物联合化疗方案提供依据,甚至可以考虑造血干细胞移植。骨髓抑制期受前期化疗的影响,药毒所致耗气伤阴,正气已亏又加新冠病毒外感,扶正祛邪并举,当属正治。中医辨证治疗不仅改善了临床症状,而且该患者核酸阳性转阴时间为 12 日,与单纯新冠阳性患者转阴时间相比并无明显延迟,说明中西医结合方案的治疗取得了较好疗效。

参考文献

［1］ Künz T，Hauswirth AW，Hetzenauer G，et al. Changing Landscape in the Treatment of Adult Acute Lymphoblastic Leukemia（ALL）［J］. Cancers（Basel），2022，14（17）：4290.

［2］ Singh S，Singh J，Paul D，et al. Treatment of Acute Leukemia During COVID-19：Focused Review of Evidence［J］. Clin Lymphoma Myeloma Leuk，2021，21（5）：289-294.

［3］ 仝小林,何莉莎,赵林华.论"态靶因果"中医临床辨治方略［J］.中医杂志,2015,56(17)：1441-1444.

［4］ 李冬云,陈信义,姜靖雯.复方浙贝颗粒研究现状与应用前景分析［J］.中国药物与临床,2009,9(2)：85-87.

［5］ 仝小林,李修洋,赵林华等.从"寒湿疫"角度探讨新型冠状病毒肺炎的中医药防治策略［J］.中医杂志,2020,61(6)：465-470+553.

第四章

呼吸系统疾病合并新冠病毒感染

病例 13　慢性阻塞性肺疾病合并新冠病毒感染(危重型)

慢性阻塞性肺疾病(chronic obstructive pulmonary disease，COPD)是一种常见的肺部疾病，其特征是持续性气流受限及呼吸系统症状，通常与显著暴露于有害颗粒或气体引起的气道和(或)肺泡异常有关[1]。COPD 的患病率和病死率居高不下，每年导致全球 300 多万人死亡，尽管在治疗症状和预防急性加重方面取得了进展，但在改善疾病进展或影响死亡率方面却鲜有进展[2]。在我国，COPD 是导致呼吸衰竭和肺源性心脏病最常见的病因，约占全部病例的 80%[1]。新冠病毒感染作为世界卫生组织认定的全球突发卫生事件，仍肆虐全球。新冠病毒感染最常见的临床症状是发热(9.87%)，咳嗽(7.67%)和疲劳(1.38%)，与其他动物源性冠状病毒相似。除肺外，病毒还会损害其他组织，包括心脏、肾脏、肝脏、眼睛和神经系统[3,4]。老年人或有基础疾病群体(心脏、呼吸系统疾病、免疫系统疾病等)为易感人群，临床症状明显，且更易进展为重症肺炎、急性呼吸窘迫综合征(ARDS)甚至多器官衰竭[5,6]，ARDS 多发生在感染发作 9 日后[4]。当 COPD 患者合并新冠病毒感染时，发热、咳嗽和呼吸困难等症状相似，其肺部影像常常难以区分，因相关案例报道较少，缺乏有效的治疗经验，临床上常被误诊误治。本案例是国家新冠中医医疗救治专家组参与救治的 1 例 COPD 合并危重型新冠病毒感染的患者，通过中西医结合治疗有效，但因患者高龄，合并 COPD、冠心病等基础疾病严重，在新冠核酸转阴后因慢性呼吸衰竭急性加重去世，现将其病程进展及讨论意见进行整理，期望为临床诊治此类患者提供借鉴思路。

一、病例概述

张某,男,80岁。

入院时间:2022年10月30日。

主诉:咳嗽、痰喘伴发热10日。

现病史:患者10日前出现咳嗽、痰喘,10月30日核酸检测阳性,当日转运至某三甲医院,由急诊收治入院。就诊时患者症见神志清晰,精神萎靡,咳嗽伴白黏痰,不易咯出,痰喘伴周身发热(体温升高不明显),心率快,低氧,纳寐欠佳,二便尚可,舌红、苔黄腻、脉滑数。胸部CT(图3-13-1A):双肺纹理增多,双肺胸膜下见多发斑片、片状磨玻璃样渗出影,以右肺及左肺下叶为著;右肺上叶见薄壁透亮影,直径约17.5 mm,各叶、段支气管通畅,未见明显狭窄及阻塞征象。心脏大小、形态正常,主动脉局部钙化。双侧胸腔未见积液。肝右叶、右肾见囊性灶。10月31日,患者咳嗽伴白色夹淡黄色黏痰,不易咯出,痰喘伴周身发热,最高37.7℃。11月4日,患者咳痰喘明显,双下肢水肿,11月5日复查胸部CT:片状磨玻璃样渗出影较前明显进展,以右肺及左肺下叶为著,出现大片实变(图3-13-1B)。查血气分析提示Ⅰ型呼吸衰竭。遂转ICU,监测血氧饱和度90%,血压127/75 mmHg,11月4日至11月6日体温平稳,血氧饱和度92%~95%。刻下症见:患者神志清,精神萎靡,咳嗽、可见白色黏痰,不易咯出,痰喘伴周身发热,咽痛,无肌肉关节酸痛,无嗅觉味觉丧失,纳寐欠佳,二便正常。舌暗红,苔黄厚燥,舌底瘀滞(图3-13-1C),脉滑数。

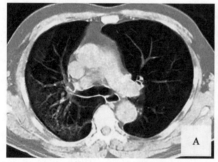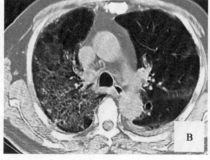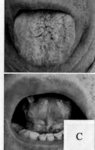

图3-13-1　胸部CT(A. 2022年10月30日;B. 2022年11月5日)及舌象
(C. 2022年11月6日)

既往史:慢性支气管炎病史10余年,慢性阻塞性肺疾病3年,冠心病病史40余年,前列腺增生症10余年。否认"高血压""糖尿病"等病史,否认"结核""肝炎""伤寒"等传染病史,否认药物和食物过敏史。

个人史：发病前 14 日内病例报告社区居住史，否认有发病前 14 日内与新冠病毒感染患者或无症状感染者接触史，无烟酒等嗜好，无冶游史。

流行病学史：患者处于新冠病毒感染风险区，未接种新冠疫苗。

婚育史：适龄婚育，配偶患有高血压病、糖尿病及冠心病，育有二子一女，子女体健无特殊。

家族史：父母均已亡故，原因不详。

体格检查：鼻导管吸氧，血氧饱和度 90％，体温 36.4℃，呼吸 21 次/分，脉搏 85 次/分，血压 133/79 mmHg。神志清晰，精神萎靡，慢性病容。

专科检查：呼吸运动正常，呼吸节律均匀整齐，肋间隙正常，双侧语颤对称，无胸膜摩擦音，无呼气延长，语音传导对称。

辅助检查。（2022 年 10 月 30 日）超声心动图：内脏正位，心房正位。各房室腔内径正常范围，左室壁未见明显增厚。静息状态下心肌未见明显节段性运动减弱，主动脉壁回声增强，瓣叶回声增强，钙化，瓣开放无受限，关闭欠佳。瓣膜形态活动尚可，一、三尖瓣关闭欠佳。房室间隔回声连续无中断，大血管连接走向未见明显异常，心包回声未见明显异常，心包腔未见液性暗区。左室壁运动评分：1 分。多普勒检查：二尖瓣口检出收缩期少量反流，舒张期血流频谱示 E 峰，三尖瓣口检出收缩期少量反流。主动脉瓣下检出舒张期微量反流。组织多普勒测定：TDI 示 S 波峰值：9 cm/s；$E'/A'<1$。

实验室检查。血常规＋CRP：C－反应蛋白 151.00 mg/L↑，淋巴细胞百分比 6.20％↓，中性粒细胞百分比 85.30％↑，淋巴细胞绝对值 $0.36×10^9$/L↓。生化：谷丙转氨酶 66.32 U/L↑，谷草转氨酶 105.27 U/L↑，γ谷氨酰基转移酶 67.56 U/L↑，胆碱酯酶 3 990.00 U/L↓，白蛋白 37.60 g/L↓，前白蛋白 135.86 mg/L↓，总胆红素 21.56 μmol/L↑，直接胆红素 6.02↑ μmol/L，尿素 10.06↑ mmol/L，胱抑素－C 1.83 mg/L↑，视黄醇结合蛋白 19.84 mg/L↓，$β_2$ 微球蛋白 4.35 mg/L↑，二氧化碳 19.57 mmol/L↓，肌酸激酶 420.17 U/L↑，α羟丁酸脱氢酶 218.50 U/L↑，乳酸脱氢酶 351.15 U/L↑，高密度脂蛋白胆固醇 0.67 mmol/L↓，载脂蛋白 A1 0.67 g/L↓。红细胞沉降率 48.00 mm/h↑。甲状腺功能：三碘甲状原氨酸 0.67 nmol/L↓，甲状腺素 63.78 nmol/L↓，游离三碘甲状原氨酸 1.91 pmol/L↓。白介素－6 测定 80.93 pg/ml↑。尿液分析：尿胆素原（±），尿酮体（＋），尿潜血（±），尿蛋白质（＋）。血气分析：$PaCO_2$ 30.20 mmHg↓，PaO_2 60.60 mmHg↓，SaO_2 90.90％↓，Na^+ 123.00 mmol/L↓，Cl^- 107.00 mmol/L↑，Ca^{2+} 1.07 mmol/L↓，BE（B）－4.60 mmol/L↓，BE（ecf）－3.60 mmol/L↓。提示Ⅰ型呼吸衰竭，肝功能受损，心肌、肾小管受损，血浆低蛋白，炎症状态，血浆高胆红素等。

二、入院诊断

1. 中医诊断　疫病(疫毒闭肺、痰热壅肺证)。
2. 西医诊断　① 新冠病毒感染(重型);② Ⅰ型呼吸衰竭;③ 慢性阻塞性肺疾病;
④ 慢性支气管炎;⑤ 冠状动脉粥样硬化性心脏病。

三、诊断依据与鉴别诊断

患者以咳嗽、痰喘伴发热 10 日入院,10 月 30 日胸部 CT 见双肺多发磨玻璃渗出影,
符合病毒性肺炎表现,右肺上叶肺大疱,新冠病毒核酸阳性,既往慢性阻塞性肺疾病 3 年,
慢性支气管炎 10 余年病史。

(一) 西医鉴别诊断

1. 社区获得性肺炎　医院外罹患的感染性肺实质炎症,也包括具有明确潜伏期的病
原体感染而入院后在平均潜伏期内发病的肺炎,常见病原体有肺炎链球菌、流感嗜血杆
菌、克雷白杆菌、金黄色葡萄球菌、卡他莫拉菌、军团菌、结核分枝杆菌感染等,结合临床症
状,辅以病原学为主的实验室检查可明确诊断。

2. 其他病毒性肺炎　包括流感病毒肺炎、腺病毒肺炎、巨细胞病毒性肺炎、SARS 病
毒肺炎、MERS 病毒肺炎等,需结合流行病学史和病毒相关检测指导诊断。

(二) 中医鉴别诊断

1. 风温　风温初期表现为发热恶寒、咳嗽、胸痛、气急等,病邪在气分,多在 1 周内痊
愈,若失治误治,症状加重,仍发热,咳吐浊痰者,可考虑为肺痈。

2. 肺痿　病程较长而发展缓慢,患者素体虚弱,形体瘦削,咳吐浊唾涎沫,多因肺系
疾病日久,迁延不愈,导致肺叶痿弱不用,最终转化为肺痿。

3. 肺胀　肺胀是多种慢性肺系疾病反复发作,迁延不愈,导致肺气胀满,不能敛降的
一种病证,临床以喘息气促、咳嗽咳痰、胸部膨满、胸闷如塞,或唇甲发绀、心悸浮肿,甚至
出现喘脱、昏迷为主要表现。

结合患者症状,中医诊断为疫病,证属疫毒闭肺、痰热壅肺证。

四、治疗方案

(一) 西医治疗
(1) 俯卧位(血氧饱和度俯卧位在 95%～97%,仰卧位在 92%～95%)。

（2）持续高流量吸氧 35 L/min，氧浓度 45％（由 70％～80％下调至 45％）。

（3）抗感染治疗：注射用头孢哌酮钠舒巴坦钠 3 g，每 8 h 1 次，静脉泵入；联合莫西沙星 0.4 g，每日 1 次，静脉滴注。

（4）胸腺法新 1.6 mg，每周 2 次，皮下注射，提高免疫力。

（5）依诺肝素钠 0.4 ml，每日 1 次，皮下注射，暂停氯吡格雷。

（6）盐酸氨溴索注射液 30 mg，每日 2 次，静脉滴注，化痰。

（7）人血白蛋白 10 g，每日 1 次，静脉滴注，补充蛋白。

（8）布地奈德 2 ml＋异丙托溴铵 500 mg，每日 2 次，雾化吸入，化痰解痉平喘。

（二）中医治疗

患者神志清，精神萎靡，体温 36.5℃，咳嗽，可见白色黏痰，不易咯出，痰喘伴周身发热，咽痛，无肌肉关节酸痛，无嗅觉，味觉丧失，纳寐欠佳，二便正常。舌淡暗，苔黄厚燥，舌底瘀滞。辨证为疫毒闭肺。治以燥湿化痰、通腑化浊。予化湿败毒方加减。方药如下：

| 苍　术 15 g | 陈　皮 10 g | 藿　香 12 g | 佩　兰 12 g |
| 薏苡仁 30 g | 羌　活 10 g | 厚　朴 10 g | 苦杏仁 12 g |

7 剂，水煎，每日 1 剂，早晚分服（11 月 30 日至 11 月 6 日）。

辨证组方分析：患者既往 COPD 3 年，又复感受疫邪，肺失宣肃，肺气失司，故反复咳嗽咳痰。疫毒入里，盘踞肺脏，郁而化热，灼伤津液，故见持续性发热 10 日。患者年事已高，本感受寒湿疫之邪，寒湿久踞中焦，同时兼有郁而化热之趋势，故见舌红、苔黄腻、脉滑数燥。新冠戾气，易入气分，夹热后亦可入营、入血，日久内耗津液可见舌暗红、苔黄厚燥、舌底瘀滞。故辨为疫毒闭肺证，初步治以燥湿化痰，通腑化浊。以化湿败毒方为底方，燥湿化痰，理气和中，配伍藿香、佩兰芳香化浊，薏苡仁辅其化湿之力。羌活解散表寒、并祛风湿，厚朴燥湿消痰、通腑下气，杏仁降气止咳平喘，诸药共用，起化痰燥湿之功。

五、诊疗难点

（1）患者本有慢性阻塞性肺疾病病史 3 年，慢性支气管炎病史 10 余年，冠心病病史 40 余年，此次新冠病毒感染，出现重症肺炎，Ⅰ 型呼吸衰竭，症见反复咳嗽、咳痰、气喘、发热、心率增快，且胸部 CT 影像显示肺炎呈明显进展状态，在 1 周内由重型转向危重型，因此，改善患者肺部炎症，保证心肺功能，改善呼吸衰竭是此次治疗难点。

（2）患者精神萎靡，咳嗽、可见白色黏痰，不易咯出，痰喘伴周身发热，咽痛，舌红苔黄腻、脉滑数。辨为疫毒闭肺证。治以燥湿化痰、通腑化浊，已给予化湿败毒方加减治疗，患者肺部影像进展明显，精神仍差，舌暗红，苔黄厚燥，舌底滞，提示有化热内耗津液、入营化瘀动血的可能，故需中西医会诊，调整中西医治疗方案。

六、疑难病例讨论(2022 年 11 月 7 日)

方继良(中国中医科学院广安门医院):10 月 30 日 CT 显示肺部病变范围较小,右肺病变约占右肺面积的 1/4。11 月 5 日 CT 显示大片实变,左肺从实变不明显进展为多发斑片影,是新冠病毒感染进展为重症的表现,病情迅速由重症转为危重症。根据以往经验,老年人感染新冠病毒 15 日是病程高峰状态,当前阶段病情危急,若能平稳度过则预后良好,若症状进一步加重,则比较危险。

李风森(新疆医科大学附属中医医院):患者基础疾病较多,80 岁属高龄,入院较晚,前期治疗不及时,未能在发病之初抗病毒治疗,因此核酸转阴所需时间较长。入院按危重症处理,予高流量吸氧以及无创通气,已较为全面地予以常规治疗,但核酸仍未能转阴,肺影像吸收都缓慢,在此情况下中药治疗可能是一个非常重要的手段。从舌象及基础疾病来说,本次疫情长期不转阴的患者分两种类型。第一种以基础疾病为主,舌苔较厚腻,可以化痰、温通、通络等治法为主。常用温胆汤、二陈汤加减。第二种,舌苔薄而不腻,一般是气虚血瘀为主,以参苓白术加减活血药物。该患者刻下痰湿较多,予益气、健脾、化湿、通络、消食导滞等药物可能有一定疗效,对核酸转阴也有帮助。

齐文升(中国中医科学院广安门医院):该患者以高龄合并多种基础病为特征,无疫苗接种史,临床症状、肺部影像学改变均较重,有典型新冠病毒感染影像表现。该患者前期总体治疗方向正确。中医治疗方面,当前处方早期应用尚可,但随病情变化有三个方面需要调整:一是舌质暗,D-二聚体升高,血瘀明显,虽已用低分子肝素一次,但中药组方中缺乏活血药。二是要加强补气类药物。三是此患者舌苔厚,湿象仍显,虽舌苔偏干,但可能与高流量吸氧有一定关系。养阴会增湿的,因此可适当加用化湿药。综上,建议调整处方为以达原饮为底方,加强补气、活血药物。

张立山(北京中医药大学东直门医院):患者舌苔白厚且干,可能和经鼻高流量吸氧有关系,宜用达原饮治疗。前方在前一阶段适用,现在则偏燥。患者为老年人,正气不足,如应用过燥药物,有伤正之弊。从六经辨证分析,患者咽痛,少阳太阴合病,可用柴胡达原饮之类,保留知母。老年人正虚,热退阶段补气是关键,可用黄芪、人参托里扶正。此时也应注意活血药的应用,例如当归补血汤中,黄芪、当归加赤芍均可应用。肺部影像学显示存在渗出,从象思维角度分析偏于湿邪,而非痰邪。2003 年"非典"时期患者的肺部影像也是初期弥漫性、磨玻璃样渗出病变,偏于湿邪,后逐渐成团,即凝结成痰邪,到成痰时再用化痰散结药。所以,我认为目前阶段以湿为主,建议以达原饮/柴胡达原饮加减益气、活血药更合适。

宋斌(遵义医科大学第三附属医院):据面容、舌苔、脉象分析,有以下两点需要关注:一是患者面色偏黄较暗,无光泽,正气亏虚明显。二是患者舌苔燥黄,苔虽偏黄,但舌体胖大淡嫩,甚至偏白偏紫,舌下静脉稍有迂曲。故从整体分析,属疫毒闭肺,结合气候地理特点,多考虑寒湿疠气侵袭机体。据症分析,患者目前有化热的情况,肺部渗出严重,痰湿重,且郁闭在里难出。我对此阶段用方有六点建议:① 宣肺,肺气不宣,湿气难出。② 通腑,酌情用小剂量通腑药物。一宣一降,恢复肺功能,促痰湿排出。③ 补益,患者年龄大,宜补肺、健脾、益气,养阴药不需重用,可用生黄芪、党参、白术、茯苓等药。④ 清热,若持续发热,要酌情考虑加用麻杏石甘汤,这也是化湿败毒方的主要组分。⑤ 化瘀,加入活血通络药物,防止重要脏器损伤。⑥ 中药注射剂的使用,推荐清热、化瘀、益气养阴的注射剂,例如生脉注射液、喜炎平注射液、血必净注射液等。综上,当前阶段很关键,应该及时应用中医药治疗,以汤药加中药静脉注射剂进行扶正祛邪,尤其注意恢复肺的通降功能。如治疗效果欠佳,咳痰不畅等,可酌情使用国家方案中推荐的针灸等外治手段。

仝小林(中国中医科学院广安门医院):该患者有心肺慢性疾病,平时心肺功能较差、血氧偏低,故其对缺氧耐受性应该较强。治疗不及时,咳痰喘 10 日后才入院治疗。尽管目前治疗已较全面,但肺部影像仍有进展。苔黄厚燥,气阴两亏较明显。但如腑气不完全通畅,内热就会逐步加重,故有以下几点建议:① 治疗时应清痰热合并通腑。② 当前病情已与之前不同,化湿败毒方中苍术、薏苡仁以及比较温的厚朴、羌活,在现阶段用是否合适?结合该患者病程长,年龄大,正虚、气阴内亏较重等特点,建议去除组方中的燥性药物,比如苍术、厚朴、薏苡仁等。③ 大便虽无干结,但仍需开通腑气,腑气降后,对咳痰喘诸症都有改善。因此治疗重点仍在于宣肺、通腑,以宣白承气汤为底方。④ 适度补气养阴,在石膏、杏仁、大黄、瓜蒌皮基础上加三参(西洋参、玄参、丹参),也可加生地、麦冬,合增液汤之意,诸药合用,滋阴益气,散结泄热,暗合新加黄龙汤方意,但养阴不宜过多。⑤ 舌底瘀滞明显,这和肺部慢性疾病引起的长期低血氧有密切关系。因此在兼顾益气养阴同时,可加少许活血药如地龙、丹参。地龙对化痰通络、活血通络都有益。此外,若清热解毒力量不足,可考虑再加一些解毒活血药物,例如连翘、柴胡。

目前情况可用达原饮,主药有槟榔、厚朴、草果。草果偏燥,厚朴性燥不明显。达原饮宜用于新冠初期浊腐苔时,核心就是槟榔、厚朴、草果,但现在转燥过程中,建议少用燥药。

七、随诊记录

➤ 2022 年 11 月 08 日

患者神志清,精神欠振,鼻导管吸氧,咳嗽、咳痰不多,气短,气喘明显,俯卧位通气。持续高流量氧气吸入。查体:体温 36.3℃,呼吸 20 次/分,血压 131/73 mmHg。呼吸运动正常,呼吸节律均匀整齐,肋间隙正常,双侧语颤对称,无胸膜摩擦感,双肺叩诊浊音,呼吸音减弱,有啰音,无胸膜摩擦音,无呼气延长,语音传导对称。

辅助检查(2022 年 11 月 7 日)如下。

(1) 生化:谷丙转氨酶 67.05 U/L↑;谷草转氨酶 76.18 U/L↑;总蛋白 57.00 g/L

↓;白蛋白 28.28 g/L↓;碱性磷酸酶 148.10 U/L↑;γ谷氨酰基转移酶 94.80 U/L↑;胆碱酯酶 2 345.10 U/L↓;尿酸 163.00 μmol/L↓;提示肝功能轻度异常,低蛋白血症。

(2) 全血细胞分析:淋巴细胞百分比 7.00%↓;中性粒细胞百分比 86.00%↑;淋巴细胞绝对值 0.41×10^9/L↓;红细胞 3.66×10^{12}/L↓;血红蛋白 114.00 g/L↓;(2022 年 11 月 8 日)白介素-6 测定 46.01 pg/ml↑,提示淋巴细胞绝对值下降、贫血。

(3) 血气分析:pH 7.44,PaCO$_2$ 32.00 mmHg↓,PaO$_2$ 73.00 mmHg↓,SB 24.90 mmol/L,SaO$_2$ 95.00%,BE 为 0,钾 4.10 mmol/L,钠 132.00 mmol/L↓,钙 1.12 mmol/L↓,BB 23.30 mmol/L↑,提示Ⅰ型呼衰,呼吸性碱中毒可能,轻度低钠血症,低钙血症。

辅助检查(2022 年 11 月 8 日)如下。

胸片:两肺纹理增多,两肺见多发片状渗出影,边界模糊。两膈面毛糙,左侧肋膈角模糊。与前片比较双肺渗出增多。意见:双肺多发渗出,较前进展(图 3-13-2A)。

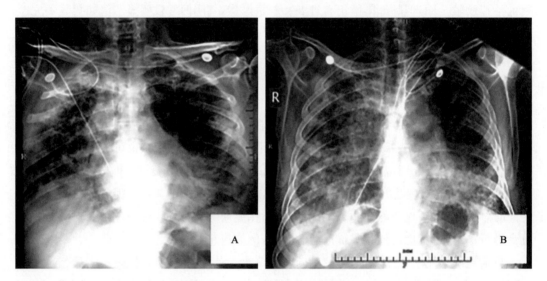

图 3-13-2　患者胸片(A. 2022 年 11 月 8 日;B. 2022 年 11 月 12 日)

西医治疗方案调整为:补充白蛋白,纠正电解质、俯卧位通气、机械辅助排痰、持续高流量吸氧、胸腺法新注射提高免疫力、依诺肝素钠注射液抗凝治疗预防栓塞、盐酸氨溴索注射液化痰、布地奈德+异丙托溴铵雾化化痰解痉平喘。

➢ **2022 年 11 月 9 日**

患者症状及专科查体基本同前,舌质红,苔黄腻,脉细滑。

辅助检查(2022 年 11 月 9 日)如下。

(1) 核酸检测:新型冠状病毒 *ORF1ab* 基因 Ct 值 26;新型冠状病毒 *N* 基因 Ct 值 23。

(2) 全血细胞分析:红细胞 3.40×10^{12}/L↓,血红蛋白 106.00 g/L↓,淋巴细胞百分比 6.30% ↓,中性粒细胞百分比 86.60% ↑,淋巴细胞绝对值 0.35×10⁹/L ↓,提示感染存在,血红蛋白较前降低,或为感染消耗导致。

(3) 生化:碱性磷酸酶 132.50 U/L↑,γ 谷氨酰基转移酶 89.50 U/L↑,胆碱酯酶 2 216.50 U/L↑,谷草转氨酶 68.45 U/L↑,谷丙转氨酶 69.05 U/L↑,总蛋白 55.44 g/L ↓,白蛋白 29.69 g/L↓,尿酸 147.30 μmol/L↓,钠 128.50 mmol/L↓,提示低蛋白血症,但较前略上升,肝功能异常较前无明显改变,低钠血症或为感染消耗。

(4) 凝血四项+D-二聚体:纤维蛋白原 4.86 g/L↑,D-二聚体 1.82 μg/ml↑,凝血功能异常,高凝状态,考虑感染引起;血清降钙素原测定 0.17 ng/ml 正常,较昨日略降低。

治以养阴清热、宣肺通腑、化痰活血,方药如下:

太子参 30 g	玄　参 30 g	丹　参 30 g	石　膏 30 g
瓜蒌皮 18 g	炒苦杏仁 9 g	地　龙 30 g	麦　冬 30 g
赤　芍 30 g	知　母 30 g	黄连片 18 g	槟　榔 9 g
生大黄 9 g	生　姜 30 g		

3 剂,水煎,每日 1 剂,早晚分服(11 月 9 日至 11 月 12 日)。

辨证组方分析:患者年龄大,基础疾病较重,气短气喘,提示气虚。患者 11 月 6 日苔黄厚燥提示阴伤,故需益气养阴。患者贫血,舌暗红,底瘀滞,提示内有郁热,内生瘀血,需养血活血清热。11 月 8 日胸片显示肺部渗出较前进展,患者痰湿仍重,故治以养阴清热、宣肺通腑、化痰活血。以宣白承气汤为底方,取石膏 30 g、瓜蒌皮 18 g、苦杏仁 9 g、生大黄 9 g,上开肺闭下宽肠道,使气机升降得宜。在此基础上加用太子参、玄参、丹参三味,益气养阴,活血养血化瘀,配合地龙 30 g、赤芍 30 g 增强其化瘀通络之力。知母清热泻火、滋阴润燥,黄连清热燥湿、泻火解毒,协助解除内部之热。槟榔辛散湿邪、化痰破结,使邪速溃,可直达膜原,速清疫邪,并佐以生姜 30 g 防止药性过凉。

➢ **2022 年 11 月 12 日**

患者神志清,精神尚可,经鼻高流量吸氧,咳嗽、咳痰较少,轻度气短、气喘,较前好转,间断俯卧位通气,间断低热,12 日体温:37.4℃。饮食睡眠尚可,大小便正常。

辅助检查(2022 年 11 月 12 日)如下。

(1) 胸片:两肺纹理增多,双肺多发片状渗出、实变影,边界模糊。与前片比较两肺渗出较前吸收,密度略减低(图 3-9-2B)。

(2) 全血细胞分析:淋巴细胞百分比 7.00% ↓;中性粒细胞百分比 85.40% ↑;淋巴细胞绝对值 0.42×10⁹/L↓;红细胞 3.35×10¹²/L↓;血红蛋白 104.00 g/L↓,提示贫血较前变化不明显。

(3) 凝血四项+D-二聚体:纤维蛋白原 5.75 g/L↑;D-二聚体 2.01 μg/mL↑,提示高凝状态。

(4) 生化:谷丙转氨酶 79.00 U/L↑;谷草转氨酶 83.30 U/L↑;总蛋白 58.88 g/L ↓;白蛋白 31.25 g/L↓;γ 谷氨酰基转移酶 78.40 U/L↑;胆碱酯酶 2 118.20 U/L↓;尿

酸 135.20 mol/L↓;钠 130.70 mmol/L↓,提示肝功能轻度异常,较前加重,低蛋白血症,低钠。

11 月 12 日、11 月 13 日核酸转阴。辨证为:气阴两虚、痰湿阻肺证,治以益气养阴、宣肺理气、消积化痰,方药如下:

麸炒枳实 10 g	竹 茹 10 g	猪 苓 15 g	茯 苓 15 g
泽 泻 20 g	炒白术 15 g	桂 枝 10 g	法半夏 10 g
黄 芩 10 g	黄 连 3 g	北柴胡 10 g	石菖蒲 10 g
制远志 10 g	浙贝母 12 g	焦麦芽 15 g	焦山楂 15 g
醋鸡内金 13 g	甘 草 10 g		

3 剂,水煎,每日 1 剂,早晚分服。

辨证组方分析:11 月 12 日患者胸片较前吸收,提示痰渐化、湿渐消。神志清,精神尚可,气短气喘均较前好转,提示气虚有所好转。患者间断发热仍有,可知余热未清,故应加强利湿化痰之力,结合补气消积、健运脾胃以助患者正气恢复。以温胆汤为底方,理气化痰、和胃利胆,竹茹、法半夏、猪苓、茯苓、泽泻、石菖蒲、制远志等化湿、利湿、燥湿、化痰。枳实破气消积、化痰散痞,炒白术健脾益气、燥湿利水,浙贝母清热润燥,辅以焦麦芽、焦山楂、鸡内金消积助运。继用黄芩、黄连、北柴胡清理余热,佐以甘草 10 g 调和诸药。

八、病情转归

患者 11 月 14 日夜间现呼吸频率持续偏快,波动在 35～50 次/分,血氧饱和度波动在 60%～85%,呼吸急促费力,于 11 月 15 日 2:00 时停用高流量经鼻给氧,改予无创呼吸机辅助呼吸,患者呼吸频率仍波动在 35～45 次/分,血氧饱和度波动在 60%～80%,血压下降,11 月 15 日 2:50 时予经口气管插管,有创呼吸机辅助通气。并予升压、强心、扩容、人工胸外按压等抢救。11 月 15 日 6 点,患者出现血压持续下降,心率降低,呼酸、代酸,予心肺复苏强心升压抢救无效死亡。

辅助检查(2022 年 11 月 14 日)如下。

(1)生化:谷丙转氨酶 191.00 U/L↑;谷草转氨酶 364.24 U/L↑;总蛋白 56.72 g/L↓;白蛋白 31.96 g/L↓;总胆红素 25.30 μmol/L↑;结合胆红素 7.20 μmol/L↑;碱性磷酸酶 142.50 U/L↑;γ 谷氨酰基转移酶 87.50 U/L↑;胆碱酯酶 1 764.40 U/L↓;葡萄糖 9.63 mmol/L↑;尿素 8.90 mmol/L↑。

(2)血气分析:$PaCO_2$ 63.00 mmHg↑;PaO_2 103.00 mmHg↑;SB 25.20 mmol/L;pH 值 7.26↓;钙 1.04 mmol/L↓;BB 28.30 mmol/L↓。

(3)全血细胞分析:淋巴细胞百分比 12.40%↓;中性粒细胞百分比 83.50%↑;中性粒细胞绝对值 7.56×10^9/L↑;红细胞 3.52×10^{12}/L↓;血红蛋白 110 g/L↓。

（4）脑利纳肽前体 10 385.00 pg/ml↑。

（5）细菌培养：经 3 日培养无厌氧菌生长。

（6）胃液检验：明显浑浊；胃液潜血，阳性（＋）↑。

（7）凝血四项＋D-二聚体：纤维蛋白原 5.96 g/L↑；D-二聚体 19.08 μg/ml↑；凝血酶原时间 14.30 s↑。

总体指标变化情况如下（表 3-13-1 至表 3-13-4）。

表 3-13-1　生化指标变化情况

时　间	谷丙转氨酶(U/L)	谷草转氨酶(U/L)	γ谷氨酰转肽酶(U/L)	总胆红素(μmol/L)	尿素(μmol/L)	尿酸(μmol/L)	总蛋白(g/L)	白蛋白(g/L)
正常值	0～50	17～59	15～73	3～22	3.2～7.1	208～506	63～82	35～50
10 月 30 日	66.32	105.27	67.56	21.56	10.06	368.06	67.73	37.60
11 月 7 日	67.05	76.18	94.80	16.80	4.60	163.00	57.00	28.28
11 月 9 日	69.05	68.45	89.50	—	—	147.30	55.44	29.69
11 月 12 日	79.00	83.30	78.40	18.50	5.80	135.20	58.88	31.25
11 月 14 日	191.00	364.24	87.50	25.30	8.90	336.80	56.72	31.96

表 3-13-2　血气指标变化情况

时　间	PCO_2 (mmHg)	PaO_2 (mmHg)	SaO_2 (%)	$A-aDO_2$ (mmHg)	ABE (mmol/L)	pH
正常值	35～45	83～108	91～99	5～15	−2～3	7.35～7.45
10 月 30 日	30.20	60.60	90.90	41.00	−3.60	7.42
11 月 7 日	32.00	73.00	95.00	11.30	−1.60	7.44
11 月 14 日	63.00	103.00	97.00	—	—	7.26

表 3-13-3　全血细胞指标变化情况

时　间	淋巴细胞百分比(%)	淋巴细胞总数(×10⁹/L)	中性粒细胞百分比(%)	血红蛋白(g/L)
正常值	20～50	1.1～3.2	40～75	130～175
10 月 30 日	6.20	0.36	85.30	141.00
11 月 7 日	7.00	0.41	86.00	114.00
11 月 9 日	6.30	0.35	86.60	106.00
11 月 12 日	7.00	0.42	85.40	104.00
11 月 14 日	12.40	1.12	83.50	110.00

表 3 - 13 - 4 凝血四项及 D-二聚体

时 间	D-二聚体 (μg/mL)	纤维蛋白原 (g/L)
正常值	0~1	2.0~4.0
11 月 9 日	1.82	4.86
11 月 12 日	2.01	5.75
11 月 14 日	19.08	5.96

九、按语

本患者高龄,既往有慢性阻塞性肺疾病及冠心病等,此次复感新冠病毒后使得咳嗽气喘明显加重而就医。

此类患者的诊断主要依赖胸部影像学(CT)的特征性改变,为诊断、鉴别诊断提供思路。该患者基础疾病较多,没有规范地治疗,肺功能本就较差,加之感染新冠后治疗不及时,因此入院时病情较重,呼吸衰竭明显,治疗以改善机体缺氧、抗感染、预防血栓、止咳平喘、营养支持为原则,虽积极治疗,但病情仍呈进行性加重。

老年新冠,无热咳喘,查即白肺。戾伏膜原,内传于肺,子龙宣白承气加西洋参。患者入院时神清,精神萎靡,咳嗽、咯白黏痰,喘伴周身发热,咽痛,纳寐欠佳,舌淡暗,苔黄厚燥,舌底静脉迂曲紫暗。既往有肺胀病史,又复感受疫邪,疫毒入里,郁闭于肺,辨证为疫毒闭肺证。治以燥湿化痰,通腑化浊,予化湿败毒方加减治疗,但病情未能控制。随之出现苔黄厚燥,脉滑,辨为气阴两亏伴瘀血内生,热邪壅结于腑,肺宣发肃降失常之证,故治以养阴清热、宣肺通腑、化痰活血。以宣白承气汤为底方,上开肺闭下宽肠道,加用三参,益气养阴,活血化瘀,地龙、赤芍化瘀通络,同时知母、黄连清内郁之热。二诊中药服用后肺部 CT 较前吸收,神志清,精神尚可,气短气喘均较前好转,仍有间断发热,余热未清。虽中西医积极救治,无奈该患者年龄较大,基础疾病较多,且病程长,病情未能有效控制,最终发展为新冠的脱证而神志昏迷,元气败脱,精气消亡,阴阳离决。

参考文献

[1] 葛均波,徐永健,王辰. 内科学[M]. 北京:人民卫生出版社:2017.

[2] Rabe KF, Watz H. Chronic obstructive pulmonary disease[J]. Lancet. 2017,389(10082):1931 - 1940.

[3] Singhal T. A Review of Coronavirus Disease-2019 (COVID-19)[J]. Indian J Pediatr, 2020, 87(4):281 - 286.

［4］　Mollarasouli F，Zare-Shehneh N，Ghaedi M．A review on corona virus disease 2019（COVID-19）：current progress，clinical features and bioanalytical diagnostic methods［J］．Mikrochim Acta，2022，189(3)：103．

［5］　Sharma A，Tiwari S，Deb MK，et al．Severe acute respiratory syndrome coronavirus-2（SARS-CoV-2）：a global pandemic and treatment strategies［J］．Int J Antimicrob Agents，2020，56(2)：106054．

［6］　Guo YR，Cao QD，Hong ZS，et al．The origin，transmission and clinical therapies on coronavirus disease 2019（COVID-19）outbreak - an update on the status［J］．Mil Med Res，2020，7(1)：11．

慢性阻塞性肺疾病及慢性乙型病毒性肝炎、肝硬化合并新冠病毒感染(重型)

慢性阻塞性肺疾病(chronic obstructive pulmonary disease，COPD)是世界上第二常见的呼吸道疾病[1]。该病具有持续存在的气流受限为特征的呼吸道症状，且气流受限不完全可逆[2]。COPD病程长、病情复杂，主要累及呼吸系统，同时可伴全身炎症反应，后期可合并心肺功能进行性减退[3]。慢性乙型病毒性肝炎属于乙型肝炎病毒导致的慢性传染性疾病之一，发病率与病死率均较高。2019年首次发现的新冠病毒感染是新冠病毒引起的急性传染病。新冠病毒感染的病死率为 $1\% \sim 3\%$，这通常与急性呼吸窘迫综合征(ARDS)的发展有关，这可能是由不受控制的免疫激活引起的，即所谓的"细胞因子风暴"[4]。目前研究发现，新冠病毒感染具有高度异质性。感染后，轻者无症状或轻度不适，严重者则会导致死亡。宿主因素(包括年龄、性别和合并症)是疾病严重程度和进展的关键决定因素[5]。

一、病例概述

王某，男，76岁。

入院时间：2022年11月3日。

主诉：发现新型冠状病毒核酸阳性3日。

现病史：2022年10月31日患者居家隔离期间发现核酸阳性，因出现发热、咳嗽、胸闷等症状，自服氨苄西林胶囊，效果不佳。2022年11月3日由负压120救护车将患者送至我院，收入负压病区。病程中，患者神志清，精神可，乏力，咳嗽，咯白色黏痰，不易咳出，胸闷气短，口干、口苦，否认鼻塞、嗅觉及味觉减退、结膜炎症、肌痛、腹泻，饮食、睡眠一般，二便未见明显异常，近期体力及体重无明显变化。

既往史：慢性阻塞性肺疾病病史多年；糖尿病病史20余年，目前使用重组人胰岛素注射液30 R，早15 IU，晚13 IU；慢性乙肝、肝硬化病史，目前口服阿德福韦酯片；肺结核及间质性肺炎病史，具体治疗不详；2022年6月曾因脓毒血症于某院住院治疗(具体不详)。曾行脾脏切除术(病因不详)。

个人史：久居当地，文化程度高中，无化学物质、放射物质、有毒物质接触史，无冶游、吸毒史，无吸烟、饮酒史。

流行病学史：患者处于新冠病毒感染风险区,已接种新冠疫苗 2 针。

体格检查：体温 36.3℃,呼吸 22 次/分,脉搏 80 次/分,血压 153/90 mmHg。

专科检查：查体合作,胸廓正常,胸骨无压痛,胸部局部无隆起或凹陷,呼吸运动对称,肋间隙正常,语颤两侧对称,无胸膜摩擦感,无皮下捻发感。叩诊呈清音,双肺呼吸音粗,双下肺可闻及爆裂音,语音传导对称,无胸膜摩擦音。余查体未见明显异常。入院时血氧饱和度 86%,吸氧 6 L/分后,血氧饱和度波动于 92%~94%。经鼻高流量氧疗后指尖氧饱和度 98%(吸氧浓度 70%)。

实验室检查。血常规：嗜酸性粒细胞 $0.01×10^9/L↓$,中性粒细胞比率 37.30%↓,淋巴细胞比率 48.60%↑(2022 年 11 月 3 日)。嗜酸性粒细胞 $0.04×10^9/L↓$,中性粒细胞比率 78.7%↑,淋巴细胞比率 16.6%↓(2022 年 11 月 6 日)凝血十项示：凝血酶时间 21.30 s↑,D-二聚体 2.18 mg/L↑,纤维蛋白原降解产物 8.15 mg/L↑,抗凝血酶 347.30%↓,余正常(2022 年 11 月 3 日)。新冠病毒感染检测：ORF1ab 基因阴性(一),N 基因阳性(十);C 反应蛋白 73.48 mg/L↑,新冠抗体 IgM 0.04,新冠抗体 IgG 0.17,降钙素原 0.24 ng/ml(2022 年 11 月 3 日)。生化检查示：直接胆红素 11.00 μmol/L↑,白蛋白 31.00 g/L↓,白球比 0.82 g/L↓,谷草转氨酶 178 U/L↑,谷草转氨酶/谷丙转氨酶 5.74↑,γ 谷氨酰转肽酶 81.56 U/L↑,碱性磷酸酶 152.00 U/L↑,总胆汁酸 31.24 μmol/L↑,胆碱酯酶 3 116.00 U/L↓,葡萄糖 9.37 mmol/L↑,肌酸激酶 134.20 U/L,肌酸激酶同工酶 62.25 U/L↑,乳酸脱氢酶 890.14 U/L↑,α 羟丁酸脱氢酶 610.56 U/L↑,高密度脂蛋白胆固醇 0.57 mmol/L↓(2022 年 11 月 3 日)。生化：总胆红素 32.38 μmol/L↑,直接胆红素 28.89 μmol/L↑,白蛋白 27.00 g/L↓,白球比 0.82 g/L↓,谷草转氨酶 90 U/L↑,葡萄糖 13.72 mmol/L↑,肌酸激酶同工酶 52.22 U/L↑,乳酸脱氢酶 726.97 U/L↑,α 羟丁酸脱氢酶 542.61 U/L↑,高密度脂蛋白胆固醇 0.37 mmol/L↓(2022 年 11 月 6 日)。传染病肝炎系列(2022 年 11 月 7 日)：丙型肝炎抗体 0.10 COI,乙肝表面抗原 1.53 IU/ml,乙肝表面抗体 25.43 mIU/ml,乙肝 e 抗原 0.05 PEIU/ml,乙肝 e 抗体 5.00 PEIU/ml,乙肝核心抗体 25.00 IU/ml。

辅助检查。心电图：房性早搏,T 波异常(2022 年 11 月 5 日)。胸部 CT 示：① 两肺纹理增粗、增重,两肺大部分弥漫性磨玻璃斑片影,内见支气管影,两肺间质性肺炎表现(2022 年 11 月 4 日,图 3-14-1);② 双侧胸膜肥厚,双侧胸腔少量积液;③ 心影增大;④ 肝硬化、胆囊结石;脾脏术后;右肾囊肿;⑤ 前列腺增生、钙化。腹部彩超：肝弥漫性病变门静脉略增宽——符合肝硬化声像图表现。心脏彩超：左房大主动脉硬化并主动脉瓣关闭不全(轻度),左室射血分数 68%。

二、入院诊断

1. 中医诊断　① 疫病(疫毒闭肺证);② 肺胀;③ 肝着。

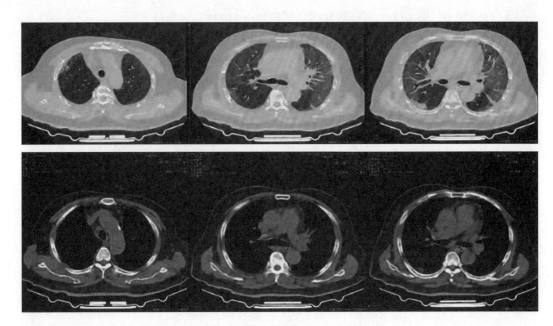

图 3 - 14 - 1　胸部 CT(2022 年 11 月 4 日)

2. 西医诊断　① 新冠病毒感染(重型);② 双肺间质性肺病急性加重;③ 慢性阻塞性肺疾病急性加重;④ 2 型糖尿病;⑤ 慢性乙型病毒性肝炎;⑥ 肝硬化。

三、诊断依据与鉴别诊断

患者以发现新型冠状病毒核酸阳性 3 日为主诉入院。现病史提示:患者咳嗽,咯白色黏痰,不易咳出,胸闷气短。胸部 CT 示:① 两肺间质性肺炎表现,建议治疗后复查;② 双侧胸膜肥厚,双侧胸腔少量积液。

(一) 西医鉴别诊断

1. 肺孢子菌肺炎(PCP)　肺孢子菌肺炎为感染肺孢子菌所致,多因免疫功能缺陷或免疫力低下而发病,多见于 AIDS 患者,病原体检查和血清学检查对确诊有重要意义,典型胸部 CT 可有斑片、磨玻璃样、弥漫性间质改变。

2. 社区获得性肺炎　其常见病原体有肺炎链球菌、流感嗜血杆菌、克雷白杆菌、金黄色葡萄球菌、卡他莫拉菌、军团菌、结核分枝杆菌感染等,结合临床症状,同时辅以病原学为主的实验室检查可支持临床明确诊断。

3. 其他病毒性肺炎　包括流感病毒肺炎、腺病毒肺炎、巨细胞病毒性肺炎、SRAS 病毒肺炎、MERS 病毒肺炎等,需要结合流行病学史和病毒相关检测以指导临床诊断。

4. 真菌感染性肺炎　多见于免疫功能低下的人群,或者是由于长期地使用抗生素导致的局部的菌群的失调,包括念珠菌、隐球菌病、毛霉菌病、曲霉菌等感染的肺炎,通常痰液真菌检查和血液抗体检查可确定诊断。

(二) 中医鉴别诊断

1. 风温　风温初期表现为发热恶寒、咳嗽、胸痛、气急等,病邪在气分,多在1周内可痊愈,若失治误治,症状加重,仍发热,咳吐浊痰者,可考虑为肺痈。

2. 肺痿　病程较长而发展缓慢,患者素体虚弱,形体瘦削,咳唾痰沫,患有肺系疾病日久,失治误治,迁延不愈,可最终转化为肺痿。

3. 肺痨　肺痨是由于痨虫入侵所致的传染性慢性虚弱性疾病,有咳嗽、咯血、潮热、盗汗、身体逐渐消瘦等明显全身性表现。

与普通肺部疾病相比,新冠病毒感染具有传染性和流行性,结合患者症状、体征,中医诊断为疫病,证属疫毒闭肺。

四、目前治疗方案

(一) 西医治疗

(1) 俯卧位通气治疗。

(2) 经鼻高流量吸氧:流速40 L/分,氧浓度60%。

(3) 预防性抗凝:低分子肝素钠4 250 IU,每日1次,皮下注射。

(4) 解痉平喘、止咳化痰:布地奈德2 ml+异丙托溴铵500 mg,每日2次,雾化吸入;复方甲氧那明胶囊2粒,每日3次,口服;盐酸氨溴索口服溶液10 ml,每日3次,口服。

(5) 降糖:重组人胰岛素注射液(诺和灵)30 R,早15 IU、晚13 IU,皮下注射。

(6) 减轻心肌耗氧、改善冠脉供血:美托洛尔47.5 mg,每日1次,口服;复方丹参滴丸27 mg,每日3次,口服。

(7) 纠正房颤:盐酸胺碘酮片150 mg,静脉注射,继续以300 mg持续泵入。

(8) 抗病毒、保肝降酶:阿德福韦酯片1片,每日1次,口服;谷胱甘肽0.4 g,每日1次,口服。

(9) 肠内、外营养支持治疗:口服营养液,白蛋白注射液10 g,每日1次,静脉滴注。

(二) 中医治疗

患者神志清,乏力,咳嗽,咯白色黏痰,不易咳出,胸闷气短,口干、口苦,舌质红,苔薄黄欠津,脉沉弦数。已予连花清瘟胶囊1.4 g,每日3次,口服。综合四诊,辨证为疫毒闭肺,治以宣肺解毒、通腑泄热。予麻杏石甘汤加减。方药如下:

蜜麻黄6 g	苦杏仁12 g	川贝母6 g	桔　梗12 g
石　膏30 g	炙甘草6 g	芦　根30 g	瓜　蒌10 g

3剂,水煎,每日1剂,早晚分服(11月4日至11月6日)。

方解:患者咳嗽咯痰,不易咳出,口干、口苦,舌质红,苔薄黄欠津,脉沉弦数,为疫毒闭肺之证,予麻杏石甘汤加清热化痰之品治疗。方中麻黄辛温,宣肺平喘、解表散邪;石膏辛甘大寒,清泄肺热以生津;杏仁苦温,宣利肺气以平喘咳;炙甘草既能益气和中,又防石膏寒凉伤中。四药合用,共奏辛凉宣肺、清热平喘之功。川贝母苦甘微寒,润肺止咳、化痰止咳;桔梗辛苦,宣肺利咽、祛痰排脓;芦根甘寒,清热泻火、生津止渴;瓜蒌甘寒微苦,清热涤痰、宽胸散结、润燥滑肠。全方甘寒与辛苦合法,既行清热化痰之功,又可通腑泄热。

五、诊疗难点

(1) 对于存在细胞因子风暴的患者,专家认为,早期使用激素可以降低临床病死率,但会延缓新冠病毒的清除率。故激素治疗是此次诊疗难点。

(2) 患者胸闷气短加重,烦躁,呼吸频率34次/分,咳嗽,咳少量白黏痰,不易咳出,口干口苦,纳寐欠佳,二便调,舌质红,苔薄黄欠津,脉沉弦细。辨证为疫毒闭肺证,病情复杂,需要四诊合参,行中医二诊辨证论治。

六、疑难病例讨论(2022年11月9日)

曹彬(中日友好医院):首先,该患者存在转向危重症的危险因素:年龄因素,即患者年龄超过65岁。基础疾病较多,例如:慢性支气管炎、糖尿病、肝硬化等,尤其值得关注的是该患者存在脾切除病史。脾脏是人体最大的免疫器官。研究结果表明,脾缺失患者就是免疫缺陷患者。其次,该患者具有使用激素的强指征。虽然目前关于使用激素降低新冠重症及危重症病死率的研究证据不多,但现有研究表明小剂量激素(地塞米松每日6 mg,使用10日)可以降低病死率。同时,临床研究证明,若存在使用糖皮激素指征但效果不理想的重症、危重症患者,可以加用白介素-6受体拮抗剂或巴瑞替尼(JAK抑制剂)。该方案已写进了WHO新冠重症、危重症治疗指南中,已作为一种规范化治疗手段在全球推行。此外,如果患者存在转为重症的高危因素且发病在5日以内,即可给予瑞德西韦、莫纳皮拉韦等抗病毒药物治疗。有高龄、基础病等危险因素的新冠患者转为重症的概率是其他新冠患者的10倍以上,需要尽早使用抗病毒治疗。

此外,该患者可能存在骨骼肌的异常。在采集病史时,需关注患者是否具有自身免疫病的症状和体征,比如关节痛、皮疹、光过敏、口干、眼干、肌无力等症状,同时需完善相关抗体检查予以鉴别。需要注意的是,某些新冠病毒感染急性期患者的部分自身抗体是阳性的,包括MDA5阳性(MDA5阳性皮肌炎可引起肺间质病变)。故该阶段比较难做出皮肌炎的诊断。另外,间质性肺疾病急性加重阶段建议小剂量应用激素。若使用较大量激素,可能使其免疫缺陷进一步加重。另外,由于病毒感染后继发真菌感染的机会增多,故患者使用大剂量激素后的预后可能不理想。

齐文升(中国中医科学院广安门医院)：第一,建议使用抗病毒药。抗病毒药的使用不应该单纯凭借 CT 值来使用,还应该综合考虑患者的病程、症状(例如：氧合指数、肺渗出情况)。第二,建议使用甲泼尼龙。第三,由于该患者缺氧时间较久,建议早期有创通气干预。第四,该患者炎症反应比较重,中医治疗要以清热为主。

肖明中(湖北省中医院)：该患者使用的抗病毒治疗药物——阿德福韦酯片可对肾功能造成损伤。且该药物目前已退居二线药物 5 年以上。建议更换抗病毒药物,例如恩替卡韦。此外,建议复查患者乙肝 DNA 病毒复制的情况。若乙肝 DNA 病毒仍然在复制中,应当谨慎使用激素。

仝小林(中国中医科学院广安门医院)：从中医的角度来分析,该患者已进入"内闭外脱"阶段,即痰热瘀闭肺而导致喘脱。目前由于呼吸机的干预,患者尚未表现明显的"外脱"症状。若患者后续使用激素,建议配合使用知柏、地黄之类的药物；若患者不使用激素,建议使用生脉注射液等具有类激素作用的中药,例如淫羊藿、红参或者西洋参。对于痰湿内闭,建议使用葶苈子和地龙。对于明显的肝脏、心肌损害,建议加茵陈、五味子。对于阴津大伤,建议使用天花粉降糖养阴及糖尿病的靶药——黄连。总之,该患者应以益气固脱、化痰通络为治疗大法。方药如下：

西洋参 30 g	麦　冬 60 g	地　龙 30 g	葶苈子 30 g
茵　陈 30 g	五味子 30 g	全瓜蒌 30 g	山茱萸 45 g
淫羊藿 15 g	生大黄 15 g(后下)		

3 剂,水煎服,每日 1 剂,早晚分服。

七、随诊记录及病情转归

经积极治疗及有创呼吸机辅助通气,患者病情仍进行性加重,出现脓毒性休克、多脏器功能衰竭,于 2022 年 11 月 10 日死亡。

八、按语

本病例患者既往有双肺间质性肺病、COPD、2 型糖尿病、乙型肝炎、肝硬化等基础疾病,复又新冠病毒感染后使得咳嗽咳痰、胸闷气短明显加重而就医。

患者高龄,基础疾病多,基础疾病控制欠佳,属于新冠病毒感染的高危人群,入院后肺部病变较重,出现呼吸衰竭,不吸氧状态下血氧饱和度小于 93%(86%),符合新冠病毒感染重型诊断标准。针对新冠病毒感染重型患者,入院后需进行全面详细地评估,给予及时、全面、有效的治疗和护理,以防止病情变化,转变为危重症型。此患者合并慢性阻塞性肺疾病急性加重、弥漫性间质性肺病、呼吸衰竭、乙型病毒性肝炎、肝硬化、糖尿病、脾切除等基础病,基础心、肺功能较差,血氧饱和度偏低,单纯鼻导管吸氧无法改善患者的通气和换气功能,针对病情较重的患者、首选给予高流量氧疗(HFNC),若 HFNC 效果不佳、可选择无创呼吸机辅助通气(NIV)。患者虽然经积极治疗后病情仍进行性加重,血氧饱和度仍持续下降且并发了心律失常(心房纤颤),于 2022 年 11 月 5 日转重症医学科行有创呼吸机辅助通气。

诊疗中应重视进展为重型的高风险因素:大于 60 岁的老年人;基础疾病(心血管疾病、慢性肺部疾病、糖尿病、慢性肝病、肾脏疾病、肿瘤等);免疫功能障碍(艾滋病、长期使用皮质类固醇或其他免疫抑制药物导致的免疫功能减退状态);肥胖(体质指数≥30 kg/m²);妊娠和围产期女性;重度吸烟[6]。大于 60 岁的老年人进展为重型新冠病毒感染的风险是≤19 岁人群的 20.42 倍[7]。研究显示:COPD 患者进展为重型新冠病毒感染的风险是健康人群的 5.97 倍;高血压患者进展为重型新冠病毒感染的风险是健康人群的 2.29 倍[8]。针对有高风险人群的新冠病毒感染患者早期抗病毒治疗、积极控制好基础疾病,能给患者带来多重获益,降低进展为重型及死亡的风险。

关于糖皮质激素在新冠病毒感染中的应用一直存在争议。应用的时机、剂量、疗程无统一的标准,针对此患者,糖皮质激素的使用可能会减缓疾病的进展,但是否能降低病死率、改善患者预后还有待临床进一步验证。

参考文献

[1] GBD 2015 Chronic Respiratory Disease Collaborators. Global, regional, and national deaths, prevalence, disability-adjusted life years, and years lived with disability for chronic obstructive pulmonary disease and asthma, 1990 - 2015: a systematic analysis for the Global Burden of Disease Study 2015[J]. Lancet Respir Med, 2017, 5(9): 691 - 706.

[2] Ekin S, Arısoy A, Gunbatar H, et al. The relationships among the levels of oxidative and antioxidative parameters, FEV1 and prolidase activity in COPD[J]. Redox Rep, 2017, 22(2): 74 - 77.

[3] Rodriguez-Roisin R, Rabe KF, Vestbo J, et al. all previous and current members of the Science Committee and the Board of Directors of GOLD (goldcopd. org/committees/). Global Initiative for Chronic Obstructive Lung Disease (GOLD) 20th Anniversary: a brief history of time[J]. Eur Respir J, 2017, 50(1): 1700671.

[4] Asselah T, Durantel D, Pasmant E, et al. COVID -19: Discovery, diagnostics and drug development[J]. J Hepatol. 2021, 74(1): 168 - 184.

[5] Chen Y, Klein SL, Garibaldi BT, et al. Aging in COVID -19: Vulnerability, immunity and intervention[J]. Ageing Res Rev. 2021, 65: 101205.

[6] 国家卫生健康委员会办公厅,国家中医药管理局办公室. 新型冠状病毒肺炎诊疗方案(试行第九版)[EB/OL]. 2022 - 03 - 14. http://www. nhc. gov. cn/yzygj/s7653p/202203/b74ade1ba44945

83805a3d2e40093d88. shtml.

［7］　MJ Geng，LP Wang，X Ren，et al. Risk factors for developing severe COVID-19 in China：an analysis of disease surveillance data［J］. Infect Dis Poverty. 2021，10(1)：48.

［8］　BL Wang，RB Li，Z Lu. et al. Does comorbidity increase the risk of patients with COVID-19：evidence from meta-analysis［J］. Aging. 2020，12(7)：6049－6057.

新冠病毒传染性强，发病迅速，临床表现主要为发热、咳嗽、乏力或者伴有嗅觉、味觉消失等，重症可有呼吸困难、低氧血症，甚至急性呼吸窘迫综合征、脓毒性休克等[1]，尤其年老体弱的患者合并诸多慢性疾病多会演变为急危重症，增加死亡风险[2]。肺结核（pulmonary tuberculosis，TB）是由结核分枝杆菌感染所致，临床表现主要为咳嗽、咯血、咯痰、低热、乏力，严重时可出现呼吸困难，通常表现为慢病程[3]。营养不良是全球公共卫生问题的关注焦点之一[4]。目前尚未开展任何研究来直接评估新冠病毒感染患者的营养缺乏状态及等级[5]。基于上述，重症新冠病毒感染及合并症临床诊疗可参考资料匮乏，特推出本案例。本案例是国家新冠中医医疗救治组专家参与救治的 1 例老年肺结核及严重营养不良合并危重型新冠病毒感染的患者，诊疗过程中通过辨证论治取效显著。现就该病例及专家组讨论意见整理如下，以飨同道。

一、病例概述

阿某，女，73 岁。

入院时间：2022 年 11 月 10 日。

主诉：间断胸闷、胸痛、头晕、呕吐 4 日。

现病史：患者为居家隔离人员，11 月 6 日被转移至方舱隔离，其间出现胸闷胸痛，咳嗽、咯少量白色黏痰，伴头晕恶心，呕吐 7～8 次（呕吐物为黄绿色胃内容物，每次量 50 ml 左右），其间饮水较前减少，精神萎靡，11 月 9 日晨核酸检测呈阳性，且上述症状进行性加重，送往当地医院发热门诊诊疗，测体温 38.5～39℃，给予吸氧、补钾、止吐、降温等对症治疗措施，完善相关检查后，评估考虑病情属危重，11 月 10 日经地区医疗救治专家组研判后转至上级医院。入院见神志清，精神萎靡，半卧位，高流量吸氧，流速 30 L/min，浓度 30%。自诉胸闷、胸痛不适，间断咳嗽、咯少量白色黏痰，偶有恶心，间断呕吐，小便量少色黄，大便调，质稀色棕黄。舌质淡，舌苔少，少津，脉象沉细。入院状态及舌象见图 3-15-1 所示。

既往史：活动性肺结核病史 13 年，未行抗结核治疗；慢性支气管炎病史 10 余年，间断住院治疗，近 2 年活动耐力差，长期卧床状态。无手术外伤史，否认药物、食物过敏史。

个人史：出生及久居本地，小学学历，长期务农，生活规律，无不良嗜好，无冶游史。

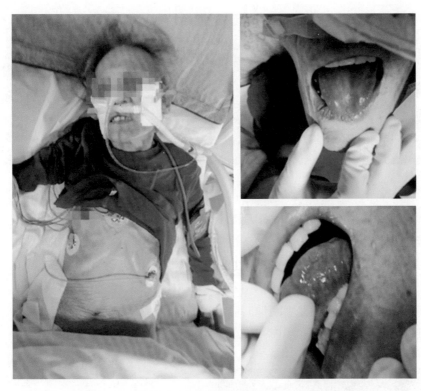

图 3 - 15 - 1　患者入院状态及舌象(2022 年 11 月 10 日)

流行病学史:患者处于新冠病毒感染风险区,已接种新冠疫苗 3 针。

体格检查:体温 36℃,呼吸 25 次/分,脉搏 80 次/分,血压 100/60 mmHg,血氧饱和度 92%。体重 30 kg,身高 158 cm。

专科检查:查体合作,胸廓正常无畸形,肋间隙略增宽,双肺呼吸音粗,心律齐,舟状腹,无腹肌紧张,无压痛、反跳痛,双下肢轻度浮肿。

部分实验室检查如表 3 - 15 - 1 至表 3 - 15 - 4 所示。

2022 年 11 月 9 日辅助检查

(1) 实验室检查:红细胞沉降率 90.00 mm/h;结核杆菌抗体:阴性。

(2) 心电图示:窦性心动过速。

(3) 影像学检查:① 胸部 CT(图 3 - 15 - 2)示:双肺感染性病变,继发型结核? 其他性质病变不除外,纵隔及肺门内见多发肿大淋巴结,部分趋于钙化;右肺尖胸膜增厚,局部粘连;② 头颅 CT 示:老年性脑改变;脑干右侧、右侧丘脑区、双侧基底节区及放射冠区多发斑点状低密度影,考虑多发腔隙性脑梗死;③ 下腹部 CT:腹腔内部分肠管扩张积气;④ 膀胱过度充盈,壁不均匀增厚;⑤ 盆腔少量积液。

2022 年 11 月 10 日实验室检查

(1) 甲状腺功能七项:三碘甲状腺原氨酸 0.58 ng/ml;游离三碘甲状腺原氨酸

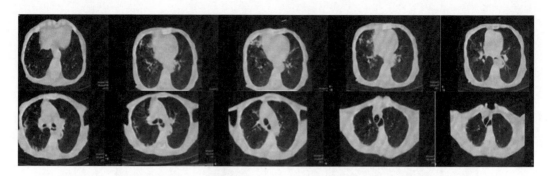

图 3‑15‑2　胸部 CT(2022 年 11 月 9 日)

0.81 pg/ml;肌钙蛋白Ⅰ0.032 μg/l;B 型心钠素(BNP)98.55 pg/ml。

(2) 红细胞沉降率:117 mm/h。结核抗体阴性。

(3) 尿常规:尿蛋白(++)、胆红素(—)、pH 5.5、红细胞 123.7/μl;白细胞 74 771.8/μl;细菌 42 953.7/μl。

(4) 便常规:棕色稀便、隐血阴性,其他未见异常。

(5) 肿瘤标记物:铁蛋白 1 191.7 ng/ml、糖类抗原 CA‑125 88.4 U/ml。

2022 年 11 月 11 日辅助检查

(1) 心脏 B 超:三尖瓣口轻度反流,轻度肺动脉高压;二尖瓣口轻度反流;左室舒张功能减低;静息状态下左室整体收缩功能正常(EF 值 65%);心包膜未见增厚,心包腔未见液性暗区。

(2) 腹部 B 超:胆囊壁毛糙并多发结石。

2022 年 11 月 12 日实验室检查

(1) 尿常规:pH 5.5、亚硝酸盐(+)、隐血(+++)、尿蛋白(+)、白细胞(+++),红细胞计数 58.6/μl、白细胞 495.5/μl、细菌数 35 576/μl。

(2) 血淀粉酶 110.7 U/L、尿淀粉酶 144.7 U/L。

(3) 胸部 X 线(图 3‑15‑3):双肺多个不规则斑片,考虑炎性改变;双侧肺尖胸膜增厚,主动脉迂曲,所见骨性结构骨质疏松。

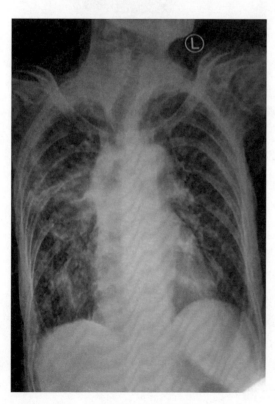

图 3‑15‑3　胸部 X 线(2022 年 11 月 12 日)

表 3 - 15 - 1　炎症指标变化情况

时　间	白细胞计数 ($\times 10^9$/L)	中性粒细胞绝对值 [$\times 10^9$/L(%)]	淋巴细胞绝对值 ($\times 10^9$/L)	C 反应蛋白 (mg/L)	血红蛋白 (g/L)
正常值	3.5~9.5	1.8~6.3(40~75)	1.1~3.2	0~10	115~150
11 月 9 日	5.68	4.24(74.70%)	1.06(18.7%)	5.20	117
11 月 10 日	5.56	4.30(77.5%)	1.10(19.7%)	17.26	77
11 月 12 日	7.29	(84.0%)	1.08(14.9%)	52.33	78

表 3 - 15 - 2　凝血指标变化情况

时　间	凝血酶原时间 (s)	凝血酶原时间 活动度%	国际标准 化比率	活化部分凝血 活酶时间(s)	D-二聚体 (mg/L)
正常值	10~14	70~150	0.8~1.25	20~40	0~0.55
11 月 9 日	14.40	85	1.1	12.30	1.64
11 月 10 日	13.40	74	1.14	29.5	6.28
11 月 11 日	15.2	57	1.30	19.10	—

表 3 - 15 - 3　血气分析指标变化情况

时　间	pH	$PaCO_2$ (mmHg)	PaO_2 (mmHg)	HCO_3^- (mmol/L)	BE (mmol/L)	HCT (%)
正常值	7.35~7.45	35~45	80~100	22~26	−3~3	35~55
11 月 9 日	7.40	37	174	22.9	−1.7	28
11 月 10 日	7.315	31.1	92.6	15.8	−10.4	39.8
11 月 11 日	7.390	27.3	94.9	16.5	−8.4	26.1

表 3 - 15 - 4　肝肾功及电解质离子监测

时　间	谷丙转氨酶 (U/L)	尿素氮 (mmol/L)	肌酐 (μmol/L)	尿酸 (μmol/L)	钾 (mmol/L)	钠 (mmol/L)	氯 (mmol/L)
正常值	5~40	2.9~7.2	50~120	90~420	3.5~5.3	137~147	99~110
11 月 9 日	35	7.95	62	147	3.85	131.30	95.10
11 月 10 日	42.1	9.02	73.7	145.1	5.72	118.0	94.7
11 月 11 日	43.8	—	77.6	101.1	4.87	120.8	96.5
11 月 12 日	72.6	4.16	49.1	56.4	3.76	126.2	100.5

二、入院诊断

1. 中医诊断　①疫病(气阴两虚证);②肺痨(气阴两虚证);③虚劳(气血阴阳两虚证)。

2. 西医诊断　①新冠病毒感染(危重型);②重症肺炎;③活动性肺结核;④蛋白质-能量营养不良(重度);⑤低蛋白血症;⑥中度贫血;⑦电解质代谢紊乱,重度低钠血症、低氯血症、高钾血症;⑧代谢性酸中毒。

三、诊断依据与鉴别诊断

患者以间断胸闷、胸痛、头晕、呕吐4日为主诉入院,该患者2022年11月9日胸部CT表现考虑双肺感染性病变,与2021年11月9日片对比变化不大;患者活动性肺结核病史13年,未行抗结核治疗;慢性支气管炎病史10余年,间断住院治疗,近2年活动耐力差,长期卧床状态,有新冠病毒感染流行病学史,从影像学表现,胸部CT符合肺结核和新冠病毒感染影像表现。同时患者有胸闷胸痛不适,偶有恶心、间断呕吐1日的临床表现,患者体重30 kg,身高158 cm,BMI为12.24 kg/m²,<18.5 kg/m²,符合严重营养不良。

(一) 西医鉴别诊断

1. 社区获得性肺炎　其常见病原体有肺炎链球菌、流感嗜血杆菌、克雷白杆菌、金黄色葡萄球菌、卡他莫拉菌、军团菌、结核分枝杆菌感染等,结合临床症状,同时辅以病原学为主的实验室检查可支持临床明确诊断。

2. 其他病毒性肺炎　包括流感病毒肺炎、腺病毒肺炎、巨细胞病毒性肺炎、SARS病毒肺炎、MERS病毒肺炎等,需要结合流行病学史和病毒相关检测以指导临床诊断。

3. 慢性阻塞性肺疾病　多表现为慢性咳嗽、咳痰,少有咯血。冬季多发,急性加重期可以有发热。肺功能检查为非阻塞性通气功能障碍。胸部影像学检查有助于鉴别诊断。

4. 其他肺部疾病　如肺癌等多种疾病可有咳嗽、咳痰、消瘦表现,可结合实验室检查,以资鉴别。

5. 肿瘤相关营养不良(恶液质)　恶性肿瘤是导致营养不良及恶液质的最常见疾病之一,巨大的能量消耗和低效率的能量利用被认为是肿瘤患者营养不良、恶病质的重要原因。肿瘤患者可出现原发肿瘤、抗肿瘤治疗、伴随疾病或三者共同作用所引起的生理及精神症状,以食欲下降最为常见,从而直接或间接导致营养物质摄入减少、基础代谢增加、消耗增加,最终产生营养不良。影像学及肿瘤标志物等肿瘤相关检查有助于鉴别诊断。

结合血常规、血气分析、电解质等实验室检查,高流量吸氧,外周血淋巴细胞计数进行性降低,C反应蛋白、D-二聚体及凝血功能升高等,结合患者病史、临床症状、影像学特点,可以明确新冠病毒感染(危重型)同时合并肺结核和营养不良。

(二) 中医鉴别诊断

1. 风温　风温初期表现为发热恶寒、咳嗽、胸痛、气急等,病邪在气分,多在 1 周内可痊愈,若失治误治,症状加重,仍发热,咳吐浊痰者,可考虑为肺痈。

2. 肺痿　病程较长而发展缓慢,患者素体虚弱,形体瘦削,咳唾痰沫,患有肺系疾病日久,失治误治,迁延不愈,可最终转化为肺痿。

3. 肺胀　常继发于肺咳、哮病等之后,因肺气长期壅滞,肺叶恒久膨胀、不能敛降,而胀廓充胸。以胸中胀闷、咳嗽咳痰、气短而喘为主要表现的肺系疾病。

4. 其他病证中的虚证类型虚劳　虚劳的各种证候,均以精气亏虚的症状为特征,而其他病证的虚证则各以其病证的主要症状为突出表现。例如:眩晕一证的气血亏虚型,虽有气血亏虚的症状,但以眩晕为最突出、最基本的表现;水肿一证的脾阳不振型,虽有脾阳亏虚的症状,但以水肿为最突出、最基本的表现。

与普通肺部疾病相比,新冠病毒感染具有传染性和流行性,结合患者症状、体征,中医诊断为疫病,证属气阴两虚。

四、目前治疗方案

(一) 西医治疗

(1) 氧疗:高流量吸氧,流量 30 L/min,氧浓度 30%。

(2) 抗新冠治疗:Paxlovid(奈玛特韦 300 mg/利托那韦 100 mg)每 12 h 1 次,口服,连服 5 日。

(3) 肠内营养支持治疗:留置胃管,鼻饲流食(稀米汤、玉米糊、肠内营养剂)。

(4) 对症治疗:加强气道管理,抑酸、保护胃黏膜,补液,纠正贫血(红细胞悬液 1 单位,每周 2 次)、低蛋白血症(人血白蛋白 10 g,隔日 1 次)、低钠血症(浓钠适量经鼻饲管注入),维持内环境稳定。

(5) 抗凝治疗:依诺肝素 2 000 u(半支)每日 1 次抗凝,预防深静脉血栓。

(6) 尿路管理:动态监测尿量,尿液微生物培养及药敏;目前给予庆大霉素 16 万单位加入 0.9%氯化钠 250 ml,每日 2 次,膀胱冲洗。

(二) 中医治疗

患者入院症见:神志清,精神萎靡,半卧位,自诉胸闷胸痛不适,间断咳嗽、咯少量白色黏痰,偶有恶心,间断呕吐,小便量少色黄,大便调,质稀色棕黄。舌质淡,舌苔少,少津,脉象沉细。中医属疫病气阴两虚证。法从益气养阴、活血通络,治疗:

(1) 血必净 50 ml+5%葡萄糖 250 ml,每日 2 次,静脉滴注。

（2）参芪十一味颗粒 2 g，每日 3 次，口服。

五、诊疗难点

（1）患者胸闷胸痛不适，间断咳嗽、咯少量白色黏痰，偶有恶心、间断呕吐。呕吐 7～8 次，饮水较前减少，精神萎靡，核酸检测呈阳性。病情符合危重症新冠。还需要与其他病毒性肺炎、社区获得性肺炎、真菌感染肺炎等相鉴别，与此同时还需兼顾活动性肺结核、严重营养不良的治疗，故鉴别诊断是此次诊疗难点。在重症新冠合并活动性肺结核及严重营养不良时，营养不良的治疗尤为急迫。尽快改善营养不良，以提高免疫功能。

（2）患者体温 36℃，神志清，精神萎靡，极度消瘦，恶病质，半卧位，水饮难下、吞咽无力，舟状腹，小便量少色黄，大便调，质稀色棕黄。舌质淡，舌苔少，少津，脉象沉细。辨证患者既有外邪疫毒，又有气血两虚，本虚标实。以益气养阴、顾护中气、活血通络为主，气血阴阳双补，兼以清利下焦湿热。拟以补中益气汤合薏苡附子败酱散加减治疗，需要四诊合参行中医二诊辨证论治。

六、疑难病例讨论（2022 年 11 月 13 日）

李风森（新疆医科大学附属中医医院）：该患者为老年女性，重症新冠诊断明确，同时该患者有活动性肺结核病史、严重的营养不良，水电解质紊乱，该患者长期卧床，目前的治疗以及预后等方面判断，请各位专家指导并发表建议。

方继良（中国中医科学院广安门医院）：11 月 10 日肺部 CT 显示少量斑片条索、桶状胸、肺气肿、慢性肺病的表现。报告显示与 2021 年肺部影像学表现相似。新冠增加肺部渗出增多，无法判断。该患者肺部少量斑片影，符合慢性炎症表现，结合病史，符合肺结核陈旧病变为主。11 月 12 日的胸片和之前 CT 的不太好对比。新冠病毒感染肺部表现，还需密切复查 CT，观察肺部疾病演变。患者头部 CT 有腔隙性脑梗死，患者本人无明确肢体感觉变化等神经系统症状表现，考虑陈旧病变。

孙士鹏（中国中医科学院广安门医院）：对于该患者核酸检测结果的解读，核酸检测的 Ct 值一般在 15～35 左右，少数患者在 12～13 之间，该患者出现 10 以下 Ct 值的实际检测值，考虑现有数据为本底基线，本身荧光干扰可能性大。但从 11 月 11 日的结果评估，N 基因和 O 基因 Ct 值大概介于 13.5～14 之间，说明病毒载量较高，应予以重视，谨防病情快速演变。

王宜（中国中医科学院广安门医院）：第一，我认为核心问题是免疫力及营养支持。从肠外营养角度，建议白蛋白隔日补充改为连续三天补充蛋白，蛋白半衰期为 3 日，如峰值上不来，其吸收率难以保持。所以我建议蛋白需要连续补，这是从肠内角度讲，可补充蛋白类食物,如柞蚕蛹,以弥补蛋白的半衰期。第二,关于电解质紊乱补钠的问题,在优质蛋白质食物的补制过程中,随餐添加电解质盐,可帮助患者更舒适地获取。第三,关于腹泻的问题,如血糖状态稳定,在补充过程中,建议增加中医范畴的收敛性食物予以补充。同时摄入适量益生菌,从这条通道同时投入,应该有所帮助,这就是我三点建议。

李风森(新疆医科大学附属中医医院):从中西结合呼吸专科诊疗角度来分析。该患者长期卧床,病情较为复杂,为新冠病毒感染、活动性肺结核、营养不良合并症候群。尤其是新疆为结核病高发地区,该患者肺部呈现斑片影、纤维索条影及局部磨玻璃影是否为此次新冠引发,尚不能明确。但影像学面积不大,倾向于吸收状态。故有以下几点建议:第一,患者严重营养不良,方继良提到营养比任何药物都重要,我表示认同。第二,虽然该患者核酸 Ct 值非常低,但时间已经超过 10 日,加之患者体重太轻(小于 40 kg),建议停用奈玛特韦抗病毒。该药限定为发病 5 日内用药,同时要考虑其对肝肾功能造成影响。另外,如肌酐清除率 60 ml/min 以上可全量给药,30～60 ml/min 半量给药,30 以下应该为禁忌。而且从其发病时间和影像角度评估,不宜使用奈玛特韦。另外,我认为不管是血必净,还是其他有可能增加患者肝肾功能代谢负担,甚至有可能引发肝肾功能损伤的药物,我建议能少则少,谨慎用药。当下治疗主要以补充患者营养为主,同时可使用养阴、健脾、消食类中药汤剂。补充患者营的同时,恢复消化功能,为重中之重。营养恢复、免疫功能恢复,为抵抗病毒感染的基石。还需指出的是,抗生素使用应根据患者尿路感染等情况慎重选择,尽量减少非必要药物的使用,尤其要避免多种药物叠加,尽量规避药物性肝肾功能损伤。

齐文升(中国中医科学院广安门医院):同意李风森的意见。第一,该患者体重30 kg,体重轻,恶病质,长期卧床。针对高龄、消瘦、营养不良的患者,应尽量减少口服及静脉药物干预。尤其是西药、中药注射剂,非必要,少干预。第二,要增强脾胃功能,从患者舌质、舌苔看,患者舌体偏胖、舌质偏红、光剥少苔,是肺脾胃气阴两虚为主,兼有瘀热,治以益气养阴为主,建议方药予以沙参麦冬饮或合参苓白术散、麦门冬汤。

姚成增(上海中医药大学附属曙光医院):患者长期卧床,极度消瘦,恶病质的状态。BMI 为 12.24 kg/m²,用药风险极高。建议将 BMI 提高后用药,另外加强营养支持。从中医角度考虑,如《内经》所言"亢则害,承乃制,制则生化"。亢害承制,即指自然界的平衡状态,人体的平衡状态。该患者处于低水平的平衡,在治疗的过程中,宜轻补。从西医角度考虑,前面 B 型利钠肽 98.55 pg/ml,后面 B 型利钠肽继续升高,考虑为心房心室压力增加后出现了增强机体利尿的蛋白,需注意补液量。在治疗上,中医药角度从肺肾阴虚着手,建议予沙参麦冬汤,或麦门冬汤,或金水六君煎。患者长期卧床,结核及长期营养不良消耗,酌情从肾来论治。久病入肾后出现肺肾两虚表现。

宋斌(遵义医科大学第三附属医院):首先,患者目前整体治疗方案应该是治病留人,挽救患者生命。患者极度消瘦,面白,舌嫩,苔少,因其基础病存在长期卧床的情况。证属肺脾两虚、气血亏耗，痰瘀毒结体内，此时，应该使用汤药。患者目前使用的是血必净注射液、参芪十一味颗粒，都是中成药。我认为整个治疗大法是补肺健脾、益气养血，然后涤痰化瘀。在这种情况下，目前这种慢性病，基础条件不好，要想疗效好起来，需要重视中焦。在气阴里尤其要重视的是中气，再加上这个患者目前又出现腹泻，之前一直非常倦怠，水饮减少。患者目前有中气下陷的表现，建议考虑用补中益气汤或者黄芪建中汤。其中，还要考虑人参的使用。中药汤剂慢慢少量频服，应该是有效果的，中药汤剂不要偏废。第二，患者目前出现腹泻，中成药用了血必净注射液、参芪十一味颗粒，出现腹泻是否和这些药物的干预有关？建议停掉。第三，患者呼吸道的引流不是很通畅，而且长期卧床。所以建议加强护理排痰。

宋珏娴（首都医科大学宣武医院）：从神经系统疾病循证依据考虑，患者多发性腔梗均为陈旧改变。顶叶、颞叶轻度萎缩，目前未引发对应功能区域障碍。患者消瘦，不除外腔梗后吞咽障碍，长期进食不佳造成恶液质可能。

王鹏（新疆塔城地区人民医院）：患者消瘦病史已 2 年以上，目前患者食欲减退，进食量少，无吞咽障碍，暂不考虑脑梗死导致。

宋珏娴（首都医科大学宣武医院）：如可除外腔隙性脑梗死因素，在改善患者营养状态方面，第一我建议尽量保留鼻饲，保障热卡。第二，建议使用外治法。如针灸、艾灸都无法实施，可贴十香暖脐膏，或按摩帮助患者运化，从中医论治，留一分胃气就有一分生机。

胡浩（新疆医科大学中医学院）：从中医八纲辨证角度分析，患者是正虚邪实的状态。正虚，就是气血阴阳都虚，至于是正虚多，还是邪实多，我认为可能是六四开，或者是七三开。目前，患者主证是呕吐、发热、眩晕等症状，按照伤寒的条文，我认为这个比较适合小柴胡汤。在具体用药方面，我建议小柴胡汤里的参要用西洋参。西洋参可以用 10 g 或者 20 g 乃至 30 g。对于半夏的使用，止呕用姜半夏，我建议最好用生半夏，止呕效果非常好，配上等量的生姜。一般用 15～30 g，合用以后患者可以迅速止呕，而且柴胡用 25～45 g，若阴不足酌加白芍。若属阳虚者，酌加炮附子或者附子。

舒占钧（新疆医科大学附属中医医院）：第一，这个患者不管是因为腹泻也好，还是饮食不好，低钠血症是肯定的。低钠血症造成进一步的恶心呕吐，还有大家可能忽视了一点，她的 B 超显示膀胱充盈。导致膀胱充盈，尿无力是属于中枢神经系统，还是低钠血症的问题，这是值得考虑的。第二，感染的问题。肺上的感染，不管是既往结核，还是新冠病毒感染，都不是那么重，但是 C 反应蛋白高，的确是有脓尿，所以我们更加关注泌尿系统感染。我们对于低钠血到了 118～120 mmol/L 完全小于了 125 mmol/L 这个数量级，那就是一个重度对低钠血症。所以对它的纠正，应该又积极又缓慢。我建议是口服，如果补不上的话，应该持续静脉使用。每日不大于 6 g，但是每日输注速度不要超过 6～8 mmol/L 就可以了。至于贫血，她是 8 点多克的，我们一般是 6.8 g 以下建议输血。所以此类患者，我认为只要注重营养补充蛋白就行。中医的方面，患者的舌是淡嫩少津的,属于阳气大亏和阴液不足。肾阳虚时小便不利四肢,沉重疼痛,腹痛下痢,用真武汤合增液汤。

　　仝小林(中国中医科学院广安门医院):该患者属老年且诸多疾病混杂,包括呼吸系统、神经系统等各方面,免疫力比较低下且有贫血,电解质紊乱。大家一致认为营养治疗是第一位的。如何保证治疗的药物,首先是保证营养吸收,其次考虑药物的治疗效果。而且通过营养治疗之后,人机体的抵抗能力、免疫功能、各个方面的低蛋白血症、贫血等,都会有所改善。此例患者体重 30 kg 属于恶病质,大家一致认为用药应当精简。有的建议用沙参麦冬饮,有的建议用一些补脾补肾的方法。特别是关注到泌尿系统的感染。当人体免疫力特别低下的时候,泌尿系统的感染也会很严重。患者尿中白细胞大于 7×10^4,细菌大于 4×10^4,可能患者的反应不一定很强烈,但这种情况,我们要在治疗上要关注到。因此,对于极度瘦型的患者,一般我们首先考虑中气下陷,用补中益气。其中以黄芪、白术和陈皮三味小方为领衔。补气血阴阳选用西洋参、石斛、淫羊藿、淮山药。对于泌尿系统的感染主要是用薏苡附子败酱散,主要用薏苡仁、附子、败酱草。用药比较柔和,剂量不用太大。使用黄芪在治疗补中益气上,对一些很严重情况往往使用 $60 \sim 90$ g,但这名患者的体质极度消瘦,才 30 kg,用量 30 g 足矣。另外,就是营养支持,通过中药鼻饲,以助正气渐复。

七、随诊记录

➤ 2022 年 11 月 13 日

　　患者胸闷胸痛不适,咳嗽、咯少量白色黏痰,偶有恶心、间断呕吐。呕吐 $7 \sim 8$ 次(呕吐物为黄绿色胃内容物,每次量 50 ml 左右),水饮较前减少,精神萎靡,核酸检测呈阳性。体温 36℃,呼吸 25 次/分,脉搏 80 次/分,血压 100/60 mmHg,指脉氧 92%,体重 30 kg,身高 158 cm,神志清,精神萎靡,极度消瘦,恶病质,半卧位,水饮难下、吞咽无力,舟状腹,双下肢轻度浮肿。辨证为气阴两虚证。补中益气为主,气血阴阳并补兼温阳散寒、清热利湿为治法。方以补中益气汤合薏苡附子败酱散加减。处方如下:

生黄芪 30 g	炒白术 9 g	陈　皮 6 g	西洋参 9 g
石　斛 15 g	怀山药 15 g	薏苡仁 30 g	制附子 15 g
败酱草 30 g	淫羊藿 9 g	丹　参 15 g	生　姜 15 g

5 剂,水煎,每日 1 剂,早晚分服。

　　辨证组方分析:患者属于"老态""虚态"。对于高龄且极度消瘦型的患者,首虑中气下陷,治以补中益气。《灵枢·五味》记载:"胃者,五脏六腑之海也,水谷皆入于胃,五脏六腑,皆禀气于胃。"留有一份胃气,便有一分生机。其中取补中益气汤之意,以黄芪、白术和陈皮三味小方为领衔,补其中气,三味配伍补而不滞。在黄芪用量方面尤为考究,仝小林认为该患者用药应柔和。中气下陷严重者,黄芪用量往往为 $60 \sim 90$ g,因患者的体质极度消瘦,仅为 30 kg,因此用量 30 g 足矣。西洋参、石斛、淫羊藿、淮山药、丹参可以补气血阴阳。其中西洋参、石斛益气养阴,淫羊藿以小剂施之温肾助阳,淮山药补肾健脾,补弱虚,丹参养血活血,此为气血阴阳双补之法。中气下陷为其主要病机,三味小方"补中益气"为其态方。考虑患者素体虚弱,长期卧床,膀胱气化失司,在"态靶辨治"的思想指导下,实乃本虚标实,本虚为脾肾阳虚,标实多为湿热,故用生薏苡仁、制附子、败酱草三味取薏苡附子败酱散之意打靶。对于基础病较多且危重的患者用药而言,应当精而小,切勿杂乱,抓其主证,分清所处之"态"。

> **2022 年 11 月 19 日**

胸部 CT(图 3-15-4):双肺支气管炎改变;双肺弥漫性斑片影双侧腋下及纵隔多发大小不等淋巴结,考虑感染性病变;双侧胸腔积液,右侧为著;心影略增大,心包膜增厚;胸脊柱骨质退行性改变,胸骨、椎体骨质内多发低密度。

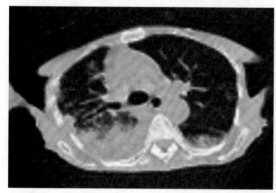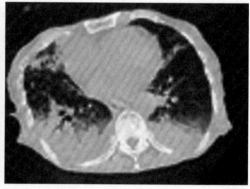

图 3-15-4 胸部 CT(2022 年 11 月 19 日)

腹部 CT:胆囊炎并胆囊结石;胆总管中上段扩张并肝内胆管扩张;肝右胆管内及胆总管内点状高密度结节,结石? 腹部肠管扩张积气并多发"气液平面"影,提示肠梗阻;盆腔积液;腰脊柱骨质退行性改变;骨皮质骨质退行性改变;腰椎、骨盆骨质内多发低密度,性质待定;老年性子宫;右股骨颈陈旧骨折;考虑右侧股骨头无菌性坏死可能。

> **2022 年 11 月 20 日**

部分实验室检查如表 3-11-5、表 3-11-6 所示。

(1)B 型利钠肽测定:1 413.33 pg/ml↑。

(2)尿常规:隐血(+)、尿蛋白(++)、胆红素(−)、pH 5.5、红细胞 125.7/μl、白细胞 11.7/μl、上皮细胞计数 32.9/μl、管型 3.85/μl、细菌 19.70/μl。

(3)肺炎支原体抗体-IgG:187 AU/ml、肺炎支原体抗体-IgM:0.13 COL、肺炎衣支原体-IgG:82.9 AU/ml、肺炎衣原体抗体-IgM:0.02 COL、单纯疱疹病毒Ⅰ型-IgG:31.70 COL、单纯疱疹病毒Ⅰ型-IgM:0.22 COL、单纯疱疹病毒Ⅱ型-IgG:0.10 COL、单

纯疱疹病毒Ⅱ型-IgM：0.02 COL、弓形体-IgG 抗体：1.96 IU/ml、弓形体-IgM 抗体：0.07 AU/ml、巨细胞病毒-IgG 抗体：98.50 U/ml、巨细胞病毒-IgM：6.15 AU/ml、风疹病毒-IgG 抗体：3.65 IU/ml、风疹病毒-IgM 抗体：4.59 AU/ml。

（4）11 月 11 日至 11 月 21 日核酸检查结果（图 3-15-5）。

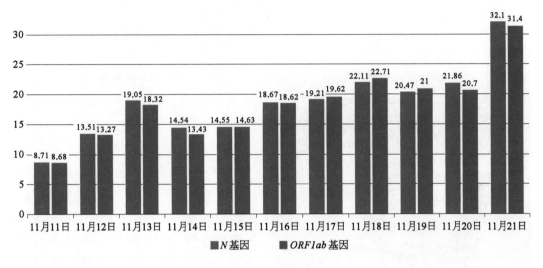

图 3-15-5　核酸检测结果

> **2022 年 11 月 22 日**

辅助检查（2022 年 11 月 22 日）

（1）血生化：碱性磷酸酶 145 U/L↑,总蛋白 55.4 g/L↓,白蛋白 24.5 g/L↓,白球比 0.8↓,DBIL 7.1 μmol/L↑,胆碱酯酶 1 633 U/L↓,尿素 9.05 mmol/L↑,胱抑素 C 1.83 mg/L↑,Ca^{2+} 1.94 mmol/L↓,P^{3+} 0.51 mmol/L↓。

（2）B 型利钠肽测定：1 112.65 pg/ml↑。

（3）血气分析：PaO_2 124 mmHg,BE −3.5 mmol/L,HCO_3^- 27.5 mmol/L,Lac 2.0 mmol/L,SaO_2 98.7%。

（4）胸腹水生化：葡萄糖 5.21 mmol/L,体液腺苷脱氨酶 10.70 U/L↑,体液乳酸脱氢酶 320.6 U/L↑。

表 3-15-5　炎症指标变化情况

时　间	白细胞 （×10⁹/L）	中性粒细胞 （×10⁹/L）	淋巴细胞 （×10⁹/L）	C 反应蛋白 （g/L）
正常值	3.5~9.5	1.8~6.3(40%~75%)	1.1~3.2(20%~50%)	<5
11 月 20 日	11.84	10.66(90%)	0.51(4.3%)	102.820
11 月 22 日	12.89	11.09(86.1%)	0.57(4.4%)	89.53

表 3-15-6　凝血指标变化情况

时间	凝血酶原时间 (s)	凝血酶原活动度 (%)	国际标准化比值	活化部分凝血活酶时间(s)	D-二聚体 (μg/ml)
正常值	10～14	70～150	0.8～1.25	20～40	0～0.55
11 月 20 日	14.40	63.5	1.23	29.7	8.24
11 月 22 日	13.50	72.8	1.15	26.7	7.47

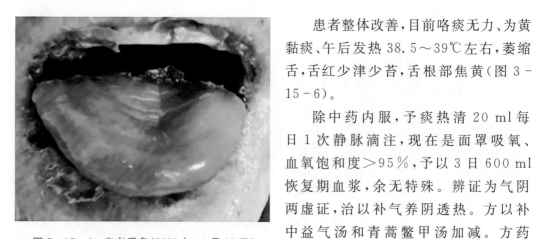

图 3-15-6　患者舌象(2022 年 11 月 22 日)

患者整体改善,目前咯痰无力、为黄黏痰、午后发热 38.5～39℃左右,萎缩舌,舌红少津少苔,舌根部焦黄(图 3-15-6)。

除中药内服,予痰热清 20 ml 每日 1 次静脉滴注,现在是面罩吸氧、血氧饱和度＞95％,予以 3 日 600 ml 恢复期血浆,余无特殊。辨证为气阴两虚证,治以补气养阴透热。方以补中益气汤和青蒿鳖甲汤加减。方药如下:

黄　芪 60 g	炒白术 9 g	陈　皮 9 g	西洋参 15 g
升　麻 6 g	炙甘草 9 g	当　归 9 g	柴　胡 15 g
黄　芩 15 g	青　蒿 15 g	醋鳖甲 30 g	地骨皮 30 g
生　地 30 g	芦　根 30 g	生　姜 15 g	大　枣 3 枚

3 剂,水煎服,每日 1 剂,早晚分服(11 月 22 日至 11 月 24 日)。

辨证处方分析:二诊时患者服药后整体状况较前改善,但午后发热 38.5～39℃。患者见萎缩舌,舌红少津少苔,舌根部焦黄,咯痰无力、为黄黏痰之症,脉象沉细,考虑为热邪深伏阴分。故在补中益气的基础上佐以青蒿鳖甲汤。易三味小方为补中益气汤全方,易人参为西洋参治疗中气下陷而致虚阳外越的气虚发热。再加上青蒿鳖甲汤养阴透热,方中鳖甲咸寒,直入阴分,养阴退热于内;青蒿苦辛性寒,其气芳香,能透伏热于外。吴瑭说:"此方有先入后出之妙,青蒿不能直入阴分,有鳖甲领之入也;鳖甲不能独出阳分,有青蒿领之出也",加生地黄养阴清热,地骨皮清退虚热,芦根清热生津,生姜、大枣顾护胃气。全方补气、清热、透邪、滋阴四法并施,共奏补气养阴透热之功。其中,补益中气贯穿治疗始终,调态之方未变。

八、病情转归

患者病情持续改善,氧合稳定,内环境稳定,现热势减退,目前低热为主,连续 2 日新冠核酸检测均阴性,各项化验指标改善,经专家组研判符合国家卫生健康委员会《新型冠状病毒肺炎诊疗方案(试行第九版)》转黄码医院进一步康复治疗。

九、按语

此案例为陈旧肺结核、严重营养不良的老年患者又罹患新型冠状病毒肺炎。此类老年患者,多因合并诸多慢性疾病而易演变为急危重症,死亡风险极高。

该病例的特点,一是既往有肺结核病史,目前是否活动需要重视,新冠病毒感染与肺结核临床表现都有发热、咳嗽等,但根据病史、影像学、实验室检查等,二者鉴别并不困难。二是患者年龄较大,加之长期营养不良,多脏器功能低下。因此当感染新冠病毒后,如何在治疗的同时,又要照护脏器功能,制定个体化、系统性的诊疗策略则显得非常重要。

患者入院时神志清,精神萎靡,半卧位,胸闷、胸痛不适,间断咳嗽、咯少量白色黏痰,舌质淡,舌苔少,少津,脉象沉细。中医四诊合参属疫病气阴两虚证。由于该患者为老年人,患有肺痨、虚劳等病证,脏腑虚衰复又感受疫毒之邪,本虚标实,且恐虚不受补。因此,中医医疗救治专家组全小林等中西专家建议,减少不必要用药,徐徐图之,恢复正气,促进康复。以补中益气汤为基,一诊合薏苡附子败酱散加减以补中益气、清利湿热;二诊合青蒿鳖甲汤加减以补中益气、清热养阴。经系统诊疗,患者正气渐复,最终转危为安。

此病例救治充分体现出急则治标、缓则治本之策;既要治疗目前疾病,又要规避医源性二次伤害;既突出个体化诊疗特点,又体现系统性的诊疗策略。中西医多学科协作,从营养补充、抗感染,到中医药食同源,辨证施治,为广大一线医务工作者在救治疑难危重症等方面提供了中西医范例。

参考文献

[1] Struyf T, Deeks JJ, Dinnes J, et al. Signs and symptoms to determine if a patient presenting in primary care or hospital outpatient settings has COVID-19[J]. Cochrane Database Syst Rev, 2022, 20(5).

[2] Gottlieb RL, Vaca CE, Paredes R, et al. Early Remdesivir to Prevent Progression to Severe Covid-19 in Outpatients[J]. N Engl J Med. 2022, 386(4): 305 - 315.

[3] Yew WW, Yoshiyama T, Leung CC, et al. Epidemiological, clinical and mechanistic perspectives of tuberculosis in older people[J]. Respirology. 2018, 23(6): 567 - 575.

[4] Bullock AF, Greenley SL, McKenzie GAG, et al. Relationship between markers of malnutrition and clinical outcomes in older adults with cancer: systematic review, narrative synthesis and meta-analysis[J]. Eur J Clin Nutr. 2020, 74(11): 1519 - 1535.

[5] Im JH, Je YS, Baek J, et al. Nutritional status of patients with COVID-19[J]. Int J Infect Dis. 2020, 100: 390 - 393.

高龄且伴有多种基础疾病合并新冠病毒感染（重型）

新型冠状病毒具有高传染性、易聚集性感染的特点，流行病学调查显示，所有人群对新型冠状病毒普遍易感，因老年人免疫功能弱，是新冠病毒感染的高危人群，同时也是重型患者的高发人群[1]，老年新冠病毒感染患者一旦发展为重型或危重型，救治难度大大增加，死亡风险也明显升高。呼吸道病毒感染是慢性阻塞性肺疾病（chronic obstructive pulmonary disease，COPD）急性加重的重要诱因，防范新冠病毒感染，对治疗慢性阻塞性肺疾病具有积极作用[2]。慢性阻塞性肺疾病和支气管哮喘作为人群最常见的慢性气道炎症性疾病，流行病学调查表明新冠病毒感染合并慢性气道炎症性疾病，患者预后较差[3]。吴又可在《温疫论》中记载："大凡客邪贵乎早治，乘人气血未乱，肌肉未消，津液未耗，病患不至危殆，投剂不至掣肘，愈后亦易平复。"[4]因此，对于合并 COPD 等多种基础疾病的老年患者，要密切关注病情变化，早期治疗祛邪的同时，注意扶正补虚，提高机体的抗病能力。"本气充足，邪不易入"，正气不亏乃是祛邪的有力保障。因此，发挥中医药扶正固本、防病治病的优势，运用治未病思想，防重症、危重症的发生，降低病死率，具有极大的意义。

一、病例概述

潘某，男性，93 岁。

入院时间：2022 年 11 月 3 日。

主诉：咳痰喘反复发作 30 余年，加重伴发热 11 日。

现病史：患者及家属诉反复咳嗽、咳痰，伴或不伴气喘 30 余年，每逢冬春交替或外感而发，每年发作 2～3 次，持续发作 3 月余，曾多次在当地医院就诊，门诊予以对症处理（具体不详）后，症状可好转，故未予重视。此后以上病情间断反复，曾多次于当地医院住院治疗，明确诊断为"慢性阻塞性肺疾病"，予以抗感染、解痉平喘、止咳化痰等对症治疗后好转出院，出院后长期家庭氧疗，间断吸入"噻托溴铵喷雾剂、沙美特罗替卡松粉吸入剂"治疗，病情控制尚可。患者于 2022 年 10 月 24 日出现发热，体温 38℃，气喘气憋，咽痛，喉中有痰，食欲下降明显，恶心呕吐，呕吐物为胃内容物。10 月 29 日社区新冠核酸筛查提示核酸阳性，患者气喘气憋明显，痰不易咳出。11 月 3 日收治入院。刻下症：患者神志清，精神欠振，咳嗽、咳痰，咽痛，发热，气喘气憋，食欲下降，恶心呕吐，周身乏力，双下肢尤甚，纳少，夜寐欠安，小便频，大便偏干。舌质红，苔微腻，脉细数。

既往史：既往有肺结核，未规范治疗，自诉已钙化；曾多次诊断社区获得性肺炎、双肺多发片状阴影性质待定；有腔隙性脑梗死；前列腺增生；双侧膝关节骨性关节病；便秘多年；82 岁时有腰 1 椎体压缩性骨折史，未手术，腰痛间作；颈动脉硬化；慢性胆囊炎；甲状腺结节；缺铁性贫血；急性肾损伤病史 3 年；心律失常、阵发性房颤病史 1 年，曾服用利伐沙班片、美托洛尔缓释片抗血栓、抗心律失常。

流行病学史：未接种新冠疫苗。

体格检查：体温 38.1℃，呼吸 21 次/分，脉搏 97 次/分，血压 142/79 mmHg。呼吸运动正常，呼吸节律均匀整齐，肋间隙正常，语颤两侧对称，无胸膜摩擦感，双肺叩诊呈过清音，呼吸音减弱，有啰音，无胸膜摩擦音，有呼气延长，语音传导对称。

实验室检查。血常规：血红蛋白 90 g/L↓，白细胞计数 8.72×10^9/L，中性粒细胞绝对值 5.52×10^9/L，淋巴细胞百分比 2.1×10^9/L。C 反应蛋白：169.5 mg/L↑，降钙素原 0.19 ng/ml，白介素-6 117.5 pg/ml；D-二聚体 0.99 mg/L↑，纤维蛋白原含量 6.99 g/L↑。电解质：钾 4.29 mmol/L，钠 133.1 mmol/L↓，氯 103.0 mmol/L，钙 2.06 mmol/L↓，镁 0.62 mmol/L↓，磷 1.12 mmol/L。NT-proBNP 122.4 pg/ml↑。动脉血气分析：$PaCO_2$ 32.8 mmHg↓，PaO_2 108 mmHg，ctHB 10.5 g/dl↓。

辅助检查。胸部 CT（2022 年 11 月 3 日）：双肺间质性炎症伴部分间质纤维化，合新冠病毒感染，符合慢性支气管炎伴右肺上叶纤维病变，双侧胸膜增厚，双肺多发纤维结节，右肺动脉干增宽，主动脉硬化（图 3-16-1A）。

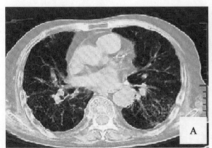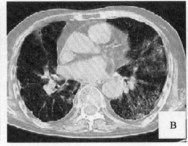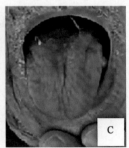

图 3-16-1　患者胸部 CT 影像变化（A. 2022 年 11 月 3 日；B. 2022 年 11 月 9 日）及舌象（C. 2022 年 12 月 14 日）

二、入院诊断

1. 中医诊断　疫病（气阴两虚证）；肺胀（气阴两虚证）。

2. 西医诊断　① 慢性阻塞性肺疾病伴有急性加重；② 新冠病毒感染（中型）；③ 腔隙性脑梗死；④ 心律失常，心房颤动；⑤ 便秘；⑥ 蛋白质-能量营养不良；⑦ 低蛋白血症。

三、诊断依据与鉴别诊断

患者以咳痰喘反复发作 30 余年,加重伴发热 11 日为主诉入院,胸部 CT 示:双肺符合新型冠状病毒肺炎,符合慢性支气管炎伴右肺上叶纤维病变,双侧胸膜增厚,双肺部分间质纤维化改变,双肺多发纤维结节,右肺动脉干增宽,主动脉硬化。新冠核酸筛查提示核酸阳性。

(一) 西医鉴别诊断

1. 肺结核　肺结核多有全身中毒症状,如午后低热、乏力、盗汗及体重减轻、咯血、失眠、心悸等症状,通过胸部 X 线检查和痰结核菌检查可明确诊断。X 线胸片见病变多在肺尖或锁骨上下,密度不匀,消散缓慢,且可形成空洞或肺内传播,痰内可找到结核分歧杆菌,一般抗菌药物无效。

2. 支气管肺癌　中央型肺癌导致支气管狭窄或伴有类癌综合征时,可出现喘鸣音或哮喘样呼吸困难,肺部可闻及哮鸣音,但肺癌的呼吸困难及喘鸣音症状进行性加重,常无诱因,咳嗽可有血痰,痰中可找到癌细胞,胸部 X 线摄片、CT 或 MRI 检查或纤维支气管检查可明确诊断,根据患者症状、体征及理化检查可鉴别。

(二) 中医鉴别诊断

1. 支饮　支饮虽也有痰鸣、气喘症状,但多系部分慢性咳嗽经久不愈,逐渐加重而成,病势时轻时重,发作与间歇界限不清,咳与喘重于哮鸣,与哮病间歇发作,突然发病,迅速缓解,哮吼声重而咳轻,有显著不同。

2. 肺痈　肺痈为肺部疾病,以咳嗽、胸痛、发热、咳吐大量腥臭脓痰为特征,病机为热壅血瘀,蕴毒化脓而成痈,并根据病理演变过程,可分为初期、成痈期、溃脓期、恢复期。

3. 肺痨　咳嗽是肺痨的主要症状之一,但尚有咯血、潮热、身体消瘦等主要症状,具有传染性,通过胸部 CT 有助于鉴别诊断。

四、治疗方案

(一) 西医治疗

(1) 间断俯卧位通气。

(2) 面罩吸氧 8~10 L/min(SpO₂ 92%~95%)。

(3) 免疫治疗:注射用胸腺法新 1.6 mg,皮下注射。

(4) 基础病治疗:利伐沙班片 20 mg,每晚 1 次,口服;琥珀酸美托洛尔缓释片 47.5 mg,每日 1 次,早餐前口服;阿托伐他汀钙片 20 mg,每晚 1 次,口服。

（5）抗感染治疗：11月3日曾盐酸莫西沙星0.4g，静脉滴注；11月11日至11月17日给予头孢哌酮钠舒巴坦钠1g，每8h1次，静脉滴注。

（6）营养支持：输静脉营养液612ml，每日1次，静脉滴注。

（7）对症治疗：人血白蛋白20g，每日1次，静脉滴注，补充蛋白；吸入用布地奈德混悬液1mg＋吸入用异丙托溴铵溶液500μg，每日1次，雾化吸入；盐酸氨溴索口服液10ml，每日3次，口服化痰；氟替美维吸入粉雾剂，每日1次，吸入；布洛芬混悬液口服退热。

（二）中医治疗

患者神志清，精神欠振，咳嗽、咳痰，咽痛，气喘气憋，食欲下降，恶心呕吐，周身乏力，纳少，夜寐欠安，小便频，大便偏干，舌质红、苔微腻，脉细数。新疆气候干燥，外加生活及饮食习惯等因素，燥热之邪常在。患者为老年男性，素体肺虚脾弱，燥邪犯肺，耗气伤津，则咳嗽、咳痰，黏腻；肺气虚弱，脾失健运，故见纳少；脾主四肢，四肢失于濡养，故倦怠乏力；肾气不固，则小便频；湿热蕴结肠道，故大便偏干。舌质红、苔微腻，脉细数，为气阴两伤、湿热内生证，病位在肺、脾、肾，病性属本虚标实，四诊合参，证属气阴两伤、湿热内生证，予以故予参麦宁肺（I号方）益气养阴，清热化湿。处方组成：

| 太子参9g | 麦　冬9g | 炒栀子9g | 黄　芩9g |
| 北柴胡6g | 防　风9g | 炒白扁豆9g | 广藿香6g |

5剂，水煎，每日1剂，早晚分服。

组方分析：参麦宁肺（I号方）以生脉饮为基础方进行化裁，方中太子参味甘微苦，性平，归脾、肺经，功可补气健脾，生津润肺；麦冬味甘、微苦寒，归胃、肺、心经，功可养阴生津，治肺中伏火，火清则益气；二者合用共奏益气养阴之功，共为君药。炒栀子苦寒，归心、肺、三焦经，能清泻三焦火热之邪，炒则易先入血分而后走气分，泻肺中伏火为臣药；黄芩味苦，性寒，归肺经，善清泻肺中之火及上焦实热，可治肺中之热、消痰利气、定喘咳；北柴胡苦、辛，微寒，其性升散，功可祛邪解表，二者一散一清，合太子参取其扶正以祛邪，益气以御邪内传，正气旺盛则邪无向内之机，与炒栀子共为臣药。防风辛甘，性温，归脾经，可祛风解表，用于疾病初起；炒白扁豆甘、微温，归脾胃经，能补气以健脾，药性温和，升清降浊，补而不滞，以其"味轻气薄，单用无功，必须同补气之药共用为佳"（《本草新编》），故佐太子参、麦冬共用，以收补气健脾养阴之功。广藿香辛微温，归脾、胃、肺经，芳香解表，入肺经以调气，入脾胃以和中。

五、病程记录

➤ 2022年11月9日

患者11月4日至11月6日3次新冠病毒核酸阳性，11月9日胸部CT（图3-16-

1B)提示双肺符合新冠病毒感染,较前进展,符合慢支伴右肺上叶纤维实变,双侧胸膜增厚,两肺部分间质纤维化改变,余同前。根据患者临床症状以及肺CT明确诊断,明确西医诊断:新冠病毒感染(重型)。

➢ **2022 年 11 月 13 日**

患者神志清,精神欠振,咳嗽、咳痰,气喘气憋,食欲下降,恶心呕吐,周身乏力,双下肢尤甚,纳少,夜寐欠安,小便频,腹泻,黄绿色稀便,每日10次。舌质红,苔略黄、少津,脉细。体温36.6℃,呼吸21次/分,血压120/62 mmHg。患者实验室检查结果监测如表3-16-1所示。HB 78 g/L↓,WBC 10.7×10^9/L,N 6.42×10^9/L,L 2.02×10^9/L。CRP 59.4 mg/L↑;PCT 0.71 ng/ml;IL-6 38.88 pg/ml;DD 1.23 mg/L↑,FIB 8.01 g/L↑。电解质:钾4.17 mmol/L,钠137.6 mmol/L,氯108.0 mmol/L↑,钙2.06 mmol/L↓,镁0.96 mmol/L,磷1.12 mmol/L。B型钠尿肽前体122.4 pg/ml。动脉血气分析:二氧化碳分压(PCO_2)49 mmHg↓,修正后二氧化碳分压49.90 mmHg,动脉血红蛋白浓度(ctHB)9.80 g/dl↓。患者目前腹泻,考虑肠道菌群失调,治疗予以双歧杆菌三联活菌肠溶胶囊调整肠道菌群,蒙脱石散止泻,维生素C注射液、维生素B$_6$注射液,盐酸氨溴索口服液止咳化痰。

表 3-16-1 患者实验室检查结果监测

时 间	白细胞 (×10^9/L)	中性粒细胞 (×10^9/L)	淋巴细胞 (%)	白介素-6 (pg/ml)	血红蛋白 (g/L)	降钙素原 (ng/ml)	C反应蛋白 (mg/L)	纤维蛋白原 (g/L)
正常值	3.5~9.5	1.8~6.3	20~50	0~7	130~175	<0.5	0~5	0~1.5
11月3日	8.72	5.52	24.1	117.5	90	0.19	169.5	6.99
11月7日	13.93	9.79	19.8	145.6	88	0.28	—	8.21
11月10日	15.35	10.63	17.4	116	86	0.42	190	—
11月13日	10.7	6.42	20.1	38.88	78	0.71	59.4	8.01

时 间	D-二聚体 (mg/L)	B型利钠肽 (pg/ml)	谷丙转氨酶(U/L)	谷草转氨酶(U/L)	γ谷氨酰转肽酶(U/L)	总蛋白 (g/L)	白蛋白 (g/L)	乳酸 (mmol/L)
正常值	0~1	0~526	0~50	17~59	15~73	63~82	35~50	0.7~2.1
11月6日	0.99	539.6	16	63.91	48	68.92	29.4	1.78
11月7日	1.42	—	15	39.99	41.4	67.74	27.2	1.85
11月10日	—	—	15.79	33.37	32.9	69.99	33.49	3.24
11月13日	1.23	122.4						2.29

时 间	尿素 (μmol/L)	肌酐 (μmol/L)	钾 (mmol/L)	钠 (mmol/L)	钙 (mmol/L)	氯 (mmol/L)	镁 (mmol/L)	无机磷 (mmol/L)
正常值	3.2~7.1	58~110	3.5~5.1	137~145	2.1~2.55	98~107	0.7~1	0.81~1.45

时　间	尿素 (μmol/L)	肌酐 (μmol/L)	钾 (mmol/L)	钠 (mmol/L)	钙 (mmol/L)	氯 (mmol/L)	镁 (mmol/L)	无机磷 (mmol/L)
11月3日	9.4	90.6	4.29	133.1	2.06	103	0.62	1.12
11月7日	8.9	78.1	4.34	136.3	2.08	109.5	0.79	1.05
11月10日	16.1	77.2	4.09	136.2	2.21	102.8	0.84	1.1
11月13日	14	62.5	4.17	137.6	2.06	108	0.96	0.91

六、诊疗难点

患者的诊断明确,其难点在于治疗,一是患者高龄,基础疾病较多,肝肾等功能易受影响,药物相互作用需要注意,用药掣肘较多,核酸持续阳性不转阴。二是患者五脏俱虚,加之外感疫毒之邪,辨证用药既要扶正,又要祛邪,脾胃功能极差,运化失司,日久则易后天失养,正气更虚,因此辨证用药需整体考虑。

七、疑难病例讨论(2022年11月14日)

李风森(新疆医科大学附属中医医院):老年重症肺炎患者,临床数量多、原发的疾病多、持续时间长,中药在治疗老年新冠病毒感染重型合并基础肺病具有特色优势。

方继良(中国中医科学院广安门医院):该患者11月3日胸部CT存在小量的斑片和磨玻璃影、网格状以及蜂窝状改变,符合渗出所致慢性炎症的改变。11月9日胸部CT较11月3日进展明显,肺部以蜂窝为主伴小量磨玻璃改变。符合重症的新冠病毒感染肺部表现。

齐文升(中国中医科学院广安门医院):该患者93岁,病程较长,初始症状为发热,现已退热。从11月3日和11月9日胸部CT提示,左肺病理表现有一定的进展。考虑与高龄和慢性阻塞性肺疾病病史有关。影像的表现滞后于疾病的进程,符合新型冠状病毒肺炎(重症)诊断标准。同意目前中、西医治疗方案。中医辨证符合气阴两虚证,为热毒伤阴耗气的阶段。参麦宁肺(I号方)主要由太子参、麦冬、黄芩和栀子组成,早期用参麦宁肺(I号方)符合病情。根据辨证调方可以考虑竹叶石膏汤,腹泻不建议用蒙脱石散,建议用葛根芩连丸。患者淋巴细胞总数一直高于正常值,因此无需考虑抗病毒治疗。

张立山(北京中医药大学东直门医院):目前存在很多高龄新冠病毒感染合并基础肺病的患者,高龄患者面临的第一个问题是核酸转阴的问题,该患者前后的胸部CT提示病情进展,治疗方案符合病情。第二个问题,是否有必要继续使用抗生素。患者舌质红、舌苔略黄,整体属热、虚的表现。大便初期干而后转稀并且次数较多,最多达每日10次,考虑与大量的抗生素使用有关,给予蒙托石散,大便仍未见好转,早期咽痛、咯痰,发热,恶心,呕吐,从六经辨证来看,属于少阳和太阴经的合病。这些症状如果考虑病位在半表半里阶段,是否可以从半表半里的阳证转向半表半里的阴证?根据大便的性状来看,有寒热错杂之象,上热考虑肺热,下寒考虑脾寒,在上表现为喉咽痛、吐脓血,在下表现为泻痢不止。如果从寒热考虑,有脾寒、肺热、阴伤、寒热错杂,可以考虑麻黄升麻汤,使用干姜、竹茹等,具有清肺热、养肺阴、健脾利湿的功效。麻黄剂是新冠病毒感染治疗很重要的一类药物。患者乏力固然与虚有关,也可考虑外邪未尽。该患者既往有结核病史,形体偏瘦,是阴虚的体质,此次有阴伤的体现,建议以麻黄升麻汤为基础方加玉竹、知母等养阴药治疗。

郝浩(山东省中医院):第一考虑该患者的容量不足,表现在病程比较长,发热、钠低,存在补液量不足的问题。肌酐正常,但尿素氮升高,从临床表现上来讲,皮肤比较干燥,乳酸稍高,血压稳定,考虑在代偿期内,建议通过口服和静脉补液,监测尿素氮的水平。第二是抗生素相关性腹泻。高龄老年人各脏器功能下降,机体抵抗力差,基础疾病以及支持治疗的长期口服药物等多重因素,使肠道菌群平衡易被打破,肠黏膜细胞增殖下降、萎缩,肠道黏膜屏障破坏,患者容易受到病原菌的感染、侵袭。头孢哌酮舒巴坦是引起抗生素性相关腹泻的常见抗生素之一。头孢哌酮舒巴坦药动学研究表明,头孢哌酮主要经胆汁排泄,舒巴坦经肾脏排泄,考虑患者腹泻与头孢哌酮经过胆汁代谢相关。肠道中高浓度的头孢哌酮极易引起菌群紊乱,建议尽量缩短抗生素使用时间,避免长时间从肠道排泄的压力,有选择地使用益生菌类药物。

李风森(新疆医科大学附属中医医院):该患者高龄且原发疾病较多,临床症状不缓解是很棘手的问题。病位在半表半里,辨证为气阴两伤证,前期是表证逐渐入里,老年脏腑亏虚,同时脏腑虚损程度决定症状的轻重和恢复时间的长短,故使用益气养阴、健脾渗湿类中药。

仝小林(中国中医科学院广安门医院):该患者在慢性肺病的基础上确诊为新冠病毒感染重型,要引起高度的重视。93岁高龄,机体本身就是肺脾气虚、气阴两虚。经过热的阶段,容易导致肝肾之阴大伤。从舌苔来看,不仅是气阴两虚的问题,已发展至肝肾之阴明显亏损阶段,在这种情况下,既要注意到炎症的进展,也要关注病程中菌群紊乱的问题。大便初期质干说明胃肠有热,后转变成质稀,考虑是否由抗生素引起的菌群紊乱。中医治疗方面,建议沿用参脉宁肺(I号方)。在老年肝肾之阴大伤的情况下,要用咸寒之药,甘寒养胃阴,咸寒滋肾阴。在生脉饮的基础上加龟甲、鳖甲滋补肝肾之阴。结合患者的症状和舌脉,考虑有痰象,建议要用少量的地龙、葶苈子泻肺平喘。针对黄绿色稀便的情况,建议用葛根芩连汤,方中黄连既可以解毒,又能收涩胃肠。针对老年人可以用生姜与黄连相配,以缓黄连之苦寒。整体从土壤调理,不直接抗病毒,靠调理"土壤",提高机体的免疫功能。重点从调态的角度来考虑,让机体的免疫自然杀伤病毒。

八、随诊记录

> **2022 年 11 月 15 日**

患者神志清,精神欠佳,咳嗽、咳痰,发热缓解,气喘气憋间作,食欲下降,恶心呕吐,全身乏力较前好转,双下肢尤甚,纳少,夜寐欠安,小便频,解稀绿色便 3 天,最多达 10 次/天。舌红,苔少津,脉细数。考虑患者为老年男性肝肾亏虚,结合舌脉,辨证为气阴两虚,脾虚湿盛证,治以益气养阴、健脾化湿。方药如下:

西洋参片 30 g	麦　冬 30 g	醋五味子 15 g	醋龟甲 30 g
醋鳖甲 30 g	葶苈子 15 g	地　龙 15 g	黄连片 6 g
生　姜 9 g	焦三仙^各 6 g	山茱萸 15 g	

5 剂,每日 1 剂,水煎,早晚各 1 次,温服。

辨证组方分析:患者前期发热超过 11 日,久热灼伤津液,气津两虚,神失所养,故见精神差、夜寐欠佳,气随液脱,气不足动则喘甚,气憋间作、全身乏力,气不足则脾胃运化失常,症见恶心纳差;脾主四肢,脾困则肢体乏力;脾胃运化失常,内生湿热客于下焦,出现小便黄,频数;邪热蕴结肠道,则大便偏干;热邪炼液成痰,故咳黏痰,不易咯出。舌红,苔少津(图 3-16-1C),脉细数。舌脉佐证,属气阴两虚、脾虚湿盛证。方中以生脉饮化裁,西洋参、麦冬合醋五味子酸甘化阴,益气生津,使气津复生,脉得气充盈;龟甲、鳖甲咸寒,滋补肝肾之阴,山茱萸收敛固涩,补益肝肾,加大补肝肾阴的力度;葶苈子苦寒泻肺平喘,祛痰止咳,地龙咸寒,清肺通络,降气平喘,二者配伍增强清热泻肺之力;川黄连清热解毒,调节肠道菌群,抗病毒同时缓解腹泻,配伍生姜,以防黄连苦寒伤胃;焦三仙健脾运胃、提高食欲,全方配伍共奏益气养阴、健脾化湿之效。

11 月 15 日胸部 CT 提示:与 2022 年 11 月 9 日胸部 CT 对照双肺散在渗出较前吸收,部分伴实变,余同前相仿(图 3-16-2)。血常规:血红蛋白 77 g/L↓,白细胞 10.9×10^9/L↑,血小板计数 431×10^9/L↑,降钙素原 0.44 ng/ml,白介素-6 22.79 pg/ml↑,新冠病毒核酸阳性。

11 月 16 日新冠病毒核酸检测结果:阳性。

> **2022 年 11 月 18 日**

患者神志清,精神欠佳,咳嗽、咳痰,发热缓解,气喘气憋间作,食欲下降改善,恶心呕吐,全身乏力较前好转,双下肢尤甚,纳少,夜寐欠安,小便频,腹泻缓解。血常规:血红蛋白 82 g/L↓,白细胞 12.81×10^9/L↑,血小板计数 471×10^9/L↑。凝血四项:凝血酶原活动度 66.0%↓,凝血酶原时间 15 s↑,D-二聚体 1.10 μg/L↑,纤维蛋白原 7.30 g/L↑。降钙素原 0.25 ng/ml。白介素-6 18.07 pg/ml↑。新冠病毒核酸阴性,患者病情平稳,经治疗不适症状好转,根据《中医临床疗效评价标准》证属好转,临床指标符合国家卫生健康委员会《新型冠状病毒肺炎诊疗方案(试行第九版修正版)》要求,遂准予出院。

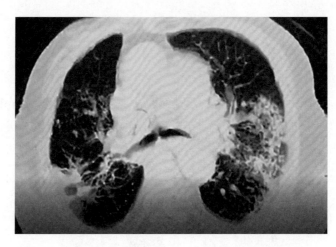

图 3 - 16 - 2　胸部 CT(2022 年 11 月 15 日)

九、按语

本案为高龄患者且伴有慢性阻塞性肺疾病等多种基础疾病,复又感染新型冠状病毒而致新冠病毒感染重症。高龄患者的免疫功能和各个脏器逐渐衰竭,加之患者未接种新冠疫苗,肺部等基础病多,病程长,营养状况差,重症风险极大。对于此类患者,治疗主要是针对肺部感染、基础疾病、免疫和营养支持等方面。首先是对呼吸衰竭的支持治疗,如持续吸氧和俯卧位通气;二是肺部基础病治疗,雾化及氟替美维吸入粉剂解痉平喘;三是免疫治疗;四是由于患者病程较长,抗病毒药物的使用已经失去时机,在使用抗生素的过程中又造成肠道菌群失调而腹泻;五是营养支持,静脉营养液的输注有助于改善患者的营养状况。

患者咳嗽咳痰,气喘气憋,食欲下降,发热,恶心呕吐,周身乏力,纳少,小便频,大便偏干,舌红,苔少津,脉弦数。患者年事已高,脏腑虚衰,病情危重。国家新冠中医医疗救治专家组讨论后认为患者符合气阴两虚证,为热毒伤阴耗气阶段,以益气养阴、清热化湿的参麦宁肺(Ⅰ号方)为基础方。但之后患者持续腹泻,结合舌脉,考虑老年男性肝肾之阴大伤,辨证为气阴两虚,脾虚湿盛证,治以益气养阴,健脾化湿,在原方基础上加用黄连调节肠道菌群;葶苈子、地龙泻肺通络;龟甲、鳖甲咸寒滋肾阴。服药后咳嗽咳痰、发热缓解,气喘气憋间作,食欲下降改善,恶心呕吐,全身乏力较前好转,腹泻明显减少。共计 10 余日的中西医结合治疗后,病情逐渐减轻,核酸转阴。该患者的救治成功,得益于中西医发挥各自所长,全身支持治疗和中医药的精准辨证。

参考文献

［1］ 国家卫生健康委员会办公厅,国家中医药管理局办公室.新型冠状病毒肺炎诊疗方案(试行第九版)[EB/OL]. 2022 - 03 - 14. http://www. nhc. gov. cn/yzygj/s7653p/202203/b74ade1ba4494583805a3d2e40093d88. shtml.

［2］ 石伟娟,王凤燕,杨宇琼,等.新型冠状病毒感染疫情对慢性阻塞性肺疾病患者急性加重频率的影响研究[J].中国全科医学,2023,26(5):550 - 556.

［3］ 索涛,范慧,陈国忠.慢性气道炎症性疾病对新型冠状病毒肺炎的影响[J].武汉大学学报(医学版),2022,43(6):878 - 884.

［4］ 赵岩松,陈宣妤,王翰飞,等.从《温疫论》看治疫用参有度[J].北京中医药大学学报,2022,45(8):780 - 785.

第五章

内分泌系统疾病合并新冠病毒感染

病例 17 老年糖尿病、冠心病等多重基础病合并新冠病毒感染(重型)

糖尿病(diabetes mellitus,DM)是一种以慢性高血糖症以及碳水化合物、蛋白质和脂肪的代谢紊乱等为特征的慢性代谢性疾病。该病会导致包括失明、肾衰竭、中风和冠状动脉疾病等一系列并发症,给社会带来巨大的医疗负担[1]。据国家统计局第七次全国人口普查数据显示,2020 年我国老年人口占总人口的 18.7%,其中约 30%的人群罹患糖尿病[2]。新冠病毒感染具有发病率高、传染性强、病情变化快等特点,高龄或有糖尿病等慢性基础疾病者容易进一步发展为重症肺炎、急性呼吸窘迫综合征甚至多器官衰竭。《柳叶刀》杂志发布的临床研究表明,约 32%的新冠病毒感染患者合并包括糖尿病在内的基础病[3]。此外,相关研究也表明,新冠病毒感染患者核酸阳性持续时间延长可能也与合并糖尿病相关[4]。本案例是国家新冠中医医疗救治专家组参与救治的 1 例老年新冠病毒感染合并糖尿病等基础病的患者,诊疗过程全程采用以中医药辨证为主联合西医对症支持治疗,取得了满意的疗效。现将其病程进展及讨论意见进行整理,期望为临床诊治此类患者提供借鉴思路。

一、病例概述

洪某,男,85 岁。

入院时间：2022 年 10 月 27 日。

主诉：发热伴咳嗽、咳痰、气喘 8 日。

现病史：患者自诉 8 日前无明显诱因出现发热伴咳嗽咳痰,气喘气短,活动后加重,自测体温 38.5℃,自服头孢类及氧氟沙星类抗生素(具体不详)症状未见缓解,咳嗽,咳痰,气喘气短进行性加重并出现腹泻症状。为求进一步治疗,就诊于发热门诊,完善核酸检测阳性,胸部 CT(图 3 - 17 - 1A)提示：两肺下叶支气管感染,左侧为著;右肺上叶陈旧性病变;右侧叶间胸膜增厚。2022 年 10 月 27 日由发热门诊转入呼吸科。刻下症：患者体温 37.2℃,神志清,精神不振,发热伴咳嗽咳痰,气喘气短,活动后加重,腹泻,每日 3~4 次,稀水便,纳差,寐差,小便大致正常。病程中否认腹痛、肌痛、鼻塞、嗅觉味觉减退等症状。舌质红,苔薄黄,中有裂纹,脉滑数(图 3 - 17 - 1B)。

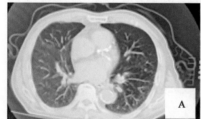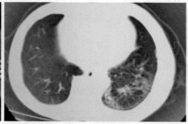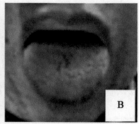

图 3 - 17 - 1 患者胸部 CT(A)及舌象(B)(2022 年 10 月 27 日)

既往史：既往糖尿病病史 8 年,长期口服阿卡波糖片(50 mg)1 粒/次,3 次/日,血糖控制不佳;高血压病史 20 余年,长期口服氨氯地平片(50 mg)1 片/日;冠心病、支架术后状态 7 年,目前口服阿司匹林肠溶片(100 mg)1 片/日、地高辛片(0.25 mg)半片/日、单硝酸异山梨酯缓释片(40 mg)1 片/日、阿托伐他汀钙片(20 mg)1 片/日;既往慢性阻塞性肺疾病病史多年,具体吸入制剂不详;7 年前因脑出血在外院行钻孔引流术。

流行病学史：患者处于新冠病毒感染风险区,已接种新冠疫苗 3 针。

体格检查：体温 37.2℃,呼吸 20 次/分,脉搏 77 次/分,血压 158/63 mmHg。血氧饱和度：93%(经鼻高流量吸氧：氧浓度 40%)氧合指数 217 mmHg,查体合作,双肺呼吸音粗,双下肺闻及湿啰音,双下肢轻度浮肿,余查体未见明显异常。

实验室检验(2022 年 10 月 27 日)。血常规：白细胞 $6.31×10^9$/L,中性粒细胞 $4.48×10^9$/L,淋巴细胞 $1.24×10^9$/L,中性粒细胞比率 71.2%,淋巴细胞比率 19.7%↓,血红蛋白 119 g/L↓,血小板 $112×10^9$/L↓。C 反应蛋白：13.51 mg/L↑,降钙素原阴性;血气分析：pH 7.429,$PaCO_2$ 30.5 mmHg↓,PaO_2 87 mmHg,BE −3.66 mmol/L↓,

Lac<1 mmol/L↓;肾功能：尿素 5.5 mmol/L,肌酐 125 μmol/L↑;肝功能：白蛋白 36.8 g/L↓。余未见明显异常;电解质：钾 4.0 mmol/L,钠 136.0 μmol/L↓,余未见明显异常;凝血功能：D-二聚体 0.63 μg/ml,纤维蛋白原浓度 4.13 g/L;(2022 年 10 月 30 日)血常规：白细胞 11.96×10⁹/L↑,中性粒细胞 10.74×10⁹/L↑,淋巴细胞 0.68×10⁹/L↓,中性粒细胞比率 89.7%↑,淋巴细胞比率 5.7%↓,血红蛋白 113 g/L↓,血小板 132×10⁹/L;C 反应蛋白 5.43 mg/L;降钙素原：阴性;血气分析：pH 7.397,PaCO₂ 35.4 mmHg,PaO₂ 105 mmHg,BE −3 mmol/L↓,Lac<2.3 mmol/L;肾功能：尿素 5.5 mmol/L,肌酐 115 μmol/L↑;肝功能：白蛋白 34.1 g/L↓,余未见明显异常;离子系列：钾 4.22 mmol/L,钠 140.0 μmol/L,余未见明显异常;凝血功能：D-二聚体 0.54 μg/ml。(2022 年 11 月 5 日)血常规：白细胞 10.3×10⁹/L↑,中性粒细胞 8.71×10⁹/L↑,淋巴细胞 1.14×10⁹/L,中性粒细胞比率 80.4%↑,淋巴细胞比率 10.5%↓,血红蛋白 116 g/L,血小板 153×10⁹/L;C 反应蛋白 82.34 mg/L↑;降钙素原：阴性。三餐前后血糖分别为：早 6 mmol/L,12 mmol/L;中 9 mmol/L,13 mmol/L;晚 8 mmol/L,12 mmol/L。

辅助检查：(2022 年 10 月 27 日)心脏彩超：主动脉瓣硬化、瓣钙化并主动脉瓣关闭不全(轻度)、二尖瓣叶钙化,左室顺应性减低;双下肢彩超：双下肢动脉硬化并斑块形成、双下肢深静脉内中膜欠光滑;心电图：窦性心律,轻度 ST-T 异常。(2022 年 11 月 5 日)胸部 CT：两肺纹理增多、紊乱,两肺野透过度增强;两肺上叶见斑片及索条影,边界清晰;两肺下叶可见斑片状密度增高影,以胸膜下为主,内可见网格状改变;肺门结构清;各支气管开口通畅;纵隔内见趋于钙化肿大淋巴结;右侧叶间胸膜增厚,两侧胸腔未见积液(图 3-17-2)。

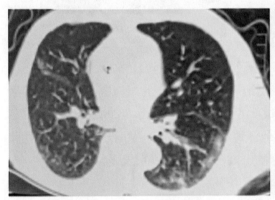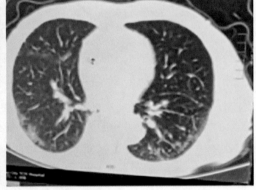

图 3-17-2 患者胸部 CT(2022 年 11 月 5 日)

二、入院诊断

1. 中医诊断　疫病(痰热壅肺证)。
2. 西医诊断　① 新冠病毒感染(重型);② 2 型糖尿病;③ 冠状动脉粥样硬化性心脏

病;④ 慢性阻塞性肺疾病急性加重;⑤ 心功能衰竭;⑥ 高血压 3 级,很高危组。

三、诊断依据与鉴别诊断

患者以发热伴咳嗽、咳痰、气喘 8 日为主诉入院,胸部 CT 示:双肺下叶支气管感染,左肺较重,新冠病毒核酸阳性。

(一)西医鉴别诊断

1. 社区获得性肺炎　是指在医院外罹患的感染性肺实质炎症,其常见病原体有肺炎链球菌、流感嗜血杆菌、克雷白杆菌、金黄色葡萄球菌、卡他莫拉菌、军团菌、结核分枝杆菌感染等,痰培养、真菌培养、结核菌涂片均为阴性,结合临床症状,可明确诊断。

2. 其他病毒性肺炎　包括流感病毒肺炎、腺病毒肺炎、巨细胞病毒性肺炎、SARS 病毒肺炎、MERS 病毒肺炎等,可以通过流行病学史和病毒相关检测以指导临床诊断。

3. 肺真菌病　由于近年来广谱抗生素、糖皮质激素、细胞毒药物及免疫抑制剂等的使用增多,多见于免疫功能低下的人群,常见的肺真菌病包括肺念珠菌病、肺曲霉病、肺隐球菌病、肺孢子菌肺炎、肺毛霉菌病等,通常痰液真菌检查和血液抗体检查可确定诊断。

该患者 2022 年 10 月 27 日于发热门诊查核酸检测阳性、胸部 CT 提示:双下肺感染,症状表现为发热伴咳嗽、咳痰、气喘、腹泻等,入院后查 C 反应蛋白提示升高,血气分析提示呼吸性碱中毒合并代谢性酸中毒,痰培养、真菌培养、结核菌涂片均为阴性,从影像学表现需要与其他病原微生物引起的肺炎相鉴别,该患者无其他病毒性肺炎的流行病学史,且实验室检查不支持除新冠病毒以外其他病原微生物感染,因此诊断为新冠病毒感染。

(二)中医鉴别诊断

1. 风温　风温初期表现为发热恶寒、咳嗽、胸痛、气急等,病邪在气分,多在 1 周内可痊愈,若失治误治,症状加重,仍发热,咳吐浊痰者,可考虑为肺痈。

2. 肺痿　病程较长而发展缓慢,患者素体虚弱,形体瘦削,咳唾痰沫,患有肺系疾病日久,失治误治,迁延不愈,可最终转化为肺痿。

3. 肺痨　肺痨是由于痨虫入侵所致的传染性慢性虚弱性疾病,有咳嗽、咯血、潮热、盗汗、身体逐渐消瘦等明显全身性表现。

结合患者症状、体征、既往消渴病史与近期流行病学史,中医诊断为疫病,证属痰热壅肺证,病位在肺,病性虚实夹杂,预后一般。

四、目前治疗方案

（一）西医治疗

（1）经鼻高流量吸氧（氧浓度 40％，流速 35 L/min），俯卧位通气。

（2）抗感染：注射用头孢曲松钠 2 g，每日 1 次，静脉滴注。

（3）化痰：氨溴索注射液 30 mg，每日 2 次，静脉滴注；宣肺止嗽合剂 20 ml，每日 3 次，口服。

（4）控制血糖：德谷胰岛素注射液 12 u，皮下注射，每日 1 次，联合阿卡波糖胶囊 100 mg，每日 3 次，口服。

（5）冠心病二级预防：阿司匹林肠溶片 100 mg，每日 1 次，口服；地高辛片 0.125 mg，每日 1 次，口服；单硝酸异山梨酯缓释片 40 mg，每日 1 次，口服；阿托伐他汀钙片 20 mg，每日 1 次，口服。

（6）控制血压：苯磺酸氨氯地平片 50 mg，每日 1 次，口服。

（7）抑酸护胃：奥美拉唑钠注射液 40 mg，每日 1 次，静脉滴注。

（二）中医治疗

患者神志清，精神不振，发热伴咳嗽咳痰，气喘气短，活动后加重，体温 37.2℃，腹泻，每日 3～4 次，稀水便，纳差，寐差，小便大致正常。病程中否认腹痛、肌痛、鼻塞、嗅觉味觉减退等症状。舌质红，苔薄黄，中有裂纹（图 3-17-1B）脉滑数。辨证为痰热壅肺证，治以升清降浊，清热化痰，予小柴胡汤合升降散加减。方药如下：

北柴胡 15 g	黄 芩 10 g	姜半夏 10 g	生 姜 10 g
大 枣 6 g	甘 草 6 g	党 参 15 g	蝉 蜕 6 g
片姜黄 6 g	炒僵蚕 10 g	焦山楂 15 g	芦 根 15 g
白茅根 15 g	木 香 6 g	川贝母 8 g	茯 苓 15 g
苦杏仁 9 g	款冬花 9 g	紫 菀 9 g	

5 剂，水煎，每日 1 剂，早晚分服（11 月 8 日至 11 月 12 日）。

患者主要症状为发热伴咳嗽咳痰、气喘，舌质红少津有裂纹，苔薄黄，属痰热壅肺证，治以升清降浊，清热化痰，肺失宣降则咳嗽、咳痰，故以小柴胡汤合升降散加减，小柴胡汤和解少阳，透邪解毒；升降散宣通气机；加白茅根、芦根调畅水道，加焦山楂调畅谷道。

五、诊疗难点

（1）患者自发病以来存在缺氧的问题，首先考虑可能与新冠病毒感染有关。虽然影像学显示双下肺感染，但是并未严重到由此导致肺部缺氧的程度。患者既往有冠状动脉粥样硬化性心脏病、心功能衰竭等病史,考虑缺氧可能也与心功能低下有关。此外,患者存在较长时间核酸不转阴的问题,血糖控制不佳导致免疫功能低下,以及抗生素、激素的使用等均可能造成核酸 Ct 值的持续上下波动。所以临床上除了针对新冠病毒感染的治疗以外,糖尿病、冠心病等慢性基础疾病的诊治同样重要。

(2)患者神志清,精神不振,发热伴咳嗽,咳痰,气喘气短,舌质红,苔薄黄,中有裂纹,脉滑数。辨证为肺失宣降,痰热壅肺,治以升清降浊、清热化痰。已给小柴胡合升降散,另加白茅根和芦根调畅水道,加焦山楂调畅谷道。患者喘息气短较前明显好转,但仍偶有咳嗽、咳痰,舌质红,苔薄黄,中有裂纹,脉滑数,需再行辨证论治。

六、疑难病例讨论(2022 年 11 月 10 日)

方继良(中国中医科学院广安门医院):2022 年 10 月 27 日胸部 CT 显示左下肺为主的少量斑片状磨玻璃渗出,判断为新冠病毒感染。2022 年 11 月 5 日,胸部 CT 出现实变增加,双下肺可见斑点斑片。考虑两种可能,第一,患者血象变化提示患者仍在炎症进展过程中。第二,从开始渗出到后来实变,属于肺炎的自然转归过程。

孙士鹏(中国中医科学院广安门医院):应重视检验指标的变化在新冠病毒感染患者转归过程中的预警作用,部分指标虽然在正常参考范围内,但是前后变化很大,我们往往会忽略这种情况。该老年患者容易产生营养不良,虽然血红蛋白较高,但仍需要考虑白蛋白、转铁蛋白、前白蛋白等与前期的指标值比较分析,用于判断该患者是否发生蛋白丢失,所以建议完善相关指标检查,以便对患者进行个体化连续性分析。

齐文升(中国中医科学院广安门医院):第一,该患者判定为细菌感染的证据不足:莫西沙星及头孢曲松的使用证据不充分。第二,目前尚无激素使用的适应证。第三,从提供的舌象照片来看,小柴胡汤的使用不恰当,且升降散缺少核心药物大黄。第四,治疗过于复杂化。

宋斌(遵义医科大学第三附属医院):第一,该患者的特点是发热加咳、痰、喘,同时合并腹泻。考虑从发病开始即属于三表同病,既有卫表又有呼吸道黏膜的肺表,还有胃肠道黏膜的胃肠表。因此可以使用小柴胡汤合升降散,但是对胃肠受邪的关注不够,建议关注脾胃。第二,方药中缺少升降散的核心药物大黄。整个治疗过程中,患者气喘症状恢复较慢,可能与肺的升降功能没有恢复有关,应向上宣畅、向下通腑,但目前降的力度不足。第三,患者舌质红、少津、舌下静脉迂曲,核酸长期不转阴。可考虑以下几个因素:一是此阶段湿、疫毒是主要矛盾,考虑加强化湿力度。二是患者舌红,考虑毒热未清,清热解毒的力度不够,和解达不到相应效果,导致转阴较慢。三是热毒毒邪已伤人体的正气,患者存在包括高血压、糖尿病等多种基础病,有气阴两伤的基本病理基础。且因为患有糖尿病,患者的体质偏热,加之发热、毒邪未解,具有气阴两伤的典型临床表现,可考虑清热后酌加益气养阴的药物,以扶正祛邪。第四,需考虑激素的使用对患者的影响。

　　张立山（北京中医药大学东直门医院）：第一，该患者抗生素应用指征尚不充足。第二，激素使用指征也不足。第三，中医治疗采用小柴胡汤合升降散缺少大黄。第四，患者初期有腹泻，且舌红脉滑数、乏津、苔黄，类似于湿热痢的表现。如为阳证，发热伴腹泻要考虑表里合病。患者如有表未解，则小柴胡汤适用，但是表里合病又有腹泻的话，小柴胡汤不是首选，可选葛根芩连汤。津伤便稀的问题可考虑使用猪苓汤，以利小便实大便。第五，建议简化治疗。

　　陈阳（新疆医科大学中医学院直属医院）：第一，新冠病毒感染患者脉象多是濡、弱、滑，考虑存在阳气不足。第二，该患者基础病多，病程已经超过新冠病毒感染后的自然病程，应更多关注正气不足，以加快核酸转阴。第三，治疗方案应避免复杂，不主张抗生素的应用，简化治疗方案。第四，结合患者的临床症状及既往的临床经验，建议用薏苡附子败酱散合附子粳米汤，以通阳化湿。

　　邓德强（乌鲁木齐市中医医院）：小柴胡合升降散加减对呼吸道疾病有较好效果。患者入院时发热、咳痰喘、大便稀、舌质红、欠津、有裂纹、脉滑数，血常规显示白细胞正常，但后期白细胞升高考虑为使用激素导致。患者目前症状明显，可能是由于小柴胡汤本身的扶正作用，使用后正气得以恢复，正邪相交，导致症状更为典型，但从整体看病情向好。病程已十余日，患者仍有明显的咳嗽咳痰，虽"五脏六腑皆令人咳"，但仍首先需考虑治肺。患者属邪伏膜原，可加用草果或达原饮。

　　吴永钧（克拉玛依市人民医院）：第一，肺部的渗出需考虑是以炎性渗出为主还是变态反应渗出为主。第二，肺的通气功能受累，需鉴别是以弥散性换气功能障碍为主，还是以阻塞性通气功能障碍为主。

　　李风森（新疆医科大学附属中医医院）：第一，患者发病已持续 20 余日，肺部影像提示病变不明显，需考虑是否与心功能低下有关。第二，需关注患者血糖控制问题。第三，使用抗生素、激素都可造成核酸 Ct 值的持续上下波动。第四，患者基础疾病多、年龄大，应简化治疗方案。同时老年、有基础疾病的患者可能会有持续不转阴的现象。此外，该患者症状改善不明显，需考虑脾胃功能受损。脾胃为后天之本，因此认为高龄及合并多种基础疾病的患者不可急于求成，需考虑脾胃功能的顾护。

　　仝小林（中国中医科学院广安门医院）：首先，本案为 85 岁老年患者，气血阴阳不足，尤其以阳气为甚，且老年人脾肾虚弱。其次，患者合并多种基础病，且已有糖尿病肾脏损害。从大血管角度，患者曾患有脑出血、动脉硬化，冠心病放过支架，提示患者的循环、心肺功能较差，特别需要注意的是该患者有多年慢性阻塞性肺疾病病史，心主血，肺主气，心肺气血会影响水液代谢。患者血糖长期处于控制不佳的状态，更容易出现肝肾不足，气血津液不足，故舌苔少津。此外，该患者病程已 20 余日，已过新冠病毒感染早期，需根据整体情况调整用药。小柴胡、升降散对于早期新冠病毒感染且年龄相对较小的中青年、儿童会有很好的效果，但是对老年人，而且已经入院第八日，不宜继续使用小柴胡、升降散。"长阳"的影响因素非常多，尤其正气不足、正虚邪恋加上抗生素、激素的应用。目前治疗上应该关注五脏的问题,可以用金水六君煎为方底进行加减,金水六君煎针对肺肾虚寒,患者年老体弱、阴虚、气血不足,外受风寒所致喘逆多痰、咳嗽等。金水六君煎为基础:当归、熟地、陈皮、半夏、茯苓、甘草,加用黄芪、西洋参、太子参、淫羊藿等扶正的药物,加地龙、葶苈子之类活血利水的药物等组方来整体治疗。另外,可以用血必净注射液活血化瘀,对老年糖尿病、高血压、动脉硬化、脑出血后遗症的患者,需注重活血化瘀,通肺络、通肾络、通心络治疗较符合患者当前情况。患者存在正气不足、痰浊内闭的情况,可用宣白承气之类的中药。目前患者脾胃虚弱,不建议使用大黄之类药物,目前仍以扶正为主,兼顾祛痰、祛湿,地龙祛痰通络,葶苈大枣泻肺汤宣肺利水,建议以此思路拟方。

七、随诊记录

> **2022 年 11 月 11 日**

刻下症:患者神志清,精神转振,咳嗽,咳痰,气喘气短较前明显好转,纳可,寐可,小便大致正常。舌质暗红,少津,中裂纹,脉滑数。辨证为肺肾虚寒证,治以补肺益肾、祛湿化痰。方药如下:

当　归 15 g	熟　地 15 g	陈　皮 9 g	姜半夏 9 g
茯　苓 30 g	炙甘草 9 g	生黄芪 45 g	西洋参 15 g
葶苈子 30 g	地　龙 15 g	生炙麻黄[各] 3 g	淫羊藿 15 g

7 剂,水煎,每日 1 剂,早晚分服(11 月 12 日至 11 月 19 日)。

辨证组方分析:患者喘息气短明显好转,咳嗽、咳黄白黏痰,舌质较前湿润仍有裂纹,脉滑。证属肺肾虚寒,治以补肺益肾、祛湿化痰,方以金水六君煎加减,加生黄芪、西洋参、淫羊藿扶正;患者长期血糖控制不佳,加黄芪、地龙配伍益气活血通络,咳嗽,气喘加麻黄、葶苈子宣肺利水平喘。

三餐前后血糖分别为:早 6 mmol/L,12 mmol/L;中 9 mmol/L,13 mmol/L;晚 8 mmol/L,12 mmol/L。

八、病情转归

患者病情持续改善,连续多日体温正常,连续 2 日新冠核酸检测均阴性,2022 年 11 月 12 日出院,待门诊复查。

九、按语

本病例属新冠病毒感染重型患者,既往有糖尿病、冠心病等多种基础疾病的高龄患者,因感染新型冠状病毒而出现发热伴咳嗽咳痰、气喘进行性加重而就医。

　　该患者既往糖尿病病史多年，由于血糖控制不佳而至免疫功能受损，加之有冠心病、心功能衰竭等病史，患者缺氧除了与新冠病毒感染相关以外，可能还与心衰、慢性阻塞性肺疾病等有关。新冠病毒感染合并基础疾病，应新病宿疾并重，应在积极地治疗新冠病毒感染的同时，也要控制好基础疾病，维护好脏腑基本功能。

　　患者年老，加之有基础疾病，本有肺肾不足，气阴两虚，瘀血内阻，复又外感疫毒之邪，而致气机升降失常，邪毒入肺，郁而化热，肺失宣降，则咳嗽咳痰，气喘憋闷。急则治标，因此治以升清降浊，清热化痰，小柴胡汤合升降散加减，小柴胡汤和解少阳，透邪解毒；升降散宣通气机。后患者虽咳嗽咳痰，气喘等症较前好转，仍有肺部炎症不吸收，核酸持续阳性。考虑患者年老正气亏虚，证属肺肾虚寒，以金水六君煎加减，补肺益肾，祛湿化痰，加生黄芪、西洋参、淫羊藿扶正，地龙活血通络，麻黄、葶苈子宣肺利水平喘。诸药合用，药证相应而疗效显著。老年患者基础疾病较多，往往正气不足，脏腑虚损，气血失畅，感染疫疬邪气后病情多复杂，在祛邪同时，应注意保护正气。抓住主要症状和核心病机，确定好中西医结合临床救治策略，以期为后续新冠病毒感染合并糖尿病、冠心病等基础疾病较多患者的诊治提供借鉴。

参考文献

［1］　V R，S SB，S E，et al. Sugar-lowering drugs for type 2 diabetes mellitus and metabolic syndrome-review of classical and new compounds：Part-I［J］. Pharmaceuticals (Basel). 2019，12(4)：152.

［2］　中国老年 2 型糖尿病防治临床指南编写组，等. 中国老年 2 型糖尿病防治临床指南（2022 年版）［J］. 中华内科杂志，2022，61(1)：12 - 50.

［3］　H C，W Y，L X，et al. Clinical features of patients infected with 2019 novel coronavirus in Wuhan，China［J］. Lancet. 2020，395(10223)：497 - 506.

［4］　关欣，关海霞，谷野，等. 新型冠状病毒肺炎患者核酸阳性持续时间延长可能与合并糖尿病相关［J］. 中华内分泌代谢杂志，2020，36(8)：661 - 666.

冠心病、2 型糖尿病合并新冠病毒感染（危重型）

新冠病毒感染是一种严重急性呼吸系统综合征[1]，由结构与 SARS 病毒非常类似的新冠病毒感染引起。其传染性更强，传播力度更大，仅通过呼吸道飞沫就可在人与人之间急速传播，已经成为一种非常严重的全球性流行性疾病之一。主要感染上呼吸道，对肺部危害较小，目前出现很多无症状感染者，但对大于 65 岁老年人、既往合并慢性基础病的人、免疫功能缺陷、肥胖（体质指数≥30）、重度吸烟等患者来说出现重症甚至死亡的风险依旧很大，伴有异常免疫激活和暴发性细胞因子释放的高炎症综合征[2]。研究表明[3]年龄、冠心病和糖尿病[4]等是新冠病毒感染患者预后不良的危险因素。本案例是国家新冠中医医疗救治专家组参与救治的 1 例冠心病、2 型糖尿病合并危重型新冠病毒感染的患者，通过多学科的知识和视角进行中西医结合的讨论，现将其诊治思路及讨论意见进行整理以供大家参考。

一、病例概述

马某，女，70 岁。

入院时间：2022 年 10 月 31 日。

主诉：咳嗽 4 日，双下肢无力 1 日。

现病史：家属代述患者 2022 年 10 月 27 日出现咳嗽，咳少许白痰，每日 2～3 口，在社区核酸筛查中发现阳性（具体 Ct 值不详），31 日出现双下肢无力，不能行走，言语不清，口唇及面部抽搐，同时咳嗽症状较前加重，伴胸闷气促，夜间 23:00 由社区送至我院急诊，急查胸部 CT 示双肺弥漫性磨玻璃样改变并渗出（图 3 - 18 - 1A），以"新冠病毒肺炎?"收住我科，入院症见：患者神志清，精神不振，双下肢无力，间断言语不清，面部肌肉痉挛，咳嗽，呈刺激性阵发性，少许白痰，咽痛，伴全身乏力，肌肉酸痛，嗅觉味觉减退，病程中无发热，无腹泻，大便不畅，小便短赤，纳差，睡眠可，舌红苔黄腻、欠津，脉滑数（图 3 - 18 - 1D）。

既往史：糖尿病、冠心病 10 余年，双侧膝关节骨性关节炎病史 20 余年，均未系统诊疗。慢性腰腿痛病史 10 余年，近半年周身疼痛，活动受限，需要助步器辅助行走。5 岁时在当地三甲医院行颈部肿瘤切除术（具体不详）。两次剖宫产（具体年份不详）。

个人史：出生并生长于原籍，有疫区旅居史及接触史，从事退（离）休人员，否认放射

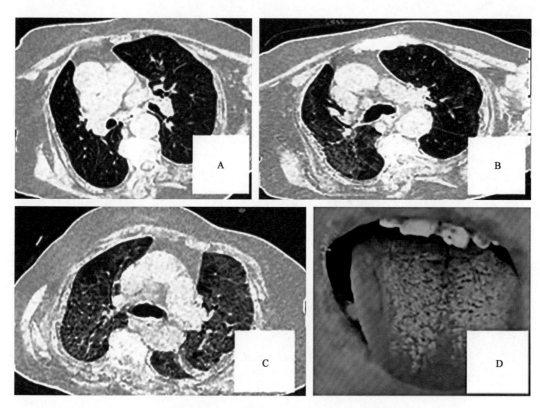

图 3-18-1　患者胸部 CT(A. 2022 年 10 月 31 日;B. 2022 年 11 月 5 日;
C. 2022 年 11 月 11 日)及舌象(D. 2022 年 11 月 15 日)

线及特殊毒物接触史。无烟酒等嗜好,无冶游史。

流行病学史:未接种新冠疫苗,余预防接种史不详。

体格检查:体温 36.3℃,呼吸 16 次/分,脉搏 64 次/分,血压 152/76 mmHg。血氧饱和度 93%(无创呼吸机)。神志清楚,言语不清,双下肢肌力 4 级,双肺呼吸音粗,双肺底少许湿性啰音,余查体无异常。

实验室检查见表 3-18-1 至表 3-18-5。

表 3-18-1　炎症指标+心衰指标变化情况

时　间	白细胞 (×10⁹/L)	淋巴细胞 (×10⁹/L)	中性粒细胞 (×10⁹/L)	C 反应蛋白 (mg/L)	降钙素原 (ng/ml)	白介素-6 (pg/ml)	B 型利钠肽 (pg/ml)
正常值	3.5~9.5	1.1~3.2	1.8~6.3	<10	<0.5	0~7	0~285
11 月 3 日	3.62	0.78	1.74	35	0.21	47.89	845.6
11 月 12 日	4.26	0.37	3.7	87	0.31	—	—
11 月 15 日	7.3	0.44	6.58	34.2	0.09	128.9	657.9
11 月 17 日	17.64	1.58	15.38	143.9	0.25	—	1 860

表 3-18-2　凝血指标变化情况

时　间	凝血酶原时间(s)	凝血酶原活动度(%)	活化部分凝血酶原时间(s)	纤维蛋白原(g/L)	D-二聚体(μg/ml)
正常值	11~14.5	70~150	26~40	2~4	0~0.5
11月1日	14.9	79	28.9	3.91	0.61
11月12日	14.8	67.6	46.4	5.64	1.55
11月17日	—	—	—	—	10.56

表 3-18-3　血气分析变化情况

时　间	pH	$PaCO_2$(mmHg)	PaO_2(mmHg)	SaO_2	HCT(%)	HCO_3^-(mmol/L)	$cHCO_3^-$(mmol/L)
正常值	7.35~7.45	35~45	83~108	91~99	37~43	21.8~26.2	21~28
11月1日	7.41	30.6	74.2	95.3	47.9	21.2	19
11月5日	7.37	27.5	64.6	92	46.7	18	15.5
11月7日	7.41	29.7	68	86.8	44.5	20.3	18.3
11月12日	7.42	29.7	57.8	87.2	57.2	21	18.7
11月15日	7.41	29.8	55.8	84.2	—	—	17.7

表 3-18-4　离子浓度变化情况

时　间	cK^+(mmol/L)	cNa^+(mmol/L)	cCl^-(mmol/L)	cCa^{2+}(mmol/L)
正常值	3.4~5.5	136~146	98~106	1.15~1.29
11月1日	3.3	128	109	1.05
11月5日	3.4	134	119	1.06
11月7日	3.4	131	121	1.01
11月12日	3.4	129	119	1.04

表 3-18-5　生化指标变化情况

时　间	碱性磷酸酶(U/L)	γ谷氨酰转肽酶(U/L)	胆碱酯酶(U/L)	腺苷脱氨酶(U/L)	白蛋白(U/L)	白球比
正常值	30~120	7~45	3 930~10 800	0~15	40~55	1.2~2.4
11月1日	248.37	43.87	3 500	40.04	31.04	0.65
11月12日	173.9	47.9	1 964	—	24.77	0.65
11月15日	—	—	—	—	25.18	—
11月17日	—	—	—	—	28.95	—

续　表

时　间	直接胆红素 （μmol/L）	尿素氮 （mmol/L）	尿酸 （μmol/L）	血糖 （mmol/L）	乳酸 （mmol/L）	乳酸脱氢酶 （mmol/L）
正常值	＜3.4	2.8～7.2	154.7～357	4.1～5.9	0.7～2.1	100～300
11月1日	7.63	8.59	447.76	13.31	3.83	317
11月12日	—	9.8	334.6	12.7	—	—

辅助检查：（2022年11月5日）查心电图示：右心室导联（V1～V3/Ⅲ）T波倒置；V1导联T波倒置最深。肺动脉CTA示：肺动脉主干增粗，无明显充盈缺损，提示有新发的肺动脉压力增高。11月5日以及11月11日胸部CT所示，提示双肺多发磨玻璃密度影（GGO），以下肺和外带分布为主，同时有条索影和实变影，后出现铺路石样网格状改变，有肺部纤维组织、肺间隔坏死情况，伴有少量的胸腔积液，提示可能会有肺水肿，是比较典型的新冠病毒感染患者的胸片（图3-18-1B，图3-18-1C）。

二、入院诊断

1. 中医诊断　疫病（疫毒闭肺证）；消渴（肺热伤津）；胸痹（痰浊闭阻）。
2. 西医诊断　① 新冠病毒感染（危重型）；② 2型糖尿病；③ 冠心病；④ 双侧膝关节骨性关节病；⑤ 肺动脉血栓栓塞（待排）；⑥ 低蛋白血症。

三、诊断依据与鉴别诊断

（1）患者老年女性、起病急，以咳嗽4日，双下肢无力1日为主诉。

（2）病前患者居住地为新冠高风险小区，新冠病毒核酸阳性。

（3）临床主要表现为双下肢无力，间断言语不清，面部肌肉痉挛，咳嗽，呈刺激性阵发性，少许白痰，咽痛，伴胸闷气促，全身乏力，肌肉酸痛，嗅觉味觉减退。

（4）入院查体：血氧饱和度93％（无创呼吸机辅助通气）呼吸：24次/分。

（5）入院检验检查为C反应蛋白及白介素-6指标有升高，胸部CT示：双肺多发磨玻璃密度影（GGO），以下肺和外带分布为主，同时有条索影和实变影。

（6）糖尿病、冠心病10余年，双侧膝关节骨性关节炎病史20余年，均未系统诊疗。

（一）西医鉴别诊断

1. 社区获得性肺炎　其常见病原体有肺炎链球菌、流感嗜血杆菌、克雷白杆菌、金黄色葡萄球菌、卡他莫拉菌、军团菌、结核分枝杆菌感染等，结合临床症状，同时辅以病原学为主的实验室检查可支持临床明确诊断。

2. 其他病毒性肺炎　包括流感病毒肺炎、腺病毒肺炎、巨细胞病毒性肺炎、SRAS 病毒肺炎、MERS 病毒肺炎等,需要结合流行病学史和病毒相关检测以指导临床诊断。

该患者有新冠病毒密切接触史,无其他病毒性肺炎的流行病学史,2022 年 10 月 27 日查新冠病毒核酸检测阳性,实验室检查不支持除新冠病毒以外其他病毒感染,同时患者有咳嗽、气短的临床表现,胸部 CT 表现为两肺弥漫性的渗出,双肺多发磨玻璃密度影(GGO),以下肺和外带分布为主,同时有条索影和实变影,是较典型的新冠病毒感染患者的胸片,可从影像学表现、核酸检测及流行病学史与社区获得性肺炎以及其他病毒性肺炎相鉴别,后续应予完善痰液病原学检测,以指导后续进一步治疗。

(二) 中医鉴别诊断

1. 风温　风温初期表现为发热恶寒、咳嗽、胸痛、气急等,病邪在气分,多在 1 周内可痊愈,若失治误治,症状加重,仍发热,咳吐浊痰者,可考虑为肺痈。

2. 肺痿　病程较长而发展缓慢,患者素体虚弱,形体瘦削,咳唾痰沫,患有肺系疾病日久,失治误治,迁延不愈,可最终转化为肺痿。

与普通肺部疾病相比,新冠病毒感染具有传染性和流行性,结合患者症状、体征,中医诊断为疫病,证属疫毒闭肺。

四、治疗方案

(一) 西医治疗

(1) 俯卧位通气(约每日 15 h);无创呼吸机辅助通气(IPAP 模式: 16 cmH$_2$O,EPAP: 8 cmH$_2$O,氧流量 8～10 L/min,吸/呼比 1∶1.6)。

(2) 抗新冠病毒感染治疗: 予 Paxlovid(奈玛特韦 300 mg/利托那韦 100 mg),每 12 h 1 次,口服,连服 5 日。

(3) 调节免疫功能治疗: 胸腺法新 1.6 mg(间隔 3 日使用),皮下注射。

(4) 抗凝治疗: 低分子肝素钠 0.6 g,每 12 h 1 次,皮下注射。

(5) 祛痰治疗: 氨溴索注射液 30 mg,每 12 h 1 次,静脉滴注。

(6) 抗炎治疗: 5%葡萄糖注射液 100 ml＋甲泼尼龙 40 mg,每 12 h 1 次,静脉滴注。

(7) 冠心病: ADP 受体拮抗剂、他汀类。

(8) 糖尿病: 三短一长方案(德谷胰岛素 24 u,每晚 1 次;门冬胰岛素注射液 8 u,每日 3 次)皮下注射。

(9) 抑酸护胃治疗: 注射用艾司奥美拉唑钠 40 mg,每日 1 次,静脉滴注。

(10) 促进肠道蠕动治疗: 盐酸伊托必利片 50 mg,每日 3 次,口服。

(11) 静脉营养支持治疗: 人血白蛋白 10 g,每日 1 次静脉滴注,以提高血浆胶体渗透压。

（二）中医治疗

患者神志清,精神不振,双下肢乏力,间断言语不清,面部肌肉痉挛,咳嗽、咽痛、胸闷气短,伴乏力,周身疼痛,无恶心,无呕吐,大便不畅,小便短赤,嗅觉味觉减退,食纳欠佳,睡眠可,舌红苔黄腻、脉滑数。中医辨证为疫病(疫毒闭肺证),治以化湿解毒、宣肺泄热。予化湿败毒方。方药如下:

生麻黄 6 g	杏 仁 9 g	生石膏 15 g	甘 草 3 g
藿 香 10 g	厚 朴 10 g	苍 术 15 g	草 果 10 g
法半夏 9 g	茯 苓 15 g	生大黄 5 g	生黄芪 10 g
葶苈子 10 g	赤 芍 10 g		

3 剂,水煎,每日 1 剂,早晚分服。

辨证组方分析:患者感疫毒之邪,肺失宣肃,气机升降失调,故咳嗽、咳痰、胸闷气短。肺卫郁闭,湿热阻络,故双下肢乏力,周身疼痛。疫毒入肺,肺气不通于鼻窍则嗅觉味觉减退;疫毒上攻于咽,故咽痛。热灼津液,故见小便短赤,大便不畅。舌红苔黄腻、脉滑数是疫毒闭肺的表现。治疗当化湿解毒、宣肺泄热。方中生石膏、生麻黄、杏仁、甘草四药合用辛凉宣泄,清肺平喘,杏仁降气止咳,麻黄、杏仁一升一降,调畅气机,藿香、厚朴、苍术、草果、法半夏、茯苓合用,芳香化湿,行气健脾,赤芍清热凉血、养阴生津,生大黄清热通腑泻浊,配以葶苈子泄肺平喘,二药合用肺肠同治共奏清热泻肺之功,患者年龄较大,体质虚弱加以黄芪益气固表。

五、诊疗难点

(1)患者肺部磨玻璃样改变可以造成低氧,面积非常大,除此之外是否有其他原因。

(2)患者精神萎靡,面色苍白,胸闷,呼吸困难,大便稀,小便短赤,舌质红,苔黄厚腻转干,有裂纹,脉滑数,辨证为疫毒闭肺,前方治以化湿解毒、宣肺泄热,予化湿败毒方,未有症状好转,需讨论下一步辨证施治。

六、疑难病例讨论(2022 年 11 月 15 日)

方继良(中国中医科学院广安门医院):根据入院以来胸部 CT 演变情况,10 月 31 日、11 月 5 日以及 11 月 11 日胸部 CT 对比所示,提示双肺多发磨玻璃密度影(GGO),以下肺和外带分布为主,同时有条索影和实变影,后出现铺路石样网格状改变,有肺部纤维组织、肺间隔坏死情况,伴有少量的胸腔积液,提示存在肺水肿,是比较典型的新冠病毒感染患者的胸片。

杨金奎(首都医科大学附属北京同仁医院):新冠病毒感染会引起异常免疫激活和暴发性细胞因子释放,高炎症反应导致毛细血管内皮细胞功能障碍,诱发微循环紊乱。从内分泌角度上来看,老年患者碰到这种应急状态,会出现相对的肾上腺皮质功能不全。应激状态要将泼尼松或甲泼尼龙的剂量增加3~5倍;有专家认为可使用大剂量激素冲击疗法抵抗细胞因子风暴,使用周期不超过5日。但对于激素的使用需谨慎,尚无明确证据说明其对新冠的转归有益,建议可使用细胞因子的抗体治疗。

张炜(上海中医药大学附属曙光医院):目前患者最严重的问题是呼吸困难,氧合指数从350 mmHg降至150 mmHg左右,提示肺呼吸功能衰竭,病情危重,符合气管插管适应证,但因患者家属拒绝有创治疗,目前继续予以俯卧位无创呼吸机治疗并充分吸氧。血气分析提示乳酸升高3.83 mmol/L,是循环障碍组织供氧不足所导致,组织脏器血管内皮损伤加重,D-二聚体升高、炎症因子聚集、凝血功能异常,进而导致血液高凝状态及肺弥漫性的病变。同时患者白蛋白25.18 U/L明显降低,若引起第三间隙水肿,也会导致氧饱和度的迅速下降,建议按照卡路里计算热量进行鼻饲支持营养。红细胞压积(HCT)从47.9%到44.5%不断下降,是体内液体量增加所致,建议初始治疗时就要注意调整容量平衡,测量中心静脉压,防止容量过度引起肺水肿加重呼吸困难。

中医方面,患者初始是疫毒闭肺,但在运用西药后,证候有所改变。舌质干,有裂纹,苔黄厚腻如积粉,提示胃气虚,肺胃郁热,辨证为疫毒闭肺、热扰营阴。以《医门法律》清燥救肺汤养阴清热,葶苈大枣泻肺汤行气泻肺,清营汤以防郁热转入营分,可以通过D-二聚体的变化判断进卫气营血的阶段。肺主气,应重视通肺络血络,轻者以化橘红、丝瓜络行气化痰通气络,牡丹皮、丹参、桃仁活血逐瘀通血络,重者以虫类药物全蝎、蜈蚣搜刮经络。

齐文升(中国中医科学院广安门医院):关于肺动脉栓塞的待排诊断,考虑是由肺动脉高压引起的呼吸困难,患者存在新冠所导致的高凝状态,而肺动脉CTA示肺动脉主干增粗但并无充盈缺损,可基本排除肺栓塞。患者肺部渗出严重,肺泡融合,呼吸频率19次/分,CO_2分压低,每分钟通气量偏高,建议使用吗啡镇静呼吸中枢。

李风森(新疆医科大学附属中医医院):患者老年女性,且有10年以上的糖尿病与冠心病的基础,结合新疆的地域和饮食特点,观其舌脉,判断其平素脾胃湿热积滞,又外感疫毒邪气,辨证为疫毒闭肺。根据《伤寒论》"伤寒十三日不解,过经,谵语者,以有热也,当以汤下之。若小便利者,大便当硬,而反下利,脉调和者,知医以丸药下之,非其治也。若自下利者,脉当微厥,今反和者,此为内实也,调胃承气汤主之",患者初期大便不畅,后期大便溏泻,而小便短赤,脉滑数,非太阴虚寒下利,所以判断其内有实邪。肺与大肠相表里,肺经起于中焦下络大肠,还循胃口上膈属肺,患者喘息是胃肠积实导致。第一阶段先开达原饮合专治喘息的厚朴杏子汤或麻杏石甘汤,加大黄、槟榔、芒硝祛胃肠积实。使用麻黄的指征是肌表无汗,如有汗出建议换成羌活、防风、葛根。如发热严重则加大石膏的用量达60~90 g,1~3剂,中病即止。第二个阶段以调理脾胃、升清降浊为基本原则。

仝小林(中国中医科学院广安门医院):新冠病毒感染分为"郁、闭、脱、虚"四个阶段,该患者精神萎靡,面色苍白,胸闷,呼吸困难,大便稀,小便短赤,舌质红,苔黄厚腻转干,有裂纹,脉滑数,辨证为疫毒闭肺,前方治以化湿解毒、宣肺泄热,予化湿败毒方,未有症状好转,需讨论下一步辨证施治。目前患者大便稀,小便短赤,脉滑数,诊其处在"闭"的阶段。《黄帝内经》有云:"肺病者,喘息鼻胀",患者病变主要在肺,而肺与大肠相表里,辨其"闭"在肺肠,病理产物为痰、微小血栓,证见痰、瘀、热闭于肺,以《温病条辨》宣白承气汤为底方,即大黄、生石膏、全瓜蒌、杏仁,主治喘促不宁,痰涎壅滞,肺气不降者,逐邪勿拘结粪。宣白承气汤上下同治,肺肠同治,现代研究表明其可减少炎性因子的释放,降低炎性反应,调节免疫功能,调节肠道菌群,提高 ARDS 的临床疗效,改善肺功能。卫气营血辨证,患者"闭"在气分,波及营分,要清气凉营、益气养阴,防止气阴两脱。气分郁热选用知母、石膏,营分郁热选用生地黄、赤芍。《温热论》言"入血就恐耗血动血,直需凉血散血,如生地、阿胶、赤芍等物"。同时针对患者基础糖尿病史 10 余年,"赤芍、生地黄、黄柏"是常用的清热凉血小方,生地黄凉血滋阴,赤芍入肝经,清热凉血散血,对患者肝肾功能损伤亦有疗效,且其兼能散瘀以保护络脉,亦有早期治络、全程通络之意。患者年老体弱,精神萎靡,气阴两亏,加天花粉、西洋参益气养阴生津,加之激素火毒之邪助热,生地黄、知母滋阴凉血,常用于使用激素后的相火亢妄。患者舌红苔黄转燥,前方偏燥的苍术、厚朴、草果和芳香化湿的藿香已不再适用,要防其进一步向营分发展。同时重视通络,患者呼吸困难,肺主气,气体的流通、氧气的交换都在肺络,针对痰瘀选用葶苈子、地龙。葶苈子泻肺平喘且有强心之效,地龙既能够化痰通络,又入营分活血化瘀。建议组方为:生大黄 9 g,生石膏 30 g,杏仁 9 g(后下),全瓜蒌 30 g,葶苈子 15 g,地龙 30 g,生地 30 g,赤芍 30 g,天花粉 30 g,知母 30 g,西洋参 30 g。

七、病情转归

患者 11 月 17 日出现发作呼吸困难并心电监测提示其心室率骤降至 50 次/分。行心电图检查提示明确诊断:急性 ST 段抬高型心肌梗死。向患者家属告知病情,终选择常规抗栓治疗。11 月 18 日凌晨出现自主呼吸停止,意识转为深昏迷状,呼之不应,双侧瞳孔对光反射消失,心率、血压骤降,家属拒绝气管插管、电除颤、心肺复苏,予简易呼吸器辅助通气,升压、纠酸等治疗后抢救无效宣布死亡。

八、按语

本案患者高龄,同时合并冠心病、2 型糖尿病等基础疾病,感染新型冠状病毒肺炎后使得咳嗽气喘进行性加重而就医。此类病例患者新发呼吸困难症状并频繁发作呼气相为主的哮鸣音,CT 提示广泛肺广泛纤维化,小叶间隔增厚,伴有少量的胸腔积液,血氧饱和度持续降低,除考虑新冠病毒感染危重型以外,还有伴有肺水肿可能,患者氧合指数降至 150 mmHg,无创呼吸机联合激素效果差,对液体管理及药物治疗效果不理想,且患者家属拒绝气管插管及床旁血滤等积极的治疗,使治疗难度增加。根据患者疾病情况及家属意愿,治疗针对采取原发病和新冠病毒感染的保守治疗。患者属新冠病毒感染危重型,发病在 5 日以内,给予奈玛特韦 300 mg/利托那韦 100 mg 每 12 h 一次抑制病毒复制,采取俯卧位通气;无创呼吸机辅助通气改善呼吸窘迫,同时给予激素、调节免疫功能、抗凝治疗等;针对原发病积极纠正血糖,平衡液体管理等基础治疗。

　　但患者年老,基础疾病重,根据肺部影像及其他表现提示患者实际病程可能超出 1 周,加之患者家属意愿保守治疗,以上因素导致该患者疗效不佳,预后差,新冠病毒感染所导致的高凝状态严重,虽积极给予抗凝治疗,但仍突发心肌梗死而死亡。患者病情危重,精神萎靡,面色苍白,胸闷,呼吸困难,大便稀,小便短赤,舌质红,苔黄厚腻转干,有裂纹,脉滑数,辨证为疫毒闭肺,先予以化湿败毒方,以化湿解毒、宣肺泄热,但症状未有好转,反成进一步加重趋势。进一步辨证论治,诊其处在“闭”的阶段,且“闭”在气分,波及营分,需清气凉营、益气养阴,防止气阴两脱。建议组方为:生大黄 9 g,生石膏 30 g,杏仁 9 g(后下),全瓜蒌 30 g,葶苈子 15 g,地龙 30 g,生地 30 g,赤芍 30 g,天花粉 30 g,知母 30 g,西洋参 30 g。但患者老年女性,合并他病,平素体虚,又感疫毒,真阴亏损,元气大伤,致以清气凉营,即病先防未果,至气阴两脱,加之胸痹正虚阳脱,致阴阳离绝而亡。

　　因此提示年龄、冠心病和糖尿病等基础疾病是新冠病毒感染患者预后不良的危险因素,发生重症和死亡率的风险很大,对此类患者建议采取更早、更积极抗新冠病毒治疗,减少重症的发生。

参考文献

[1] 徐宝丽,管甲亮,术超,等. 新型冠状病毒 COVID-19 相关研究进展[J]. 中华医院感染学杂志,2020,30(6):839-844.

[2] 张雨晴,吴军. 间充质干细胞及其外泌体治疗 2019 冠状病毒病的机遇与挑战[J]. 中国组织工程研究,2023,27(10):1618-1625.

[3] Peña JE, Rascón-Pacheco RA, Ascencio-Montiel IJ, et al. Major Risk Factors for Death in Patients with COVID-19 in Mexico[J]. Arch Med Res, 2021, 52(4):443-449.

[4] Narres M, Claessen H, Kvitkina T, et al. Hospitalisation rate and mortality among people with and without diabetes during the COVID-19 pandemic year 2020[J]. Eur J Epidemiol, 2022, 37(6):587-590.

病例 19　居家新冠病毒感染致阴厥案

随着国家防疫政策的调整，新冠病毒感染管理策略由“乙类甲管”改为“乙类乙管”，由此对人民群众将会有两点明显变化，首先由于新冠病毒感染的传染性[1]，此病患病率将大大提升。其次感染此病患者将不再集中治疗，患者可自行选择治疗方式，可根据自身情况居家自治。在家自治也是大多数患者的选择，因此家庭成为了新冠治疗的主战场。而阴厥[2]一证多见于疾病后期阳衰精绝，是为危候，治疗多用四逆辈以回阳救逆，现今1例居家新冠发病患者病情突发至阴厥阶段，并无药物可用，实属危险，所幸经指导自治成功，现将此案分享与下，与诸同道分享。

一、病例介绍

高某，女，55岁。2022年12月9日发病，经新冠抗原自测为阳性。

现病史：患者无明显诱因出现耳后痛，继则痛及耳内，发热38.3℃，不欲饮食。发病当天晨起饮用一小碗豆浆，中午、晚上均未进食。时至23点许，突然头晕，大汗，恶心，暴吐不止，旋即瘫倒在地。左侧脸麻、手麻，左手抽搐如鸡爪状，全身颤抖，语声续断，语音细微，面色苍白，嘴唇紫暗，四肢冰冷。急摸脉，脉象为弦紧细数。舌质嫩红，苔白（图3-19-1）。测血压144/70 mmHg。

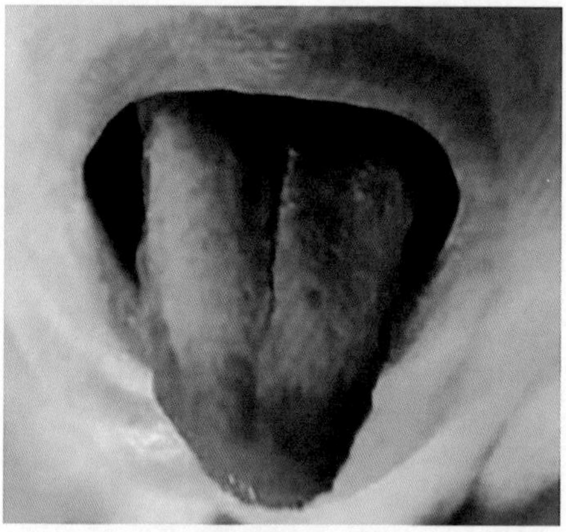

图3-19-1　患者舌象（2022年12月9日）

既往体健，无糖尿病史，无低血糖发作史、近期无减肥损食情况。

一治：急以红糖水500 ml喂服，同时针刺双侧足三里、内关穴，暖水袋放脐部1个、两只脚各1个。约20 min后，精神好转，说话恢复正常，面麻、手麻消失，左手收放如常。

二治：补用生姜红糖水300 ml，小米粥半小碗后，安然入睡。

二、病案分析

（一）病机病位

病位：少阳阳明。

病机：胃虚津伤、阳微厥逆。

（二）治疗分析

一治：以红糖水 500 ml，针刺足三里、内关，暖水袋放脐部，脚部。取红糖甘温之性，甘则缓胃治急，速补胃之阴精，温养胃之阳气。针刺足三里以补固胃土，针刺内关一则和胃，二则防少阳再犯阳明，三则助胃中精气散入于肝以滋养全身筋膜止颤抖抽搐。脐部暖水袋重于回中土之阳，脚部暖水袋重以回四肢厥逆之阳。如此胃中精气得补，胃阳得复，胃气得固，阴阳精气得中土灌溉四旁，则精神好转，清窍得养，言语正常，脸麻、手麻消失，左手收放如常。

二治：生姜红糖水 300 ml，小米粥半小碗。前方不用生姜是恐胃气大虚不受生姜之辛热，先以红糖水微温胃。现方用生姜即可止呕，温补胃阳。生姜配合红糖水又有辛甘化阳之能。如桂枝汤之甘草配生姜。此时胃中得生姜红糖水则阴阳俱全，再予小米粥调养胃气滋补胃液，亦仿服用桂枝汤后啜热稀粥之义，以助胃气恢复，令其阴阳合，则无险也，可入睡。

（三）症状分析

根据全小林研究[3]，本次新冠病毒易伏藏于膈下膜原，而膈下膜原系属六经之少阳。患者发病即见耳后痛、耳内痛，表示此时少阳经气循行不利，不通则痛，而后患者体温38.3℃，极度无食欲。伤寒小柴胡汤之原文"嘿嘿不欲饮食"即是此无食欲之症，说明此时病尚在少阳未入于阳明，假设入于阳明应为不能食而非不欲食。由于极度无食欲所以中午、晚上未进食，导致阳明胃腑空虚，胃气已弱，正气已虚，至23时许正是子时胆经旺盛之时，胆经亦属于少阳，此时少阳健运则驱逐本经之邪气，恰阳明虚弱，则邪气转侵入阳明，故恶心、暴吐不止。《伤寒论》185 条中"伤寒发热，无汗，呕不能食，而反汗出濈濈然者，是转属阳明也"，此时大汗即是转属阳明之"汗出濈濈然"。由于大汗、暴吐，胃中津液已大量流失，至中气大虚，胃阳衰败，中土崩坏，阴阳精气不能灌溉四旁，精气上不能养头面故头晕、面色苍白唇紫，头脑中之神经失养，故出现一侧脸麻、手麻，阳气不达四肢及周身，故四肢冰冷，精气不达四肢及周身则无力瘫倒、全身及说话颤抖。胃气衰败不能散精于肝，全身筋膜失于濡养，加之脑神经失养，故左手抽如鸡爪。此时血压略高，是精气不能濡养脑中元神，心中识神控制血压升高，以求精气能上养头脑的反射自救机制。查此时脉象弦紧细数，弦细为少阳之脉，紧是精虚之象，不能濡养脉管则脉紧，数是阳虚欲自救之虚数。

三、治疗要点

经过 3 年与新冠病毒的"战争",得知新冠病毒感染在中医角度看仍然是"寒湿疫"范畴没有变化,且有易藏于胸膈之膜原的特点,属于伤寒之少阳,若是人体正气不足,或膜原本就秽浊,则此病邪不易由膜原而出,或是出不彻底,导致病情迁延不愈,故需要中药等进行干预,引邪外出,再辨证论治。若是正气尚足,自会攻邪出于膜原,此时可传于外传伤寒之太阳、阳明或太阴,温病之气分等,可根据不同传变进行治疗。此患者属于少阳传入于阳明,最终导致胃虚亡阳之危症,若治疗不及时便会导致土崩阳散、神机涣散的悲剧,此类患者在临床亦不多见。面对新冠病毒感染导致此危候,应以稳固中土、回阳救厥为首要任务,并防止少阳再次侵犯阳明,使胃气稳固,则生机无限。

四、按语

在感染新冠病毒的广大患者中,症状表现迥异,其中食欲减退、咽干咽痛是大部分患者均有之症,两者可单独出现或合并出现,食欲减退者本就不欲食而进食减少,若严重则如此患者粥米不进,假若同时伴有咽干咽痛,更是食欲全无,不进食则导致胃中空虚,水谷精微化生无源,导致津液亏虚,阳明虚弱,阴损及阳,阳微阴厥之症,而此时邪从少阳入侵阳明就会有呕吐、头晕、乏力等症状,若患者平素胃气尚可,津液充足,经大吐之后所剩余正气津液尚能支撑人体需要,不会发生危象。若患者素体虚弱,正气津液不足,经大吐之后正气津液等丧失,不足以支撑人体需要,便会出现阳脱阴厥的危象,相当于西医学的低血容量休克,情况不容乐观,急需补液治疗,在此案例中,仝小林随手应用家庭常见的红糖水急救施治,符合大量居家治疗、方药不济、发挥食疗取材原则。虽然这则案例完美地化解了危象,但是这种现象是可以预防的,应该尽量减少发生。素体虚弱之人切不可因为没有食欲等原因粥米不进,每餐可少量进食米粥等固护胃气,而平素健壮之人也不可依仗身体素质好而马虎大意肆意断食,一旦危象发生,便会危及生命!

另外在此新冠病毒感染开始大肆流行之时,有部分家庭并未做好应对新冠病毒感染的准备,故部分患者家中药物并不齐全,作为中医在指导居家患者进行治疗时应方法灵活,即便身边无药物可用,也要细细观察留意身边可利用的一切物品,如患者有风寒表证时用生姜葱白煮水,高位泡脚、热水澡、电热毯发汗等,咽干、咽痛等可在少商穴位放血,按摩天突、照海、列缺等穴,高热时在大椎穴或十指尖放血,后背膀胱经酒搓等,总之应充分发挥,以能利用到的"简便验廉"的方法救治患者。

参 考 文 献

［1］ Singhal T. A Review of Coronavirus Disease-2019 (COVID-19)［J］. Indian J Pediatr，2020，87
(4)：281 - 286.

［2］ 郭培杰.古医籍中厥病的文献研究［D］.北京中医药大学,2013.

［3］ 仝小林,李修洋,赵林华,等.从"寒湿疫"角度探讨新型冠状病毒肺炎的中医药防治策略［J］.中医
杂志,2020,61(6)：465 - 470＋553.